放 大 胃 镜

Zoom Gastroscopy
Magnifying Endoscopy in the Stomach

原　著　八尾建史

主　译　杨爱明　姚　方

审　校　姚　方　吴　东　杨爱明

译　者（按姓氏笔画排序）

　　　　冯云路　伍东升　严雪敏　李　玥　李晓青
　　　　杨爱明　吴　东　吴　晞　费贵军　姚　方
　　　　郭　涛　蒋青伟　舒慧君

人民卫生出版社

Original Japanese edition：
I Kakudai Naishikyou by Kenshi Yao
Copyright © 2009
Nihon Medical Center Inc. Tokyo，Japan

Translation from the English language edition：
Zoom Gastroscopy
by Kenshi Yao
© Springer Japan 2014
Springer Japan is a part of Springer Science+Business Media
All Rights Reserved

图书在版编目（CIP）数据

　　放大胃镜/（日）八尾建史原著;杨爱明,姚方译.—北京：
人民卫生出版社，2015
　　ISBN 978-7-117-20777-5

　　Ⅰ.①放…　Ⅱ.①八…　②杨…　③姚…　Ⅲ.①胃镜检-
基本知识　Ⅳ.①R573

中国版本图书馆 CIP 数据核字（2015）第 114079 号

人卫社官网　www. pmph. com	出版物查询，在线购书
人卫医学网　www. ipmph. com	医学考试辅导，医学数据库服务，医学教育资源，大众健康资讯

版权所有，侵权必究！

图字：01-2015-3632

放 大 胃 镜

主　　译：杨爱明　姚　方
出版发行：人民卫生出版社（中继线 010-59780011）
地　　址：北京市朝阳区潘家园南里 19 号
邮　　编：100021
E - mail：pmph @ pmph. com
购书热线：010-59787592　010-59787584　010-65264830
印　　刷：北京铭成印刷有限公司
经　　销：新华书店
开　　本：889×1194　1/16　印张：13
字　　数：403 千字
版　　次：2015 年 9 月第 1 版　2023 年 5 月第 1 版第 9 次印刷
标准书号：ISBN 978-7-117-20777-5/R·20778
定　　价：130.00 元
打击盗版举报电话：010-59787491　E -mail：WQ @ pmph. com
（凡属印装质量问题请与本社市场营销中心联系退换）

序一

胃癌在全世界最常见的恶性肿瘤中位居第四,且位居癌症死因第二位,我国胃癌的发病率和死亡率长期排在世界前列,2008 年新发病例数为 46.4 万,世标发病率为 29.9/10 万,居恶性肿瘤第二位(占所有恶性肿瘤的16.5%),2008 年胃癌死亡 35.2 万例,世标死亡率为 22.3/10 万,居恶性肿瘤第三位(占所有恶性肿瘤的 18%)。

胃癌发病有几个显著特点:一是具有潜伏期较长的癌前病变,有效控制癌前病变可以降低胃癌发生率;二是及早治疗早期癌可以明显降低肿瘤死亡率(如早期胃癌诊疗的 5 年生存率高达 90% 以上,而晚期胃癌的 5 年生存率只有 10% ~20%)。

我国在早期胃癌的临床实践和研究方面,远比日本起步晚、基础差,面对这种变化,我国临床医师和研究者需要一个学习研究的向导,需要一个普及和提高的过程。

我浏览了全书并精读了部分章节,认为该书有如下几个特点:一是培养放大内镜操作规范;二是创建 VS 分型系统,提出了诊断系统包含两个方面指标,即微血管构造(MV)和表面微结构(MS),需分别对这两个方面进行评估,之后将两者结合起来做出诊断。

我院采用八尾建史教授(Kenshi Yao)的 VS 分型系统,逐步提高了早期胃癌检出率,由 2009 年的 10% 以下,提高到目前 30% 左右。

因临床之需,本书可提高内镜医师操作规范,了解 VS 分型系统,有助于提高检出早期胃癌。诚意推荐之。

陆星华

2015 年 5 月

序二

    胃癌是严重威胁我国人民健康的重大疾病。我国每年胃癌新发病例约40万例,死亡35万例,发病和死亡均占世界胃癌病例的40%。

    胃癌的预后与诊断时间密切相关。进展期胃癌即使接受了以外科手术为主的综合治疗,5年生存率仍低于30%,且医疗费用高,患者生活质量低;反之,若是早期胃癌,大部分可通过内镜切除获得根治,5年生存率超过90%。内镜手术是一种微创治疗,有利于患者迅速恢复正常生活,同时大大节约了医疗资源。然而,我国目前早期胃癌诊断率仅有10%,远远低于日本(60%~70%),也低于韩国(40%~50%)。早期病例诊断能力不足,成为我国胃癌患者预后不良的关键因素。

    内镜是发现早期胃癌最重要的"武器"。我国每年进行的胃镜检查超过2000万例次,但发现早期胃癌并不多。原因是多方面的,其中内镜医师对早期胃癌的镜下表现不了解,不熟悉,以至于"视而不见,见而不识",不能不说是重要原因之一。为此,中华医学会消化内镜分会在去年制定了《中国早期胃癌筛查及内镜诊治共识意见(2014,长沙)》,希望借此规范我国早期胃癌的内镜诊治,尽快提高内镜医师对早期胃癌的认识水平,摆脱诊断滞后的被动局面。这也符合国家肿瘤防控"关口前移,重心下移"的战略部署。

    杨爱明教授是我国著名的内镜专家,20世纪90年代即投身于胃癌的内镜诊断研究。近年来,他率领的团队在早期胃癌内镜诊治方面做了大量的工作,取得了丰硕的成果。他们将日本该领域的权威著作翻印成中文,用心良苦,可喜可贺。我有幸先睹为快,深感本书立论坚实,逻辑严密,同时图文并茂,行文流畅,可读性很强。非常适合我国消化和内镜医师深入学习。希望本书能够作为早期胃癌的重要参考书,供全国同道学习借鉴,更希望有越来越多的同道们投身于这一领域,尽快提高我国早期胃癌的诊断水平。

    是为序。

2015年5月

前言

众所周知,我们的邻国日本在消化内镜,特别是消化道早期肿瘤的内镜诊治领域处于世界领先地位,有很多值得我们学习和借鉴的地方。日本之所以早期胃癌诊断水平领先,与先进的内镜技术密不可分。染色和放大内镜技术是诊断早期胃癌的主要手段,而以窄光谱成像(narrow band imaging,NBI)为代表的电子染色与放大技术相结合,能识别胃黏膜微细结构的异常,并进行准确的靶向活检。在有经验的医师手中,放大胃镜诊断与病理检查极为接近,几乎能达到"光学活检"的地步。

日本著名内镜专家八尾建史教授(Kenshi Yao),多年来致力于探讨放大胃镜在早期胃癌诊断中的应用,在放大胃镜原理和应用方面造诣尤其精深,他把自己的经验和体会凝练于本书,更配有大量标准的图像,让读者受益匪浅。因此我们想把此书引入国内,供同行一起学习以期共同提高。

我国胃癌患者众多,但发现时多处于晚期,预后不佳。早期诊断能力欠缺,严重阻碍了我国胃癌治疗水平的提高。认识到自身不足,并奋起直追,已经成为我国消化内镜医师的广泛共识。2010年3月在国家卫生行业公益基金的支持下,由北京协和医院牵头联合全国上海、天津、福建、青海等省市的五家医院,进行了"胃癌早期诊断及内镜下治疗的多中心研究"。2年间我们应用NBI结合放大内镜和染色内镜对4075例患者(4339处病灶)进行了筛查,结果检出了314例早期胃癌或高级别上皮内瘤变,显著高于普通内镜的水平。我院的早期胃癌发现率也由2009年以前不足10%,提高到目前的30%。这一结果令人鼓舞。2013年和2014年,我们又相继获得了国家科技支撑计划和北京科委课题的资助,进一步细化了早期胃癌的内镜诊疗技术,并深入开展了胃癌分子标志物的应用研究。

多年来,我们联合国内多家医院,坚持定期通过亚太高速网(APAN)与日本的八尾建史教授等多位专家进行远程视频会议交流,感受到他们在胃早期癌诊治的热忱,并学习了他们成功的经验。我科姚方医师曾多次访问日本,得到八尾建史教授的指点和提携,在早期胃癌方面做了大量的工作。这本译作的诞生首先要感谢她的沟通和努力。本书译者都是我科的年轻医生,他们在繁忙的临床工作之余,以极大的热情投入翻译工作,在很短的时间内就拿出了初稿。不同章节的译者还进行了细致的互审互校,最大限度地保证了翻译质量。

另一方面,作为两种语言、两种文化之间的媒介,翻译在忠于原作的前提下,还要尽可能地照顾另一语言使用者的习惯,其难度并不亚于自由创作,因此又被称为"戴着镣铐的舞蹈"。科学著作的翻译难度或许不如文学作品,但终究还是一种转换,欠妥之处恐怕在所难免,敬请读者不吝赐教,以利将来改进。

杨爱明

2015年5月

原著前言

我于 2000 年 5 月开始使用放大胃镜。作为研究人员和临床医生,有机会能观察到胃黏膜毛细血管这一人体内最小的血管单位,并做出很多内镜新发现,我感到无比幸运。特别是当我的团队在全世界率先发现早期胃癌微血管特征时,那一刻我激动不已,心想:"科学女神终于向我揭下了面纱,让我一窥她的真容"。倏忽十年过去了,我们一直在研究和报告放大胃镜在各方面的用途。

在这十年中,通过发表论著、与他人合撰综述或是在会议上受邀发言,我有很多机会向日本和外国的同道介绍自己的工作。尽管如此,我仍有诸多未尽之意,尚未得到充分表达。

有了上述的背景和历史,在我脑海中这本书应该实现三个方面的目标:①在坚实的科学和生物学基础上建立放大胃镜操作的标准技术,并达到很高的可重复性;②阐明内镜下观察到的解剖学构造;③通过这些解剖构造来分析放大内镜图像,以建立各类疾病诊断的统一体系。为此,我认为有必要在个人经验和理念的基础上,以一人之力来写这本书。

20 世纪下半叶是染色内镜的时代,我们的先辈们作出了巨大的贡献,以至于大家相信在内镜诊断领域已无潜力可挖了。不过,21 世纪却有了全新的变化。

本书介绍的内镜图像,不是运用染色剂或其他人造物质来获得,而是将光线投射到活体组织的半透明黏膜和天然色素(例如血红蛋白)上,以此产生的光学现象。不仅如此,放大内镜还有另一好处:当发现微小的扁平癌常常需要活检,若能在日常工作中运用放大内镜,则有助于避免诸多不必要的活检,减轻工作负担。我由衷地希望,本书将有助于建立一套简明实用的诊断方法,既不增加人力,又能节约物力。

这本书远非终点。我仿佛置身于一片辽阔的大海上,刚刚起航。这本书就如同指南针,将帮助您,尊敬的读者,避免在海上迷失方向。借本书出版之际,向所有在职业生涯中给予我帮助的人们表达衷心的感谢。

八尾建史
于日本筑紫野市
(吴东 译,姚方 校)

目录

13　按巴黎大体分型的不同胃上皮肿瘤(早期胃癌与腺瘤)在放大内镜结合窄带成像

第1章 解读放大内镜(ME)检查结果的基本原则:血管(V)和表面结构(S)分型系统

摘要

我所提出的诊断系统包含两方面指标,即微血管构造(MV)和表面微结构(MS),需分别进行评估,之后将两者结合起来做出诊断[1-4]。

关键词

分型 放大内镜 表面微结构 微血管构造 胃

1.1 解读放大内镜检查结果的基本原则

评估颜色和形态(黏膜表面的不规则性)的变化构成常规内镜诊断的基础。相应地,我认为放大内镜(ME)也应关注两个方面,即微血管构造(V)和表面微结构(S),分别对这两项进行评估后再联合分析。

正常黏膜的微血管构造(V)和表面微结构(S)位于隐窝之间的间质(中间区域)部位,该处毛细血管分布规则。而在病理状态下,中间区域和毛细血管分布的一致性则被打破[5]。本书将采用 VS 分型系统,分别就微血管构造(V)和表面微结构(S)特点来解读放大内镜检查所见。我将自始至终应用统一的专业术语,按照这个诊断系统的原则,并对内镜图像加以解读。

1.2 采用 VS 分型系统的原因

放大内镜技术已进展到可以辨别毛细血管结构。另一方面,最初我就不认为对于放大内镜所见,单个表型分类系统(如,类型 1、2、3 等,或类型 A、B、C 等)能适用于所有的炎症性和肿瘤病变,单一系统也难以诊断变化多端的各类胃黏膜疾病。并且,与食管和结肠有所不同,内镜下不同部位的正常胃黏膜原本就有差异,例如胃底腺和幽门腺黏膜就完全不同。与食管和结肠的情况不同,各部位的背景胃黏膜常呈现为慢性胃炎基础上的种种变异,因此所谓的简单表型识别实际上并不简单。

在组织病理学方面,胃癌的分化程度也具有很大异质性。与食管癌和结肠癌有所不同,即使是分化程度相同的早期胃癌,用一种表型分类系统涵盖所有组织学表现也是不可能的。一个适用于所有胃部病变的病理诊断流程是不存在的,即不能"因为病变有这样和那样的表现,所以它是胃癌",因此无法通过简单的思维鉴别胃癌和慢性胃炎。

1.3 基于解剖结构建立一个新的诊断系统

在没有放大内镜时,我们的诊断流程如下:"这是一个凹陷型病变,染色后可见凹陷边缘内的不规则微隆起,因而符合 0 II c 型早期胃癌的表现。在染色前,与周围黏膜相比病变色泽偏红,因此可能是分化较好的癌。"应用放大内镜,我们同样需要依靠病理证据建立一个统一的诊断系统,采用前述的 V 和 S 两个诊断标准解读内镜所见,进一步阐明内镜下表现相应的组织学和生物学意义。应用这个系统诊断将变得一目了然,我相信这个简称(VS 分型系统)会方便大家记忆。

(李玥 译,冯云路 校)

参考文献

1. Yao K, Iwashita A. Clinical application of zoom endoscopy for the stomach. Gastroenterol Endos. 2006;48:1091–101.

2. Yao K, Takaki Y, Matsui T, Iwashita A, Anagnostopoulos GK, Kaye P, Ragunath K. Clinical application of magnification endoscopy and narrow-band imaging in the upper gastrointestinal tract: new imaging techniques for detecting and characterizing gastrointestinal neoplasia. Gastrointest Endosc Clin N Am. 2008; 18(3):415–33.

3. Yao K, Iwashita A, Matsui T. A new diagnostic VS classification system produced by magnification endoscopy plus narrow-band imaging in the stomach: microvascular architecture and microsurface structure. New Challenges in Gastrointest Endos. 2008; 169–76.

4. Yao K, Anagnostopoulos GK, Ragunath K. Magnifying endoscopy for diagnosing and delineating early gastric cancer. Endoscopy. 2009;41(5):462–7.

5. kudo K, Tamegai Y, Nakada T. Comparison of the surface microstructure and microvascular pattern of gastric tumors by using magnifying endoscopy (in Japanese). Gastric Cancer (Abstract from the 80th Annual Meeting of the Japanese Gastric Cancer Association) 2008;212.

第2章　放大内镜观察胃内微血管构造

摘要

1. 应用柔软的放大内镜专用黑帽
2. 影像处理器的适当设置
3. 通过充气和吸气调节胃内空气量
4. 水浸没法

关键词

图像-增强内镜(IEE)　放大内镜　窄带成像(NBI)　胃　技术

说明

技术发展无论在过去、现在还是未来都是内镜操作的核心,而通过技术所获的信息具备科学性则是最为理想的。

我从不认为目前所用的放大胃镜操作会很困难。例如,当我教会海外的医生在放大内镜先端装一个柔软的黑帽后,他们都能在检查中轻松对焦且获得最大放大倍数的图像。然而,当我和日本其他医学研究所的同事交流时,他们却说我的观察方法操作起来很困难。在充分考校我的方法和传统技术的差异后,我认为放大条件下稳定观察宽大胃腔内的黏膜还是需要一些特定技巧的[1]。

在有限的篇幅里详述每一种观察方法是不现实的,但我会在下文中概述获得合格分辨率的放大内镜图像所必需的技术要点。

2.1　上消化道放大内镜

目前我所用的是 Olympus 公司的上消化道放大内镜,GIF-Q240Z(图 2.1)和 GIF-H260Z。这两款内镜都能在传统非放大条件下观察,而后迅速调整到放大观察(最大 80 倍)。下压内镜操作手柄上的放大操作杆(图 2.1)就能移动内镜先端部的镜片,从而实现光学放大观察,而向反方向上抬放大操作杆则逐渐降低放大倍数。下消化道放大内镜常采用内置于内镜先端部的微位移器实现电子放大功能,而我们通过直接操纵内镜先端部的镜片,可以连续不间断地调整放大倍数。在实际操作中,我们能够非常细微地调整放大倍数并获得最理想的效果。

GIF-Q240Z 可用于 EVIS240 及其后的电子内镜主

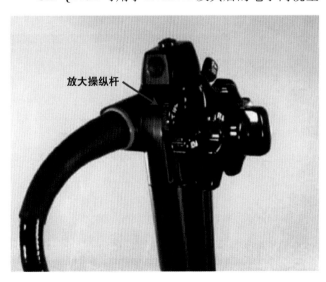

图 2.1　上消化道放大内镜 GIF-Q240Z 的手柄操控部

放大操纵杆

机系统,而 GIF-H260Z 只能用于 EVIS 260 或其后的高分辨信号兼容系统。

GIF-Q240Z 的插入部外径是 9.8mm,GIF-H260Z 是 10.5mm。GIF-Q240Z 与常规内镜 GIF-Q240 外径相同,而 GIF-H260Z 的外径则较高分辨常规内镜 GIF-H260 略粗,但它具备了先进的附送水功能。

2.2　电子内镜系统的设置:影像处理器的设置和中控部分中用户可选择切换钮的设置

尽管光学放大是我们获得足够分辨率放大内镜图像的主要因素,电子内镜系统的正确设置也同样非常重要。由于我使用的是 Olympus 电子内镜系统(EVIS

系列),下面我将详细介绍影像处理器(CV260)上的相关设置。近来,窄带成像(NBI)的应用使我们观察到的微血管构造具有更高的对比度。然而,重要的是先选择合适的图像处理功能,要从结构强调功能开始(图 2.2),它已经被整合在图像处理系统中。

2.2.1　结构强调功能[2]和窄带成像(NBI)

结构强调功能有两种形式,即 A 模式和 B 模式,针对白光成像(WLI)和 NBI 都可以分别进行设置。由于血管管径随着 A 模式水平上调而增粗,我通常采用 B 模式。通过图像处理器上的用户选择功能,我预先设定结构强调功能为 B 模式水平 4、6 和 8。在实际操作中,我通常先选用 B4 或 6 在非放大内镜模式下进行观察,然后切换到 B8 进行放大观察(图 2.3)。

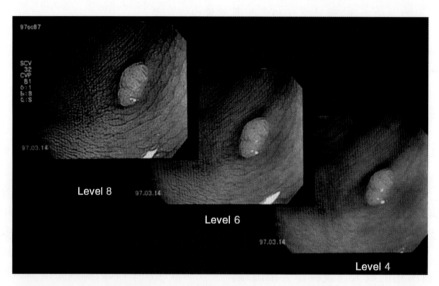

图 2.2　结构强调功能已经整合到图像处理器内,图示为色素喷洒染色后的结直肠腺瘤,我们可以观察到随着结构强调水平提高,表面微结构显示得更为清楚

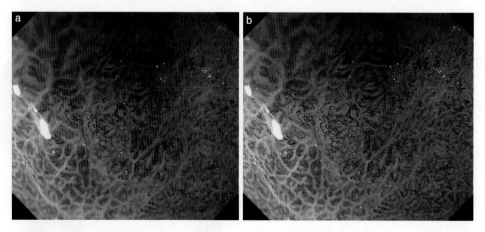

图 2.3　放大内镜(ME)结合窄带成像(NBI)的结构强调功能。结构强调水平 8(图 b)较水平 4(图 a)能更清晰地勾勒出微血管构造

上消化道 NBI 色彩模式我通常选择 1,结构强调功能通常选择 B 模式 4、6 和 8。由于我仅在放大时结合 NBI 观察,实际工作中我只在 NBI 时使用结构强调 8。

2.2.2　合适的血红蛋白指数(IHb)、色彩强调功能和白光成像(WLI)

同时,我会将 IHb 色彩强调功能水平预设为 0、2 或 4,操作过程中通过图像处理按钮进行切换。在实际工作中,我很少用到 IHb 色彩强调功能,通常将其设置为 0。我希望强调的是,对于微血管密度很高的病变,在白光放大内镜检查时 IHb 色彩强调功能非常有用。

2.2.3　中控部分中用户可选择切换钮的设置

我通常将操作手柄上的用户切换按钮设置为:①冻结;②切换 3 档不同的结构增强水平;③切换 WLI 和 NBI;④快门。

2.3　柔软黑帽的使用

2.3.1　为什么在 ME 检查过程中需要在内镜先端安装黑帽?

为了获取最大放大倍数下稳定的放大内镜图像,应该在内镜先端安置柔软的黑色橡皮帽(MB 162/MAJ-1989 用于 GIF-Q240Z,MB 46/MAJ-1990 用于 GIF-H260Z,奥林巴斯)(图 2.4)。橡皮帽的深度和最大放大倍数下内镜的观察距离相同,因此只要将橡皮帽垂直贴于胃黏膜表面即可获得最大倍数的图像。也就是说,在最大放大倍数下我们可以稳定地观察到毛细血管水平的结构(GIF-Q240Z 的最大分辨距离是

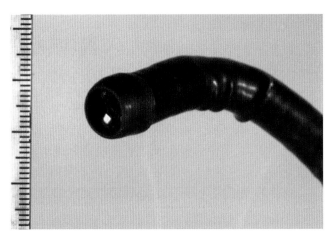

图 2.4　柔软的黑色橡皮帽

7.9μm)。由于胃腔较大以及呼吸、主动脉搏动的影响,在没有先端帽的情况下,无论放大内镜的分辨率有多高,都难以简单迅速地获取对焦精准的图像。换句话说,只要使用先端帽,我们就能容易地获取所需分辨率的放大图像。

2.3.2　为什么选择柔软的黑帽?

最初我选择塑料透明帽用于放大内镜观察,自 2000 年起转换为专为放大内镜设计的柔软黑帽。我选择柔软黑帽替代塑料透明帽的原因有:①橡皮帽比塑料帽柔软,对病变及周围黏膜的损伤小,因此可避免出血;②黑色橡皮帽伸出长度短,因此在非放大观察的情况下仅有很小的一部分进入视野,不影响观察,因此无需透明;③非放大检查时,透明塑料帽的反光作用可能干扰观察,而黑色橡皮帽的反光较小。我倾向于无论是筛查还是精查,在所有内镜操作中都在内镜先端安装柔软黑帽。如果在非放大模式筛查过程中发现了可疑病变,可以立即调整为最大倍数进行放大内镜检查。

2.3.3　内镜操作前的检查

在每一次内镜检查前,我都会常规检查内镜的光学放大功能是否正常以及黑帽的位置是否恰当。实际工作中,我将一张 1cm² 的方格纸贴在操作车上。在安装好柔软黑帽后,将黑帽顶端垂直贴于方格纸上并调整放大操作杆到最大放大倍数。如果视野的水平宽度

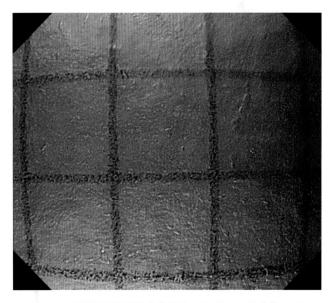

图 2.5　柔软黑帽顶端垂直贴在方格纸上,然后将内镜调至最大放大倍数得到的图像。如果视野的水平宽度接近 3.2mm,说明黑帽安装位置适当,同时内镜光学放大功能正常

正好3.2mm（GIF-Q240Z）或4.0mm（GIF-H260Z），则说明内镜放大功能正常而且黑帽安装位置正确（图2.5）。

2.4　内镜操作技巧（1）：从非放大模式切换到放大内镜观察

2.4.1　检查前用药

我们准备的混合液每100ml中含有蛋白酶®（Roche Applied Science）20 000U，碳酸氢钠1g，Baros®消泡剂（20mg/ml 二甲硅油，Horii 药品公司）10ml，让患者在检查前30分钟喝完。然而不是所有的国家都能买到蛋白酶，因此也可以饮用另一种混合液，即每100ml水含2ml乙酰半胱氨酸（200mg/ml，Parvolex，Celltech，英国；或 Mucomyst，Bristol-Myers Squibb，美国）和0.5ml（40mg/ml）活化二甲硅油（Infacol，Forest Laboratories，英国）。

术前镇静进行内镜筛查的指征和普通非放大内镜检查相同，我一般只在患者提出要求或患者可能出现强烈咽反射的情况下采用镇静检查。精细的内镜检查术前应该用药镇静，除此之外，我通常还会在检查前给患者肌注解痉药物 Buscopan® 或 Glucagon®。

2.4.2　内镜检查

内镜插入方法与传统胃镜相同。在检查完中咽部、下咽部、喉和食管之后，将内镜插入胃内。如下文所述，通常我会尽可能吸净胃液，以免影响后续观察胃黏膜。发现病变后，我通常会用 Gascon® 溶液（二甲硅油，Kissei 药品公司）冲洗病变及周边黏膜，并先进行非放大模式检查。

2.4.3　根据检查目的对胃黏膜进行 ME 观察

截至笔者撰写本书时，尚无任何研究证实放大内镜对于发现未分化型（弥漫型）胃癌优于非放大胃镜。因此，下文中所述的技术仅限于检查分化型（肠型）早期胃癌。

我以前已经报道过，微血管构造对于诊断分化型癌的临床意义在于：①鉴别"小的平坦局性型胃炎或糜烂"和"0Ⅱb型癌或微小癌"[3-9]；②在分化型早期胃癌进行内镜下黏膜下切除（ESD）前确定病变的水平范围（即确定边缘）[10-14]。在实际操作中，以微血管构造为主要诊断标志的放大内镜技术随检查目的不同（如筛查或精查），相应的检查技巧也不相同。我

通常先进行白光放大观察，在需要的时候转换为 NBI 观察。当白光不能明确病变诊断，或 NBI 更容易确定病变良恶性时，我都会选择 NBI。

2.4.3.1　筛查检查

即使是常规内镜检查，我也会安装好黑帽，以便发现异常病灶时，能立即切换至更为精确的放大内镜模式。一旦发现病灶，我首先进行全面的常规内镜检查，采集非放大的图像。然后，逐渐上调放大倍数直至最大，并将黑帽垂直靠近病变，在最大倍数下观察病灶并采集对焦清晰的放大图像。

以前，我每发现一处病灶都会立即切换至放大观察，最近，我改变了检查流程，先在非放大模式下对整个胃黏膜进行完整观察，之后再决定针对某个（些）部位进行放大观察。采用以前的流程可能会存在由于过度关注当前放大病灶而忽略其他病变的风险，另外，放大观察过程中根据病变部位不同可能需要反复注气、吸气会导致检查时间过长，并且还会引起胃蠕动并造成其他不适。完成全面筛查后，再将内镜靠近每个可疑病灶进行放大观察以确定是否存在分界线或不规则微血管构造（IMVP）。

2.4.3.2　精细检查

精细检查已知病灶或确定癌灶边界的原则与常规非放大内镜诊断早期胃癌是一致的，即从病变周围的非癌变黏膜开始观察，逐渐向病灶处靠近[15]。对于确定病变的边界线，可以遵循如下方法：

（1）在低倍放大条件下观察病灶周围背景黏膜规则的黏膜下毛细血管网（SECN）。

（2）在低倍放大条件下，通过规则 SECN 消失来确定病灶的分界线（DL）。

（3）提高放大倍数至最大，观察 DL 内部是否存在 IMVP，并确定癌灶边界。

（4）如果病灶较小，观察病变全周的 DL 和 IMVP，从而勾勒出整个病变范围。

（5）如果病灶较大，则在病变每个部位重复步骤（1）至（3）。或者，当 DL 和 IMVP 通过步骤（1）至（3）明确后，可在低倍放大条件下勾勒出病灶的完整边缘。随着经验积累，即便弥漫生长的病变也能在最大放大倍数下明确全周的 DL 同时观察是否存在 IMVP。

具体的操作实例，见关于癌灶边界确定的相关章节。

无论观察小病灶还是确定大病灶的边缘，带黑帽的放大内镜操作技巧的重点在于：通过冲洗、吸气和内

镜的微小移动(详见下一章节),永远保持黑帽从非癌变黏膜部位贴近,并始终保持适当距离使黑帽顶端只接触非癌变黏膜。

2.5 内镜操作技巧(2):应用黑帽对胃不同部位进行检查的方法

放大内镜是前视内镜,因此几乎胃壁的各个部位均在内镜的切线位方向。要求操作者具备足够的技巧和能力,保持内镜先端与目标病变垂直,同时避免病灶碰触出血。

胃壁不同部位的观察方法有一定差异。一一介绍所有部位的操作技术是不可能的,下面我将以胃体小弯后壁的 0 Ⅱ c 病变(图 2.6)为例,介绍一些关键技巧。带黑帽的放大内镜操作技术主要原则是小心地将黑帽部分边缘靠在邻近病灶的非癌变黏膜上,然后从背景黏膜和病变之间的边界开始观察。这种方法的优势在于用低倍放大勾勒病变范围时,黑帽能使内镜先端固定在黏膜上,并与黏膜保持一定的距离,随后就能调整内镜使之垂直于黏膜进行观察。

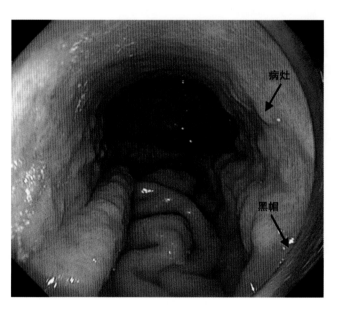

图 2.6 胃体 0 Ⅱ c 病变。应用 GIF-Q240Z 内镜进行非放大观察时,仅在内镜图像的右上和右下角出现部分黑帽图像。该病变的观察路径方法见图 2.7 和图 2.8(图片来源[1],经 Gastroenterol Endosc 许可)

2.5.1 小弯侧从胃底到胃体

2.5.1.1 前向/口侧路径

首先,我们从口侧观察并在低倍放大下确定病灶的 DL,如果可能,进一步在最大放大条件下确定 DL

范围内是否存在 IMVP,从而确定病变口侧边界(图2.7)。

2.5.1.2 反转/肛侧路径

当内镜和黏膜处于切线位方向时,通常难以连续追踪病灶的 DL。这时我们可以反转镜身,在非放大模式下观察病灶整体,从肛侧靠近观察病灶。通过回拉镜身,小心地将黑帽顶端贴在疑似病变边缘旁边的非癌变黏膜上(图 2.8a)。轻微下压上调大螺旋钮,并调至低倍放大,可以辨别 DL(图 2.8c)。一旦确定 DL,不能进镜,通过吸引胃腔内的空气让胃壁逐渐靠近内镜先端并最终垂直贴近镜头(图 2.8e)。这时如果我们能同时确定存在 DL 和 IMVP,也就能勾画出癌灶的边界。

2.5.1.3 最大放大倍数下检查的技术要点

如图 2.8e 所示,一旦我们通过调整胃腔内的气体量实现内镜先端垂直于胃黏膜,微调内镜操作钮保证内镜先端轻柔移动,保持内镜先端黑帽与黏膜接触,同时确定病变的连续完整边界。

黑帽紧贴黏膜对焦的技术要点:当黏膜过于贴近时,可以少量充气使黏膜离开镜头。反之,如果黑帽顶端不能与黏膜紧密接触,可以适当少量吸气使黏膜靠近。我们将这一情形比喻为气垫船,黑帽是它的裙边,通过适当充气在黏膜表面漂浮和滑行,保证在最大放大倍数下连续观察较大病变的全周边界。

在最大放大倍数下连续追踪观察 DL 的技术要点:最重要的技术是操作内镜使得黑帽顶端保持轻微但紧密地与非癌变黏膜接触,同时尽最大可能避免接触到癌变黏膜。

2.5.2 胃角小弯侧

小弯侧胃角部位在非放大胃镜下能直接进行观察,但由于胃的形状和大小不同,近距离观察时常很困难。通常在非放大胃镜直接观察后,增加放大倍数,充分吸引胃腔内大量的气体,可使黑帽贴近黏膜。

充分吸气时,胃腔内存留的胃液可能会流到胃角阻碍观察,因此正如前文所述,应该提前尽可能吸净胃液。

如上所述,通过安装先端黑帽的技术,使得稳定放大观察宽大胃腔不同区域胃黏膜的微血管构造成为可能。这些技术不仅限于操控内镜,还包括调整胃腔内气体量,最终保持内镜先端与胃壁垂直接触,以利观察。

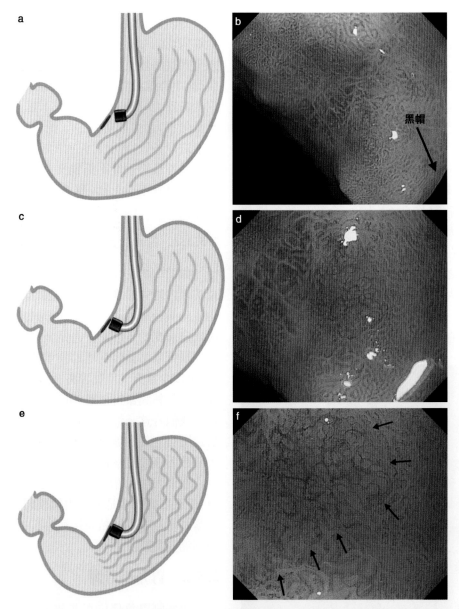

图 2.7　应用带柔软黑帽内镜检查技巧，观察微血管构造（前向/口侧途径）（**b**,**d** 和 **f** 来源于[1]，经 Gastroenterol Endosc 许可）。（**a**）通过前向途径靠近病变，下压放大操作杆保持低倍放大，黑帽顶端贴近病变口侧的非癌变黏膜。（**b**）内镜处于（**a**）位置下所见的低倍放大图像。在此低倍放大图像上，无法区分微血管构造（箭头：黑帽）。（**c**）增加放大倍数至最大，操控镜身和角度使其尽可能贴近病变。（**d**）内镜处于（**c**）位置下的最大放大倍数图像。在此最大放大倍数下，图像位于焦距之外，判断微血管构造仍然困难。（**e**）直接向前推进内镜抵上黏膜可能导致接触出血，适当吸气可使黏膜贴近黑帽顶端。（**f**）通过（**e**）所述方法，采集到最佳焦距上的最大倍数放大图像。箭头所指为 DL，其内部可见 SECN 消失，代之以 IMVP，表现为不规则微血管构造和排列。DL，分界线；SECN，上皮下毛细血管网；IMVP，不规则微血管构造

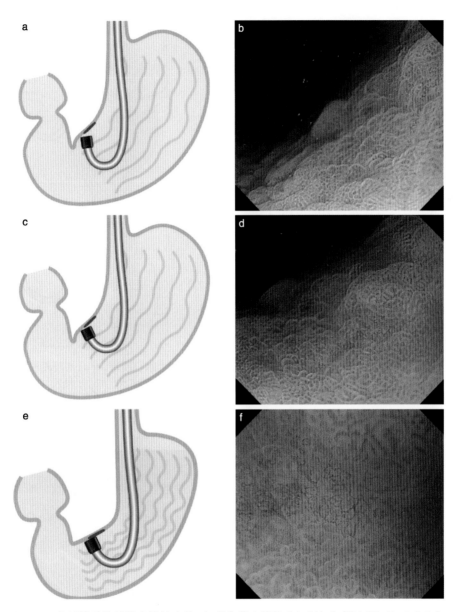

图 2.8　应用带柔软黑帽内镜检查技巧,观察微血管构造(反转/肛侧途径)(**b**,**d** 和 **f** 来源于[1],经 Gastroenterol Endosc 许可)。(**a**)胃体小弯侧的病变通常自肛侧更容易接近。反转镜身后,逐渐靠近病变边缘,黑帽顶端部分轻轻靠近病变肛侧的非癌变黏膜。(**b**)内镜处于(**a**)位置下的图像(水浸没法图像)。(**c**)逐渐调整到最大放大倍数,减少内镜向上的角度并轻轻回拉镜身可进一步靠近黏膜,黑帽顶端贴近黏膜作为支点。(**d**)内镜处于(**c**)位置下所见的低倍放大图像(水浸没法图像)。(**e**)在图(**d**)所示位置,无需调整镜身或先端角度,仅通过吸气(或水)即能使胃壁向黑帽先端靠近并紧贴,达到最佳观察状态。熟练掌握这项技术可以让我们在最大放大倍数下连续追踪病变整个全周的 DL。(**f**)最大放大倍数下的对焦图像(本例中,通过水浸没法消除反光光晕,我们可以清晰地观察到微血管构造)。DL,分界线

2.5.3　胃体大弯侧

胃体大弯侧的观察常受到反光、患者呼吸运动、主动脉搏动和胃液的影响。利用下文所述水浸没法可降低上述因素的影响。

2.6　水浸没法

在黏膜、内镜镜头和柔软黑帽间的狭小空间内注入无气泡水(也可用自来水)通常能够提高放大内镜检查的准确性。我非常喜欢采用水浸没法,这种方法曾被报道用于观察十二指肠绒毛[16],我在日本胃肠内镜学会期刊上也报道过该方法在胃内的应用[1]。

水浸没法与传统放大观察相比较的优缺点详见表2.1。

表2.1　水浸没法与常规放大观察相比较的优缺点

优点

1. 消除了黏膜表面的光反射(光晕),更有利于辨别微血管构造和表面微结构
2. 增加视野深度,使得在最大放大倍数下的聚焦更为容易
3. 提高分辨率
4. 存在于黑帽与黏膜之间的水使得黑帽在黏膜表面水平滑动更为容易,减少对黏膜表面的损伤
5. 有助于避免黏液模糊镜头
6. 胃腔内充满水后,可降低呼吸运动和主动脉搏动对胃壁的影响以便于对焦[a]

缺点

1. 注水情况下无法进行活检、常规标记以及一些其他操作[b]
2. 水中的图像可能有部分扭曲,不利于发现微小的黏膜表面不规则
3. 需要提前准备好注水设备
4. 水变混浊后,非放大观察会变困难

---

[a]就像我科 Takashi Nagahama 医生提出的那样,做钡餐检查过程中,在胃内充满钡剂后采集单帧造影照片,我们可以观察到胃壁的蠕动减弱,可能是由于钡剂的重量压迫胃壁并导致胃壁延展,这个解释有一定的道理。

[b]我曾在日本胃肠内镜学会期刊[1]上提出这一观点,但 Nagahama 医生演示给我即使在水中也可以进行标记,现在我也开始这样操作

水浸没法具体有两种方式:①充水法,检查前即将胃腔充满去泡水,就像超声内镜(EUS)检查一样(图2.9a);②注水法,检查过程中将去泡水通过注射器、内镜注水管道或 EUS 给水泵经内镜孔道注入胃腔(图2.9b)。

GIF-H260Z 内镜具有内置的附送水功能,黑帽与黏膜紧密贴近后,注水使水充满黑帽、镜头与黏膜之间,实现水浸没法放大观察(图2.9b)。应用附送水功

能(图2.10),我们可持续注水以充满黑帽内的空间。而当我们侧向移动内镜先端时,水会进入黑帽与黏膜之间的间隙,减轻两者间的接触摩擦,非常有效地帮助内镜在黏膜表面的平行滑动。

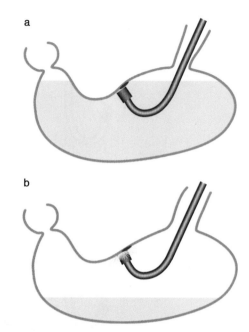

图2.9　水浸没法。(a)水浸没法1(充水法):在检查前将胃内充满水。(b)水浸没法2(注水法):应用内镜内置附送水功能或 EUS 给水泵向黑帽内注水。EUS,内镜超声

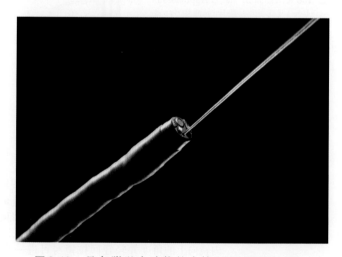

图2.10　具备附送水功能的内镜(GIF-H260Z, Olympus)

GIF-Q240Z 内镜没有内置的附送水功能,我们可以通过 EUS 给水泵经内镜孔道持续注水(图2.11),也可以用注射器通过孔道注射去气泡水(自来水也可),在黑帽内充满水时采集图片。

内镜镜头朝向上方时,即使整个胃腔内未注满水,水也会在一定时间内存留在黏膜、内镜镜头和黑帽形

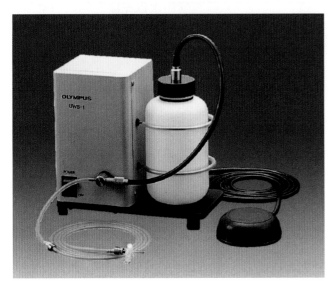

图 2.11　EUS 给水泵（UWS-1，Olympus）。EUS，内镜超声

成的狭小间隙内。

（李玥 译，冯云路 校）

参考文献

1. Yao K, Nagahama T, Matsui T. Magnification endoscopy technique based on gastric microvascular architecture. Gastroenterol Endosc. 2008;50:1145–53 [in Japanese with English abstract].

2. Yao K, Tsuda S, Yao T. Application of image processing. In: Niwa H, Ida K, editors. Advances in dye spraying and magnifying endoscopy. Tokyo: Nihon Medical Center; 1998. p. 250–4 [in Japanese].

3. Yao K, Iwashita A, Tanabe H, et al. Novel zoom endoscopy technique for diagnosis of small flat gastric cancer, a prospective, blind study. Clin Gastroenterol Hepatol. 2007;5:869–78.

4. Yao K, Iwashita A, Yao T, et al. Microvascular architecture in flat reddened lesions of gastric mucosa visualized by magnified endoscopy. Stomach Intestine (Tokyo). 2002;37:1725–33 [in Japanese with English abstract].

5. Yao K, Iwashita A, Matsui T, et al. Microvascular architecture in gastric flat reddened lesions visualized by magnified endoscopy: usefulness for differentiating between gastritis and gastric cancer. Gastrointest Endosc. 2003;57:156AB.

6. Yao K, Iwashita A, Matsui T, et al. The magnified endoscopic findings of an irregular microvascular pattern is a very useful marker for differentiating between gastritis and gastric cancer: a prospective study. Gastrointest Endosc. 2004;59:AB169.

7. Yao K, Iwashita A, Haraoka S, et al. Novel zoom-endoscopy technique visualizing the mucosal microvascular architecture is useful for making a correct diagnosis of gastric reddened flat mucosal lesions (gastritis vs. gastric cancer). Endoscopy. 2004;36(Suppl I):A6.

8. Yao K, Iwashita A, Sou S, et al. Novel zoom endoscopy technique based on gastric microvascular architecture is useful to differentiate between flat early gastric cancers and gastritis. Gut. 2006;25(Suppl II):A66.

9. Yao K, Iwashita A, Kikuchi Y, et al. Novel zoom endoscopy technique for visualizing the microvascular architecture in gastric mucosa. Clin Gastroenterol Hepatol. 2005;3:S23–6.

10. Yao K, Anagnostopoulos GK, Ragunath K. Magnifying endoscopy for diagnosing and delineating early gastric cancer. Endoscopy. 2009;41:462–8.

11. Yao K, Yao T, Iwashita A. Determining the horizontal extent of early gastric carcinoma: two modern techniques based on differences in the mucosal microvascular architecture and density between carcinoma and non-carcinomatous mucosa. Dig Endosc. 2002;14(Suppl):S83–7.

12. Yao T, Yorioka M, Takagi Y, et al. The usefulness of microvascular findings as visualized by magnifying endoscopy for determining the margin of gastric cancer of the differentiated-type. Stomach Intestine (Tokyo). 2003;38:1687–700 [in Japanese with English abstract].

13. Yao K, Iwashita A, Yao T. Early gastric cancer: proposal for a new diagnostic system based on microvascular architecture as visualized by magnifying endoscopy. Dig Endosc. 2004;16:S110–7.

14. Yao K, Kikuchi Y, Tanabe H, et al. Novel zoom-endoscopy technique for visualizing the microvascular architecture of early gastric cancer enables the precise margin of the cancer to be determined thereby allowing successful resection by the endoscopic submucosal dissention method. Endoscopy. 2004;36(Suppl):A6.

15. Yao T, Iwashita A. Zoom endoscopic diagnosis of early gastric cancer using the gastric mucosal microvascular architecture as a diagnostic marker. In: Hisao T, Shinji T, editors. Gastrointestinal endoscopy in practice. Tokyo: Kanehara Shuppan; 2004. p. 97–109 [in Japanese].

16. Badreldin R, Barrett P, Wooff DA, et al. How good is zoom endoscopy for assessment of villous atrophy in coeliac disease? Endoscopy. 2005;10:994–8.

第 3 章 电子内镜系统的放大倍数和分辨率

摘要

20 世纪 90 年代是放大结肠镜兴起的时代,有系列研究报道都涉及"应用 100 倍放大结肠镜观察小凹形态……"。但是,放大都是相对的,我记得当年每每提及放大一词我总是感觉有模糊的不适感觉。

2000 年日本内镜论坛(EFJ)时,我邀请奥林巴斯医学系统公司的工程师 Hisao Yabe 先生进行了一个演讲,用内镜医生容易理解的方式介绍内镜的放大倍数和分辨率的不同。Yabe 先生非常慷慨地将他这次演讲的部分幻灯片分享给我,下面我将结合他文章中的部分内容以及我自己的一些想法,简单介绍电子内镜系统的放大倍数和分辨率的概念和差异。

不同电子设备制造商对于放大倍数和分辨率的定义不同,测量和表示方法也有所差异,因此下文仅仅是一个粗略概述。

关键词

毛细血管　电子内镜系统　放大内镜　放大倍数　分辨率

3.1 放大倍数的定义

电子内镜系统中,没有绝对放大倍数这一概念,它只是一个相对的参数。实际工作中,如图 3.1 所示,当一枚实际直径为 10mm 的息肉在 14 寸显示器上显示时大小为 100mm,被称为"10 倍电子内镜放大倍数"显示。如果同一枚 10mm 直径息肉在一台 28 寸显示器上显示为 200mm 大小,或是前者的两倍大,则称后者为"是 20 倍电子放大倍数"显示。因此,在记录放大倍数时,我们需要明确前提条件或所用的显示器的大小。

据我所知,GIF-Q240Z 的最大放大倍数在日本的产品手册上列为 80 倍,而在英国则为 115 倍。这是由于日本标准设备配置为 14 寸显示器,而海外设备配置为 20 寸显示器。计算方法如下:

$$80 \times \left(\frac{20''}{14''}\right) \approx 115$$

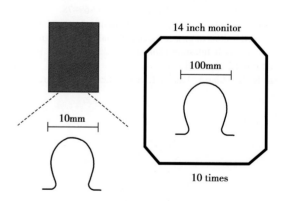

图 3.1 放大倍数的定义(来源[1],经 Dig Endosc 许可)

3.2 最大放大倍数的定义

毋庸置疑,放大倍数随着内镜镜头与目标物的距离而变化。在实际操作中,即便观察同一物体,随着内镜镜头与物体间的距离缩小,物体在显示器上的显示变大,也即增加了放大倍数。反之,如果内镜镜头与物体间的距离增加,放大倍数相应缩小。

考虑到上述因素,最大放大倍数定义为"当内镜尽可能地靠近物体且在焦距范围内(马上就要离开焦距范围之前)的放大倍数"。

3.3　分辨率的定义

电子内镜系统中分辨率定义为"在固定距离下能够清晰成像的最小物体"。图 3.2 显示了用于测量分辨率的日本工业标准(JIS)图表,图中黑色背景上有多组 3 条平行白线,白线的宽度与白线之间间隔的黑线宽度一致。图表上半部用于测量水平分辨率,下半部用于测量垂直分辨率。

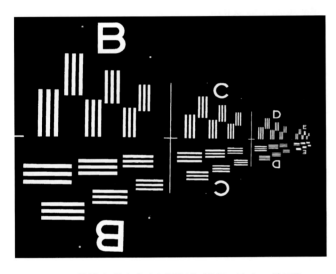

图 3.2　分辨率的定义(来源[1],经 Dig Endosc 许可)

3.4　分辨率的测量和表示方法

目前,当白线间的距离为 100μm(白线本身的宽度为 50μm)可被清晰成像(图 3.3)时,共有 4 种不同的分辨率测量和表示方法。

(1) 分辨率是 10 对线(line pairs,Lp)/mm(1 条白线和 1 条黑线是 1 对,1 对线的宽度是 100μm,因此 1mm 包含了 10 对线)。

(2) 应用白线的间距来表示,分辨率是 100μm。

(3) 应用白线的宽度来表示,分辨率是 50μm。

(4) 应用电子成像设备[电视(TV)显示器]的分辨率表示方法,分辨率用 TV 显示器上的扫描线的数目来表示,该方法完全不同于其他 3 种方法。

方法(2)得到的结果是方法(3)的 2 倍,方法(1)

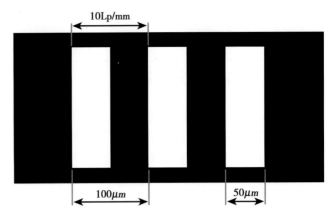

图 3.3　测量分辨率的方法(来源[1],经 Dig Endosc 许可)

最常用于衡量内镜分辨率。如果采用方法(2)或(3),我们需要特别说明使用的是白线间距还是白线宽度来判断分辨率。

应用方法(2)测量 GIF-Q240Z 内镜的分辨率最大为 15.8μm,方法(3)测量结果是 7.9μm。对于以微血管构造为观察目标的放大内镜来说,分辨率用"可辨别的最细的血管"来表达更易被内镜操作者所理解,也更符合实际应用。因此,在早期的文章中,我采用黑线的宽度、测量以及表示方法(3),提出最大分辨率为 7.9μm[2],供大家参考。

同样有参考意义的是,Toppan 测量图 1 号(图 3.4)实际上被广泛用于测量电子内镜系统的最大分辨率。采用这种方法,最小黑线的宽度对应为最大分辨率。如上所述,GIF-Q240Z 内镜的最大分辨率是

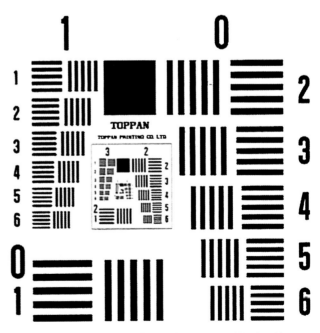

图 3.4　用于测量分辨率的图表(Toppan 测量图 1 号)

7.9μm,而最新的 GIF-H260Z 电子内镜系统的最大分辨率为 5.6μm[3]。

3.5　水平和垂直分辨率

　　TV 显示器的扫描线条是水平方向运动的,因此水平和垂直分辨率从根本上就有区别。水平和垂直方向的分辨率分别表示为水平分辨率和垂直分辨率。

　　我们已知 GIF-Q240Z 内镜的最大分辨率是 7.9μm 以上,实际上其垂直分辨率要低于这个数值。尽管活体组织中的血管不可能完全按照水平方向走行,但在实际工作中,仍用水平分辨率代表内镜的最大分辨率[2]。

3.6　最大分辨率的定义

　　随着内镜镜头与物体间的距离缩小,放大倍数增高,相应地可以观察更为细微的结构。但是,如上所述,当距离缩小过多,图像会移到有效焦距范围之外,分辨率反而会逐渐下降。因此,最大分辨率应定义为"当内镜尽可能地靠近物体且在保持在焦距范围内时,所能分辨的最小物体的大小"。

3.7　放大内镜(ME)、放大倍数及分辨率的定义

　　奥林巴斯医学系统公司对于放大内镜的定义是可以能够通过某些特定步骤对目镜镜片进行连续调节以达到光学放大目的的内镜。

　　就我的理解,GIF-Q240 常规内镜的最大放大倍数是 20 倍,GIF-Q240Z 的放大倍数是 80 倍,也就是说 GIF-Q240Z 的光学放大倍数是 GIF-Q240 的 4 倍。到底是只有 4 倍还是最多有 4 倍,就取决于读者您自己的操作了。

　　不难理解,通过电子放大可提高最大放大倍数,但最大分辨率是不变的。

　　另一方面,如果显示器的分辨率不高,不能充分展现内镜的高分辨率,也有可能通过电子放大来提高分辨率。

3.8　总结:需要强调的要点

　　自从我掌握了上述光学背景知识以后,再讨论放大内镜的能力时我总是反复强调"最大放大倍数是一个相对参数,受商业推广的影响,实际上没有科学意义,因此我们要用最大分辨率来衡量内镜的分辨水平"。近来,越来越多的文章和会议开始采用分辨率而不是放大倍数。尽管这并不是个非常令人兴奋的话题,但内镜应该遵循科学的原理,这一点非常重要。因此,我认为在本书中利用一章专门介绍放大倍数和分辨率是完全必要的。

　　很显然,要想观察毛细血管水平的微血管构造,ME 至少需要 8μm 的分辨率。我认为如果内镜学家没有掌握这些要点,仅在分辨率不足(低倍放大)条件下进行观察,还要参加有关微血管构造的科学讨论,他们就没有真正地理解科学原理,作为读者,您是否同意呢?

　　致谢:本章所采用图片均由奥林巴斯医学系统公司工程师 Hisao Yabe 先生慷慨提供。他的文章已经发表于 Dig Endosc[1],我强烈推荐各位读者参考一下原文。

(李玥 译,冯云路 校)

参考文献

1. Yabe H. Magnifying ratio and resolution of electronic endoscopes. Dig Endosc. 2002;14 Suppl 1:S88–90.
2. Yao K, Oishi T, Matsui T, et al. Novel magnified endoscopic findings of microvascular architecture in intramucosal gastric cancer. Gastrointest Endosc. 2002;56:279–84.
3. Yao K, Anagnostopoulos GK, Ragunath K. Magnifying endoscopy for diagnosing and delineating early gastric cancer. Endoscopy. 2009;41:462–8.

第4章 正常胃黏膜在放大内镜(ME)下的表现

摘要

基本显微解剖结构

胃体与胃底黏膜

V:规则的蜂窝样 SECN 构造和规则的 CV 构造都存在

S:规则的圆点状腺管开口结构

胃窦黏膜

V:规则的线圈样 SECN 构造存在,但规则的 CV 构造缺失

S:规则的管状腺管开口结构

关键词

毛细血管　腺管开口　放大内镜　正常　胃　集合小静脉

说明

即使是没有任何病理改变(包括幽门螺杆菌感染)的正常胃黏膜,其胃体/底区域和胃窦区域在放大内镜(ME)下的表现也截然不同[1,2]。要解读放大内镜下的正常胃黏膜表现,首先要理解这些显微解剖结构是如何呈现在镜下的。本章将借助白光下靛胭脂染色图像,来解读放大内镜的镜下表现。

正常胃黏膜的微血管构造(V)包括上皮下毛细血管网(SECN)和集合小静脉(CV),而表面微结构(S)包括腺管开口和胃小沟(gastric sulci)。

4.1 胃体与胃底黏膜

4.1.1 微血管构造(V)

正常胃体和胃底(胃底腺黏膜)的微血管构造表现为规则的蜂窝样 SECN(图4.1a)。每个胃小凹周围都环绕着封闭的多角形上皮下毛细血管环,这些环互相连接形成蜂窝样 SECN,并汇合入管径稍粗一些的 CV(图4.1b)。

4.1.2 表面微结构(S)

喷洒染色剂可更清晰的呈现表面微结构。我们可以看到规则的圆点状腺管开口结构,即均匀排列的圆形或椭圆形的腺管开口,同时可以看到线样的胃小沟(图4.1c)。Yagi 等人首先描述了包括微血管构造在内的放大内镜下正常人体胃体黏膜的表现[3,4]。

4.1.3 病理依据

这些放大内镜的镜下表现已经被血管重建的扫描电镜结果证实。如图4.2所示,黏膜下小动脉分支出的毛细血管穿过黏膜肌层,环绕胃的腺体沿黏膜固有层的腺体基底部向黏膜表面分布,彼此反复交通形成规则的蜂窝样 SECN,并引流入上皮下层的 CV。CV 斜行向下穿过黏膜固有层,汇入黏膜下小静脉。

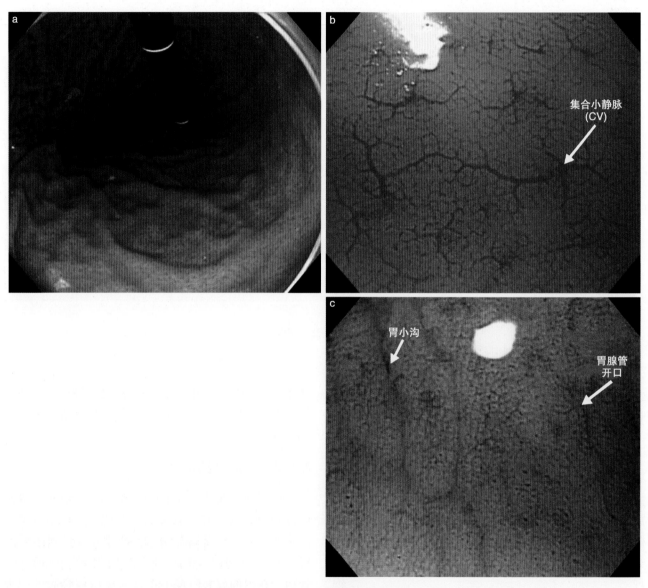

图4.1　正常胃体黏膜(胃底腺区域)白光(WLI)放大内镜(ME)下表现(来源于[1],经 Dig Endosc 许可)。
(**a**)非放大内镜图像。(**b**)放大内镜图像。(**c**)放大内镜联合靛胭脂染色图像

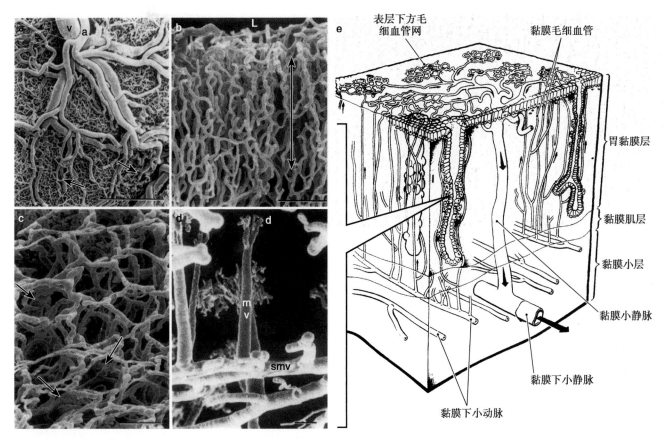

图 4.2　胃体和胃底黏膜的微血管构造。(**a-d**)血管重建的扫描电镜图像。(**a**)黏膜下层图像(大鼠)。小动脉(a)和小静脉(v)在黏膜下层并行并逐渐分支,我们可以看到网格状的黏膜深层毛细血管网。比例尺为 1mm。(**b**)黏膜纵切面(大鼠)。毛细血管垂直走向管腔表面(箭头方向),并彼此反复交通。比例尺为 100μm。(**c**)管腔侧观察到的毛细血管图像(人类)。多角型毛细血管沿隐窝边缘整齐排列。在表层毛细血管下方我们可以看见集合小静脉的分支(箭头所指)。比例尺为 100μm。(**d**)部分集合小静脉和毛细血管(大鼠)。集合小静脉(mv)由上皮下毛细血管汇成,和黏膜下静脉丛(smv)相连续。比例尺为 100μm。(**e**)a-d 图像的汇总示意图。(**a、b、d** 来源于[4],经 Journal of Anatomy 许可,**c** 来源于[5],经 Gastroenterology 许可)

4.2　胃窦

4.2.1　微血管构造(V)

胃窦(幽门腺黏膜)的微血管构造(V)和表面微结构(S)与胃体/胃底黏膜截然不同[1,2]。胃窦的上皮下毛细血管主要表现为线圈样,有时会形成网络结构(图 4.3b)。胃窦的 V 表现为毛细血管形态规则、粗细均等、分布均匀,称为规则的线圈样SECN 构造[1,2]。胃窦黏膜表面很少能观察到CV[1,2,7]。

4.2.2　表面微结构(S)

喷洒染色剂可以清晰地显示 S 和 V 的相互关系(图 4.3c)。通常我们会把腺管开口描绘成环状

凹陷,但这是错误的[8]。如果我们参照一下组织学教科书,会发现胃窦幽门腺开口的横断面是管状的小凹,这一点毋庸置疑。另一方面,用放大内镜联合染色内镜观察胃窦黏膜表面,可见腺管开口呈线样或网状凹陷,而非胃体/胃底区域的圆形[1]。如果沿凹槽样的开口垂直切开腺管,再用显微镜观察冠状断面,就很容易理解管状腺体的图像是如何形成的。

在线样或网状腺管开口之间相对隆起的区域(中间区域),可见规则排列的线圈样上皮下毛细血管。那些长长的沟是胃小沟,比线样腺管开口更宽。相应地,每个胃小区(gastric area)周围都环绕着胃小沟。放大内镜以最大的放大倍数观察时,视野的水平宽度只有 3.2mm,很难在一个视野内观察到完整的胃小区。我首先描述了放大内镜下包括微血管构造在内的人体正常胃窦黏膜表现[1]。

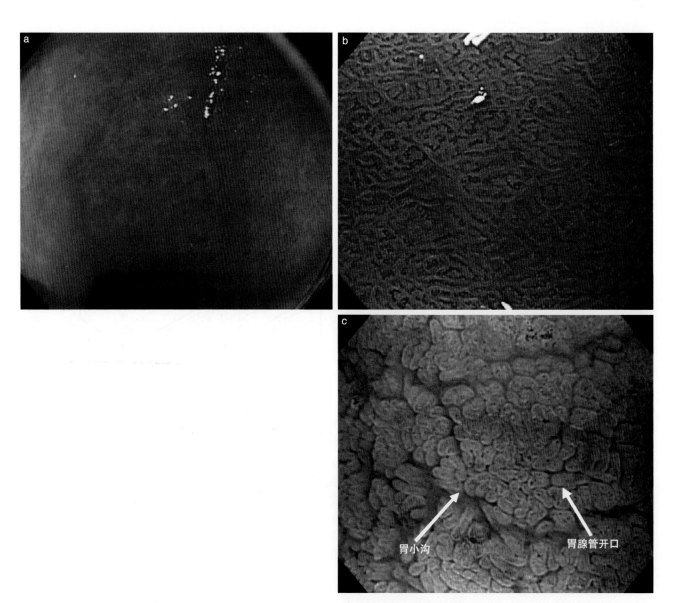

图 4.3　正常胃窦黏膜(幽门腺区域)白光(WLI)放大内镜(ME)图像(来源于[1],经 Dig Endosc 许可)。(**a**)非放大内镜图像。(**b**)放大内镜图像。(**c**)放大内镜联合靛胭脂染色图像

4.2.3　病理依据

　　与胃体/胃底黏膜的情况类似,胃窦黏膜微血管的解剖结构也已经得到血管重建的扫描电镜结果证实(图 4.4)[9,10]。与胃体黏膜不同,并非所有的胃窦黏膜固有层毛细血管都是从黏膜肌层下方的黏膜下小动脉分支而来,有些毛细血管是从黏膜肌层下方的小动脉直接分支并在黏膜固有层分布,还有些小动脉会穿过黏膜肌层在固有层分支形成毛细血管。总体而言,胃窦黏膜内的毛细血管比胃体黏膜内的相对稀疏。和胃体血管类似,胃窦的毛细血管

也反复互相交通并穿过固有层,到达上皮下区域,也就是中间区域,最终被观察到。从表面看上去这些毛细血管是线圈样的。

　　放大内镜下正常胃窦部 CV 比胃体部少见的原因,我们参考图 4.2 和图 4.4 进行说明。胃体和胃底的 CV 由 SECN 汇合而来,刚好在黏膜下方;而胃窦的毛细血管汇合形成 CV 是在黏膜固有层更深部位,而非上皮下层。换言之,胃窦的 CV 位于黏膜表层深部,因而从表面很难识别。

　　胃窦黏膜还有另一个特点,线样或网状腺管开口之间的中间区域比胃体黏膜要宽。

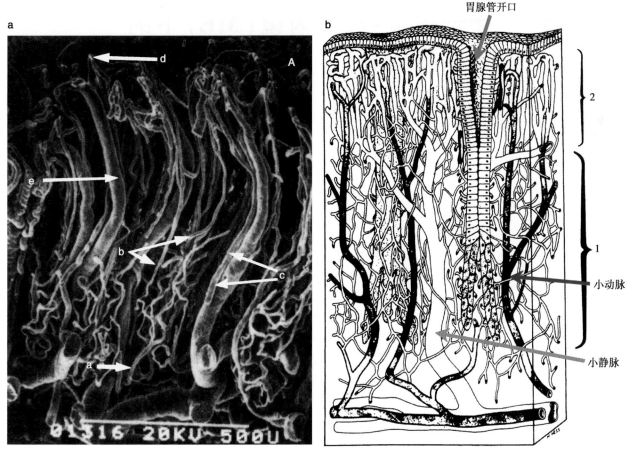

图 4.4　胃窦黏膜的微血管构造。(**a**)血管重建的扫描电镜图像。纵切面(狗)。箭头 a:黏膜深层的毛细血管从小动脉分支而出;箭头 b:黏膜深层和上皮下毛细血管网之间的交通支;箭头 c:小动脉直接分支到上皮下毛细血管网;箭头 d:由上皮下毛细血管汇合成的小静脉;箭头 e:一根集合小静脉。(**b**)胃窦黏膜微血管构造示意图(人)。(**a** 来源于[9],经 Gastroenterology 许可,**b** 来源于[10],经 Acta Anatomica 许可)

（冯云路 译,李玥 校）

参考文献

1. Yao K, Oishi T. Microgastroscopic findings of mucosal microvascular architecture as visualized by magnifying endoscopy. Dig Endosc. 2001;13(Suppl):S27–33.
2. Yao K. Gastric microvascular architecture as visualized by magnifying endoscopy: body mucosa and antral mucosa without pathological change demonstrate two different patterns of microvascular architecture. Gastrointest Endosc. 2004;59:596–7.
3. Yagi K, Nakamura A, Sekine A, et al. Endoscopic features of the normal gastric mucosa without *Helicobacter pylori* infection (in Japanese with English abstract). Gastroenterol Endosc. 2000;42:1977–87.
4. Yagi K, Nakamura A, Sekine A. Characteristic endoscopic and magnified endoscopic findings in the normal stomach without *Helicobacter pylori* infection. J Gastroenterol Hepatol. 2002;17:39–45.
5. Gannon B, Browning J, O'Brien P. The microvascular architecture of the glandular mucosa of rat stomach. J Anat. 1982;135:667–83.
6. Gannon B, Browning J, O'brien P, et al. Mucosal microvascular architecture of the fundus and body of human stomach. Gastroenterology. 1984;86:866–75.
7. Nakagawa S, Kato M, Shimizu Y, et al. Relationship between histopathologic gastritis and mucosal microvascularity: observation with magnifying endoscopy. Gastrointest Endosc. 2003;58:71–5.
8. Yao K, Nagahama T, Hirai F, et al. Clinical application of magnification endoscopy with NBI in the stomach and the duodenum. In: Cohen J, editor. Comprehensive atlas of high-resolution endoscopy and narrow band imaging. Oxford: Blackwell; 2007. p. 83–103.
9. Prokopiw I, Hynna-Liepert TT, Dinda PK, et al. The microvascular anatomy of the canine stomach—a comparison between the body and the antrum. Gastroenterology. 1991;100:638–47.
10. Raschke M, Lierse W, van Ackeren H. Microvascular architecture of the mucosa of the gastric corpus in man. Acta Anat. 1987;130:185–90.

第5章 慢性胃炎:放大内镜(ME)下的胃黏膜形态

摘要

放大内镜(ME)下的胃体黏膜形态分型

1 型　V:有规则的蜂窝样 SECN 结构和规则的 CV 结构
　　　S:规则的圆点状腺管开口结构

2 型　V:有规则的蜂窝样 SECN 结构但规则的 CV 结构消失
　　　S:规则的圆点状或管状腺管开口结构

3 型　V:规则的蜂窝样 SECN 结构和规则的 CV 结构均消失
　　　S:规则但扩张的圆点状或管状腺管开口结构

4 型　V:规则的蜂窝样 SECN 结构消失,CV 结构存在但欠规则
　　　S:平坦或无结构,表面微结构消失

关键词

慢性胃炎　分类　胃体　放大内镜　胃

说明

　　幽门螺杆菌(H. pylori)感染相关慢性胃炎的胃黏膜在放大内镜下呈现多种微血管构造(V)和表面微结构(S)表现,目前都有充分的阐释。然而,临床实用的胃体黏膜放大内镜表现仅有部分文献,本章将只讨论这部分内容,关于亮蓝嵴(light blue crest)的部分将在第10章讨论。

　　研究证实,胃体黏膜的放大内镜表现可用于评估慢性胃炎的严重程度,以及是否存在幽门螺杆菌感染[1-3]。本章开头所述分类,源于我和同事们2005年在英国进行的一项关于放大内镜诊断幽门螺杆菌感染和胃体黏膜萎缩的可重复性的研究,以 Yagi[1]和 Nakagawa[2]更早的研究为基础,强烈建议大家参考一下这些文献原文。

　　简言之,未感染幽门螺杆菌的正常胃体黏膜有特征性的 V 和 S,即规则的蜂窝样 SECN 和规则的 CV,

以及规则的圆点状腺管开口(图5.1)。幽门螺杆菌感

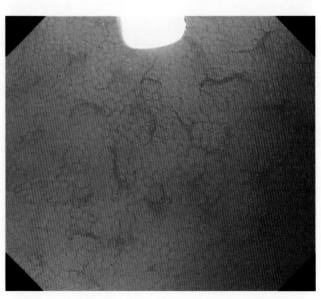

图5.1　1型:我们的研究显示,该型诊断未感染幽门螺杆菌的正常胃黏膜阳性预测值达到100%。与 Nakagawa 等人报道的 R 型相对应

20

染会导致 CV 消失(图5.2 和图5.3),出现萎缩性胃炎后(图5.4),我们又能看到 CV,但它们的形态和分布会变得不规则。

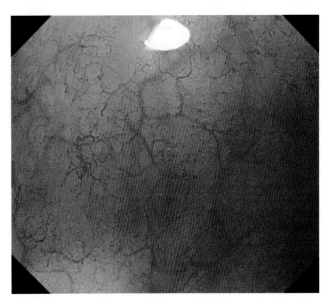

图5.4 4型:我们的研究显示,该型诊断萎缩性胃炎阳性预测值为85.7%。与 Nakagawa 等人报道的 I 型对应

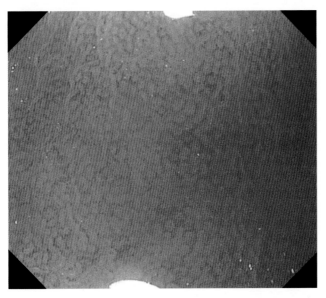

图5.2 2型:我们的研究显示,该型诊断合并幽门螺杆菌感染的胃黏膜阳性预测值为83.8%。与 Nakagawa 等人报道的 O 型对应

5.1 Yagi 分型(2002)

2002 年 Yagi 等人用 V(包括微血管)和 S 把放大内镜观察到的胃体前壁和大弯侧黏膜分为 4 型:Z-0,Z-1,Z-2 和 Z-3。他们还研究了该分型与幽门螺杆菌感染和悉尼分型胃炎的相关性[2]。

根据这种分型,他们报道放大内镜表现为 Z-0 型者,90% 经显微镜检查、细菌培养及尿素酶快速试验证实不存在幽门螺杆菌感染,强调了他们的分型系统判断幽门螺杆菌感染阴性的诊断价值。对研究结果进一步仔细分析表明表现为非 Z-0 型者 100% 幽门螺杆菌阳性,提示 Z-1、Z-2 或 Z-3 型表现能预测幽门螺杆菌感染。

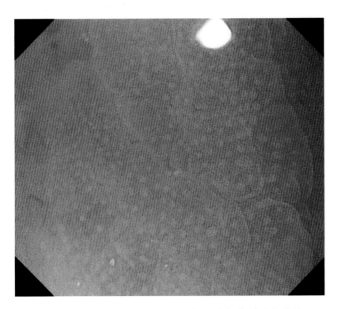

图5.3 3型:我们的研究显示,该型诊断合并幽门螺杆菌感染的胃黏膜阳性预测值为83.8%。与 Nakagawa 等人报道的 O 型对应

5.2 Nakagawa 分型(2003)

另一方面,2003 年 Nakagawa 等人针对胃窦大弯侧和胃体大弯及小弯侧 CV 的形态,将其分为三类:规则型(R)、不规则型(I)和模糊型(O)。他们也研究了分型与幽门螺杆菌感染和根据最新的悉尼系统分类的胃炎的相关性[1]。

R 型的特征形态是 CV 的直径和间隔均匀一致,可以看到三级分支。I 型的 CV 直径和间隔不规则,也不能清晰地看到二、三级分支,形态也不规则。O 型则意味着看不到 CV。他们报道 R 型和非 R 型(I 或 O 型)可预测是否合并幽门螺杆菌感染。换言之,放大内镜在胃体大弯侧观察到 R 型构造(图 5.1)预测幽门螺杆菌感染阴性的准确性达到 100% 。非 R 型构造 O 型(图 5.2 和 5.3)或 I 型(图 5.4)预测幽门螺杆菌感染阳性的准确性为 82.4% 。他们还研究了胃体大弯侧黏膜放大内镜表现与根据最新的悉尼系统(活动度、炎症、萎缩和化生)做出的黏膜病理组织学评分之间的相关性,结果发现 R 型几乎都不存在病理组织学炎症,从 O 型到 I 型者炎症程度逐步加重。他们特别强调,I 型常提示黏膜存在组织学高度萎缩。

5.3　作者本人的研究(2007)

我们在英国进行的重复性研究中,发现 1 型诊断幽门螺杆菌感染阴性正常胃黏膜的阳性预测值达到 100%(95% CI:92.9% ~ 100%),2 型和 3 型诊断幽门螺杆菌感染阳性的阳性预测值为 83.8%(95% CI:65.5% ~ 93.9%),4 型诊断萎缩性胃炎的阳性预测值为 85.7% 。由此,我们证实了放大内镜观察胃体黏膜,可以有效区分正常、合并幽门螺杆菌感染和萎缩的胃黏膜,而且不受种族和国籍的影响。

除此之外,Yagi 等人还对慢性胃炎进行了细致的研究[4],我们期待未来有更多涉及临床实用性和可重复性的研究。

5.4　讨论及未来的挑战

基于上面提到的 Yagi[2]和 Nakagawa[1]的研究成果,我们可以了解 CV 以及腺管开口的形态与幽门杆菌感染之间的关系,不同程度的炎症会造成这些结构的不同变化。

然而,上述分型系统只适用于胃体黏膜,不足以预测其他病变的发生风险,如胃溃疡、胃癌和淋巴瘤等,它们能发生于慢性胃炎基础上,表现为弥漫的炎症过程并可能出现在胃内任何部位。

以胃癌为例,即使目前我们可以用放大内镜判定是否存在幽门螺杆菌相关胃炎以及炎症程度,在证明它的真正价值之前我们还需要回答一系列问题,例如:"根据放大内镜检查结果,发生胃癌的风险增加了多少?""基于这些内镜表现,患者多久复查一次胃镜合适?"以及"根据什么样的放大内镜表现,我们可以说根治幽门螺杆菌确实能降低胃癌的风险?"

目前,我们需要进一步研究幽门螺杆菌相关胃炎放大内镜下表现的临床实用性。

(冯云路 译,李玥 校)

参考文献

1. Nakagawa S, Kato M, Shimizu Y, et al. Relationship between histopathologic gastritis and mucosal microvascularity: observation with magnifying endoscopy. Gastrointest Endosc. 2003;58:71–5.
2. Yagi K, Nakamura A, Sekine A. Comparison between magnifying endoscopy and histological, culture and urease test findings from the gastric mucosa of the corpus. Endoscopy. 2002;34:376–81.
3. Anagnostopolous GK, Yao K, Kaye P, et al. High-resolution magnification endoscopy can reliably identify normal gastric mucosa, Helicobacter pylori-associated gastritis, and gastric atrophy. Endoscopy. 2007;39:202–7.
4. Yagi K, Nakamura A, Sekine A. Magnifying endoscopic findings of gastritis. Gastroenterol Endosc. 2007;49:1251–7 [in Japanese with English abstract].

第6章 放大内镜（ME）下早期胃癌的微血管构造特征及临床应用

摘要

诊断标志——V：微血管构造
1. 分化型（肠型）癌
   1.1 规则 SECN 型消失
   1.2 存在不规则的微血管构造（IMVP）
   1.3 存在分界线（DL）
2. 未分化型（弥漫型）癌
   微血管构造（MVP）缺失

关键词

早期胃癌　内镜黏膜下剥离（ESD）　胃炎　放大内镜　胃

说明

使用空间分辨率达 7.9μm 的放大内镜进行最大倍数的放大观察，我们在世界上首次观察到早期胃癌的微血管构造，并报道了观察结果[1,2]。我们在2001年发表了初步的研究结果，随后在2002年进行了关于早期胃癌微血管构造特征的系统研究，研究主要针对非溃疡性的黏膜内癌，并报道了以下发现（图6.1和图6.2）[1]。

癌变周围的背景黏膜都能见到规则的上皮下毛细血管网（SECN）（图6.1C）。但是，癌变黏膜本身的形态特征取决于其组织学分化程度，分化型和未分化型癌表现不同。

6.1 早期胃癌的微血管构造特点

6.1.1 分化型（肠型）胃癌（图6.1a～f）

所有的分化型癌性病灶中，规则的 SECN 消失，代

之以不规则的微血管构造（IMVP），以形态、大小及分布不一的微血管增生为特征（图6.1d）。癌变黏膜的IMVP 与周边正常黏膜的规则 SECN 间形成清晰的分界线（demarcation line，DL）（图6.1e）。

分化型癌的微血管构造反映了癌变细胞间质的病理组织学特点（图6.1f）。

更为特征性的是，IMVP 是由癌变细胞间质内增生的肿瘤血管形成，而规则 SECN 的消失和 DL 的形成体现了分化型癌膨胀替代式的生长方式。

6.1.2 未分化（弥漫型）胃癌（图6.2a～f）

另一方面，未分化癌（弥漫型）表现为背景黏膜中规则 SECN 的减少或消失，也就是 MVP 缺失（图6.2c，d）。组织学上，除非同时存在糜烂或溃疡，通常未分化癌的放大内镜表现为规则 SECN 的密度减低。这是由于癌细胞的组织学生长方式是增殖侵犯上皮下层，并破坏黏膜固有层，而不伴有间质组织包括血管的增生（图6.2c，f）。因此，未分化型胃癌既没有明显的IMVP，也没有清晰的 DL。

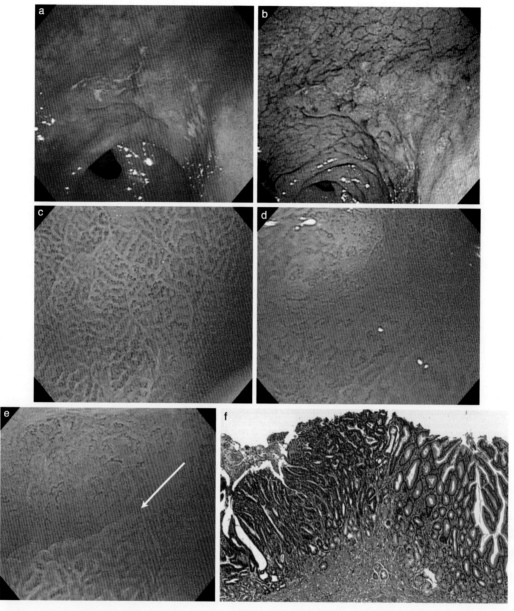

图6.1　（**a~f**）分化型（肠型）癌(0Ⅱc,黏膜内癌)。（**a**）非放大内镜图像。胃窦大弯侧略微发红的凹陷病灶,边界不清。（**b**）染色非放大内镜图像。喷洒染色剂后显示出典型的早癌表现,边缘不规则。（**c**）非癌变的背景黏膜放大内镜图像。可以见到规则 SECN,表现为均一细小的线圈样或袢状毛细血管,排列规则,对称分布。（**d**）癌变黏膜的放大内镜图像。可见规则的 SECN 完全消失（规则的 SECN 形态消失）,扩张、扭曲的微血管增生,形态不均一、不规则,呈袢状、分支状或圆环状,血管的分布不对称,排列不规则。这就是不规则微血管构造（IMVP）。（**e**）癌与非癌分界处的放大内镜图像。由于表现不同的微血管构造,我们在癌与非癌黏膜间可以见到清晰的分界线（DL）。（**f**）交界区域组织切片的显微图像。这例分化型癌（肠型）呈膨胀性生长,与周围背景黏膜间形成了明显界线。其间质,包括增生血管和非典型增生的不规则腺体,都呈现出不均一形态。（**c-f** 来源于[8],经 Gastrointest Endosc 许可）

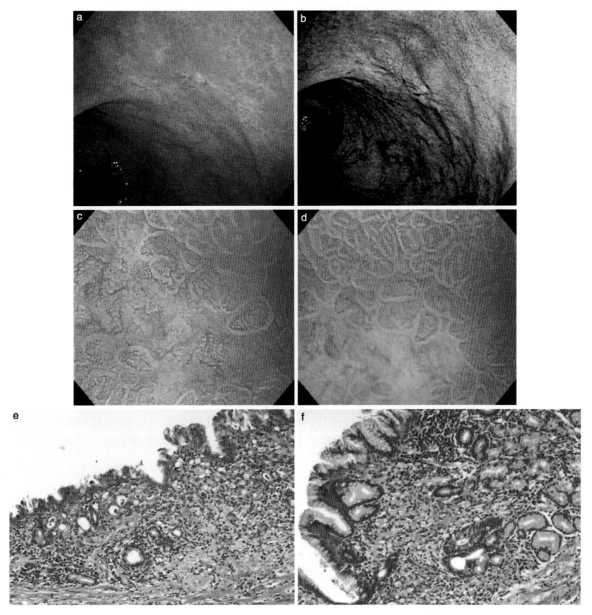

图6.2 (a~f)未分化(弥漫型)癌(0Ⅱc,黏膜内癌)。(**a**)非放大内镜图像。胃体后壁可见一边界不清的白色凹陷性病灶。(**b**)染色非放大内镜图像。喷洒染色剂后清晰显示一处小的凹陷性病灶,但边界不清。(**c**)同一病变的放大内镜图像,明显凹陷、发白。我们可以见到规则SECN形态消失(MVP缺失)。(**d**)同一病灶边缘的放大内镜图像。边界不清楚,背景黏膜有规则SECN型,向病变区过渡,血管密度逐渐减低。(**e**)对应(c)的组织切片显微图像。低分化印戒细胞癌几乎浸润全层,但是没有间质增生,黏膜呈锯齿状,这些表现称之为癌性萎缩。(**f**)对应(d)的组织切片显微图像。在癌组织边缘,有个别癌细胞散在浸润并达到黏膜固有层中部,没有相应的间质组织包括血管的增生。(**c~f**来源于[8],经Gastrointest Endosc许可)

6.2　放大内镜观察下微血管构造特点的临床应用

分化型癌的微血管构造具有肿瘤特异性,可以应用于以下临床情况:

1. 筛查内镜鉴别诊断癌与非癌病变:鉴别局灶性胃炎和Ⅱb或微小Ⅱc病变[3-9]。

2. 早期胃癌切除前的诊断——确定肿瘤边界[8, 10-14]。

之前我已经报道了分化型癌微血管构造特征及其临床应用:

1. 规则SECN的消失(周边黏膜规则的上皮下毛细血管网在癌变黏膜处缺失)。

2. 存在不规则微血管构造(IMVP——癌变黏膜内增生的微血管大小、形态及分布不规则)。

3. 存在分界线(DL——癌变与周边非癌黏膜间清晰的界限)。

评价微血管构造不规则性的总体原则是分步骤进行评判:①特定血管的形态;②它们的异质性、分布和排列状况,再进行综合评价。

6.3　癌与非癌病变的鉴别诊断:局灶性胃炎与Ⅱb或微小Ⅱc型胃癌的鉴别

总结

在常规检查中,放大内镜的适应证是非放大内镜

检查时发现小的平坦型或凹陷型红色病灶。

诊断标志——V:微血管构造

分化型胃癌

1. 规则SECN型消失

2. 存在分界线(DL)

3. 存在不规则的微血管构造(IMVP)

癌的诊断标准:同时具备(1)(2)(3)三条

非癌的诊断标准:(1)(2)或(3)中任何一条不符合

说明

6.3.1　背景:非放大内镜的局限性

在放大内镜发现微血管构造改变以诊断早期胃癌之前,发现表浅平坦型胃癌(Ⅱb)或微小表浅凹陷型胃癌(Ⅱc)的唯一方法,是注意到平坦黏膜内局灶性颜色改变或细微的表面形态异常,包括发红,微小的凹陷(糜烂),然后在该区域进行多块活检,依据病理结果进行诊断。也就是说,单独使用非放大内镜难以对平坦红色病灶和糜烂胃炎样病灶进行癌与非癌的鉴别,因此临床工作中要进行大量不必要的活检[15]。

6.3.2　一项前瞻性临床研究的意义和局限性

2002年我们报道了以微血管构造特点作为分化型癌的诊断标志,有助于对平坦红色病灶和微小凹陷病灶进行癌与非癌的鉴别诊断[3-8]。我们也在随后的一项前瞻性大样本临床研究中证实了这一方法的有效性(表6.1和表6.2)[9]。

表6.1　158例红色平坦病灶放大内镜结果分析(来源于[9],经 Clin Gastroenterol Hepatol 许可)

	分界线	SECN 消失	IMVP
胃炎(95% CI)	25.3%(18.6%~32.8%)	22.9%(16%~29.8%)	0.7%(0~2.1%)
胃癌(95% CI)	100%	100%	92.9%(79.4%~100%)

SECN,上皮下毛细血管网;IMVP,不规则微血管构造;CI,可信区间

表6.2　放大内镜各种表现对胃癌诊断的准确性(来源于[9],经 Clin Gastroenterol Hepatol 许可)

	分界线(%)	SECN 消失(%)	IMVP(%)
敏感性	100	100	92.9
特异性	74.3	77.1	99.3
PPV	27.5	29.8	92.9
NPV	100	100	99.3
总体准确性	76.6	79.1	98.7

SECN,上皮下毛细血管网;IMVP 不规则微血管构造;CI,可信区间;PPV,阳性预测值;NPV,阴性预测值

如表6.2所示,这一研究结果有两点具有重要的临床意义。

首先,分界线的阴性预测值达到100%。也就是说,如果非放大内镜下发现了平坦红色病灶,而进一步的放大内镜检查没有发现分界线,我们可以排除癌变可能。同样,规则SECN消失的阴性预测值也为100%,也即如果病灶内的SECN与背景黏膜的相同并且连续时,我们有100%的把握排除癌变。

根据上述结果,可以避免目前临床工作中大量不必要的活检,具有重要的临床意义和医学经济学价值。

其次,IMVP的诊断准确性高达98.7%,换言之,如果发现IMVP则应高度怀疑癌变。

然而,IMVP虽然有很高的诊断准确性,但并不足以让我们有信心在不进行活检情况下确诊癌变,因为这项研究是在一个内镜中心由一位内镜医师(我本人)完成的,研究仅发现了14例癌变。也就是说,需要进一步的研究以证实这一方法的可重复性,我们在期待目前正在进行的一项多中心前瞻性随机研究的结果。

6.4 应用ME筛查微小病变时检查与鉴别诊断要点

6.4.1 哪些病变以及何时需要放大观察

首先,我们用非放大内镜对全胃的每一个角落及隐蔽部位进行检查,以确定目标病灶。

以前,每当我发现一个病灶,会立即切换到放大内镜观察,但是现在我改变了检查流程,先完成全胃的非放大内镜检查,再开始放大观察。这么做主要出于以下原因:①活检应该取自非放大内镜发现癌变嫌疑最大的病灶,放大内镜观察也应该针对最需要鉴别癌与非癌的那些病变;②与大肠不同,非放大内镜完成全胃检查后仍能够轻易找到可疑病灶;③发现病变后即刻切换到放大内镜,频繁采用第2章概述的技巧,抽吸胃腔内气体进行放大观察,往往会刺激胃蠕动,反复注气和吸气会干扰对其他部位的观察,导致操作时间延长。

基于同样的原因,活检应该遵循以下原则:在完成非放大内镜检查后再决定对哪个病灶进行活检。

6.4.2 靠近病灶并同时增加放大倍数

采集完非放大内镜图像后,我们就要使用第2章中所描述的技术,尽可能地接近病灶,下压操作部的放大操作杆以获得最大的放大倍数,同时将黑帽的顶端贴近黏膜。

6.4.3 评估微血管构造的流程

放大胃镜检查的基本原则是以非病灶区的黏膜作为背景对照。相应地,我们要从病灶边缘的区域开始逐渐转向病灶内部,依次观察微血管构造并拍摄图片。实践中,我采用以下流程来评估微血管构造:

1. 首先,确定病灶周边规则SECN形态。
2. 周边的规则SECN形态是否在病变边缘处消失?
3. 规则SECN形态消失处是否存在清晰的DL?
4. 病灶内血管是否与周边的规则SECN形态相同?
5. 如果不同,病灶内血管是否为IMVP?

6.4.4 最大倍数放大时如何正确对焦

黑帽顶端贴近黏膜后,如果黏膜与焦距之间仍有一些距离,可通过轻轻吸气将黏膜拉近内镜镜头。反之,如果黏膜过近难以准确对焦,可以少量注气以使黏膜适当远离黑帽。掌握这一技巧十分重要,细微调整(拉近和推远)黏膜与黑帽之间的距离,在黏膜准确对焦的瞬间采集清晰的图像。

6.4.5 当主动脉搏动及呼吸干扰观察时

若胃蠕动、主动脉搏动及呼吸造成胃壁(例如胃体大弯侧)大幅度运动时,我们可以尝试通过固定后的图像进行评估。如果当时在内镜显示器上难以评估,我们有时会在操作结束后回顾采集的图像,以进行评估(尽管这一方法实际上可操作性不强)。

6.5 内镜筛查时癌与非癌病变鉴别诊断的实例

接下来,我将列举一系列的实例,包括平坦红色病灶,轻度凹陷病灶及其他临床常见病例,概述如何解读这些图像(图6.3～图6.27)(图6.3～图6.27均来源于[9],经Clin Gastroenterol Hepatol许可)。这些病例均来自上述前瞻性研究。非放大内镜仅能发现局部色泽发红,而放大观察能显示一系列不同的微血管构造。

6.5.1 病例1

胃体中部小弯侧平坦红色微小病灶(图6.3～图6.5)。

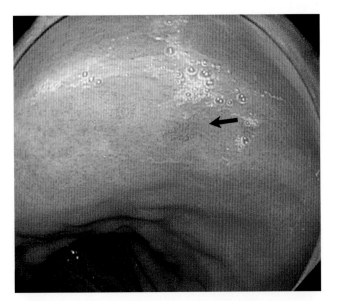

图 6.3　非放大内镜检查图像。在胃体中部小弯侧可见一处平坦红色的微小病灶(箭头所示)

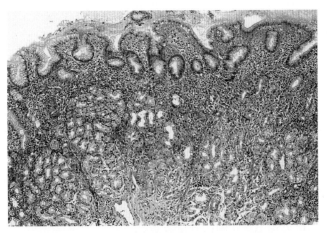

图 6.5　活检标本的病理组织学结果。标本体现了慢性胃炎的特征,表现为胃底腺黏膜轻度慢性炎性细胞浸润

6.5.2　病例 2

胃窦小弯侧平坦红色微小病灶(图 6.6 ~ 图6.8)。

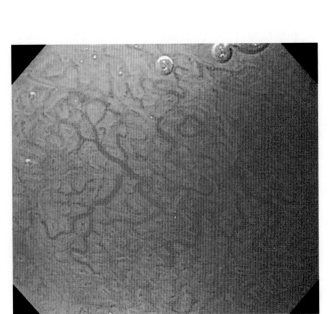

分界线	规则SECN消失	不规则微血管构造
(-)	(-)	(-)

图 6.4　放大内镜检查图像(最大放大倍数)。放大内镜显示周边背景黏膜呈网格状的规则SECN 型。这一规则的 SECN 型延续至平坦红色区域,可见血管逐渐增粗并汇入 CV 样的微小血管。换言之,红色区域内仍保留了规则的 SECN型,判断规则 SECN 消失(-)。由于没有界限,所以 DL(-)。我们注意到红色区域与周边黏膜的微血管构造相同,因此判断为 IMVP(-)

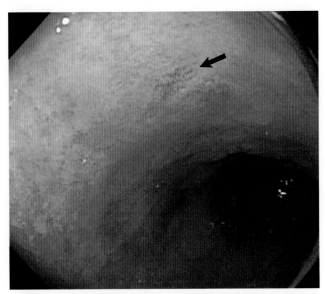

图 6.6　非放大内镜图像。胃窦小弯侧可见一处轻度发红的微小病灶(箭头所示)

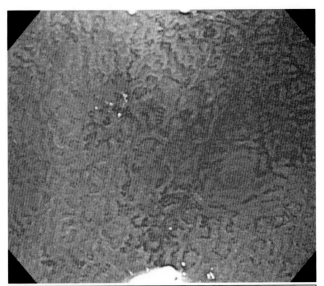

分界线	规则SECN消失	不规则微血管构造
(-)	(-)	(-)

图6.7 放大内镜图像(最大放大倍数)。ME显示周边背景黏膜呈规则 SECN 形态,表现为线圈样形态。尽管病灶内部血管明显扩张,但仍为同样形态。由于红色区域内保留了周边规则的 SECN 形态,判断规则 SECN 消失(-)。由于没有界限,所以 DL(-)。我们注意到红色区域与周边黏膜的微血管构造相同,判断为 IMVP(-)

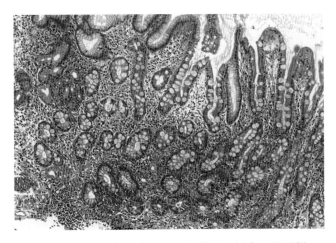

图6.8 活检标本的病理组织学结果。标本显示了慢性胃炎的特征,表现为肠化和胃幽门腺黏膜轻度慢性炎细胞浸润

6.5.3 病例3

胃窦小弯侧红色凹陷小病灶(图6.9~图6.11)。

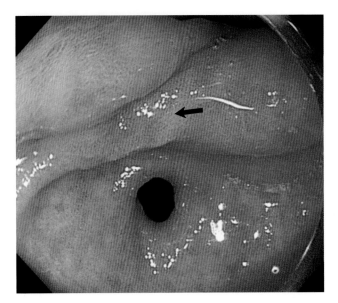

图6.9 非放大内镜图像。在胃窦小弯侧可见一略微发红、轻度凹陷的微小病灶,位于幽门口侧(箭头所示)

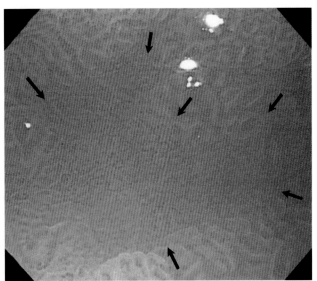

分界线	规则SECN消失	不规则微血管构造
(+)	(+)	(-)

图6.10 放大内镜检查图像(最大放大倍数)。ME 显示周边背景黏膜线圈样的规则 SECN 形态在病灶内部消失,因此其规则 SECN 形态消失为(+)。在背景黏膜和病灶间可见清晰分界线(箭头所示),所以 DL(+)。近距离观察可见病灶内部的微血管构造与周边黏膜线圈样的规则 SECN 形态显著不同,病灶内的单根血管形态呈多角形环状,这些血管彼此交织吻合形成网络,表现为网状结构形态。多角形环状的血管本身几何形状规则(例如为规则五角形),各个环大小一致,形成的网状结构也是规则的,图中血管之间大小一致。由此我们判断该病灶有规则网状的微血管构造,即 IMVP(-)

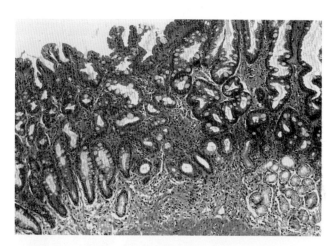

图 6.11　活检标本的病理组织学结果。标本显示了慢性胃炎特点,表现为弥漫性肠化以及胃幽门腺黏膜极轻度慢性炎细胞浸润

6.5.4　病例4

胃窦小弯侧红色凹陷小病灶(图 6.12 ～ 图 6.14)。

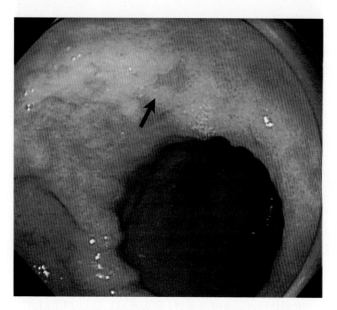

图 6.12　非放大内镜图像。胃窦小弯侧可见一处轻度凹陷的红色病灶(箭头所示)。边缘不规则并有多处凹陷

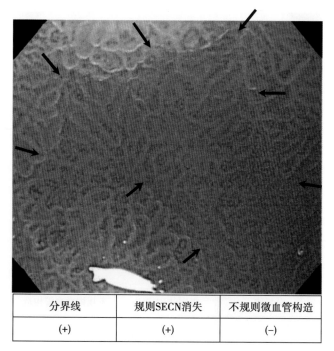

分界线	规则SECN消失	不规则微血管构造
(+)	(+)	(-)

图 6.13　放大内镜检查图像(最大放大倍数)。ME 显示周边背景黏膜的规则 SECN 形态,毛细血管呈线圈样或卵圆形,红色病灶内的毛细血管形态和周边黏膜的规则 SECN 间可见清晰的分界线(箭头所示),即 DL(+)。但是,近距离观察可见病灶内部形成线圈样或卵圆形祥的各条微血管,与周边黏膜血管形态相似,只是略有增粗。因此,判断规则 SECN 消失(-)。我们注意到病灶显示为有规则线圈样或卵圆形的微血管构造,因而判断为 IMVP(-)

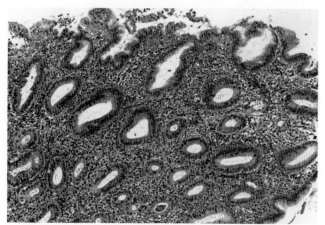

图 6.14　活检标本的病理组织学结果。标本显示慢性活动性胃炎的特点,表现为上皮中性粒细胞浸润和胃幽门腺黏膜中度慢性炎细胞浸润

6.5.5 病例5

胃体下部后壁红色凹陷病灶（图 6.15 ~ 图 6.18）。

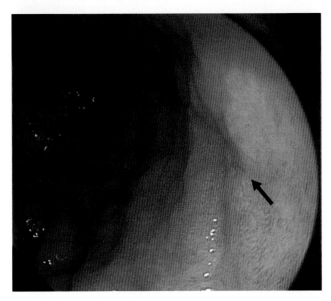

图6.15 非放大内镜图像。在胃体下段后壁可见直径 3mm 轻度凹陷的红色微小病灶（箭头所示）

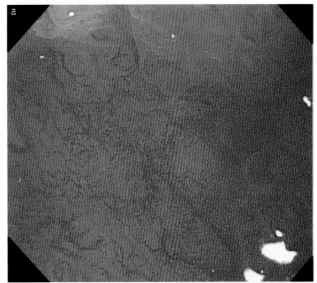

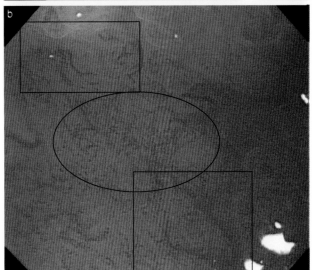

分界线	规则SECN消失	不规则微血管构造
(+)	(+)	(+)

图6.17 （a）放大内镜图像（最大放大倍数）。聚焦在红色病灶处,我们可以见到多种形态的微血管增生,彼此之间各不相同。（b）为了便于理解不同的微血管构造,我将使用与(a)同一张图像进行分析。在病灶的边缘,我们主要见到大的分支微血管（在两个长方形框内）,这些微血管分支不规则,有的甚至多达6个分支,它们之间形态各异。另一方面,近距离观察椭圆形内可见小的微血管增生,形态学上,它们大小、形状各不相同,有的呈不规则环状,有的有细小分支,有的扭曲（称之为"卷毛样"微血管）,上述微血管的形态、走行、分布、排列都不规则,因而判断为 IMVP(+)

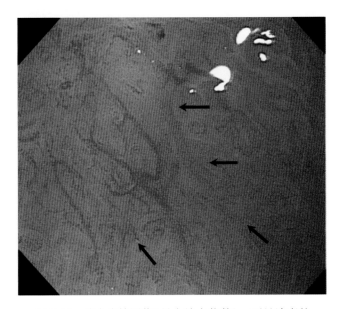

图6.16 放大内镜图像（最大放大倍数）。可见清晰的分界线,周边规则 SECN 形态在此消失（箭头所示）。病灶内部微血管构造与周边黏膜明显不同

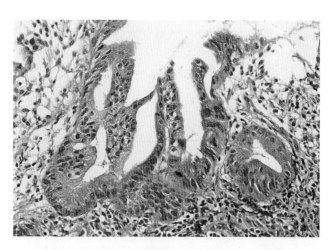

图 6.18 ESD 标本的病理组织学结果。尽管标本仅显示轻度的结构和细胞异形性,但组织学表现仍符合癌变(本例进行了 p53 免疫染色,肿瘤细胞呈弥漫阳性)

6.5.6 病例6

胃贲门小弯侧平坦红色病灶(图 6.19 ～ 图 6.23)。

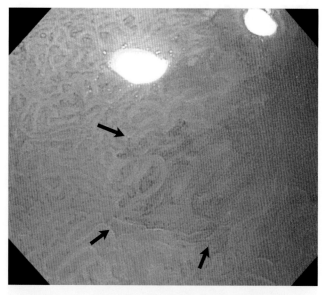

图 6.20 放大内镜图像(最大放大倍数)。可见清晰的分界线,周边规则 SECN 形态在此消失(箭头所示)。病灶内部微血管构造与周边黏膜明显不同

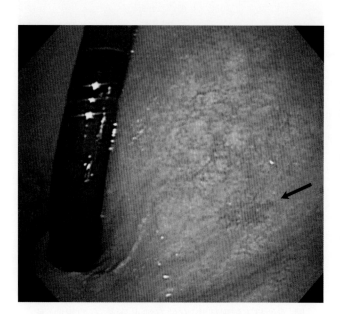

图 6.19 非放大内镜图像。贲门小弯侧可见一处平坦红色、直径 4mm 的微小病灶(箭头所示)

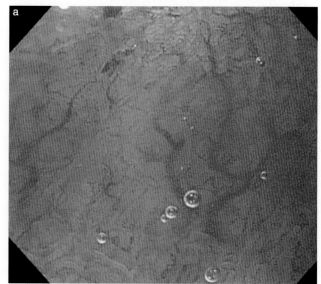

图 6.21 (a)放大内镜检查图像(最大放大倍数)。聚焦在红色病灶处,我们可以见到多种形态的微血管增生,彼此之间各不相同

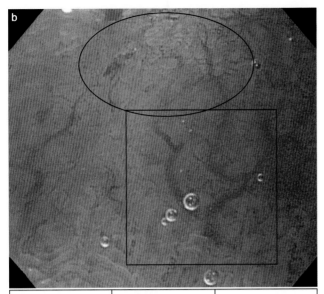

分界线	规则SECN消失	不规则微血管构造
(+)	(+)	(+)

图6.21(续) （b）为了便于理解不同的微血管构造,我将使用与（a）同一张图像进行分析。在正方形区域内,我们可以见到相对较大、不规则分支的微血管。在椭圆形区域内,我们见到不规则排列的微血管,其大小不一,呈小的闭合环状。上述微血管的形态、分布、排列都不规则,因而判断为 IMVP(+)

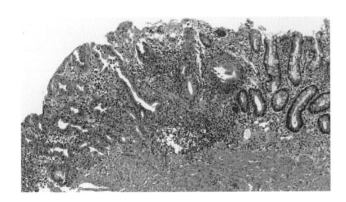

图6.22 透明帽辅助内镜下黏膜切除（EMR-C）标本的病理组织学结果。黏膜表层可见高分化癌

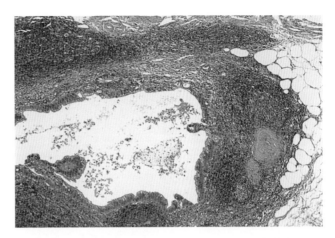

图6.23 黏膜下的病理组织学检查结果。尽管该病灶直径仅有4mm,令人惊讶的是癌已侵犯至黏膜下层,深度达340μm

6.5.7 病例7

胃窦前壁平坦红色病灶,伴有血管发育不良的表现（图6.24～图6.27）。

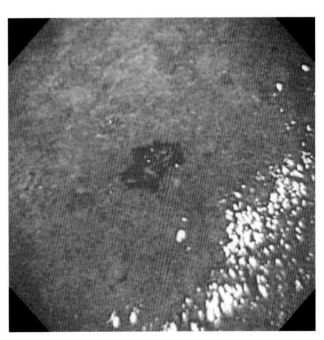

图6.24 非放大内镜图像。胃窦前壁可见一处平坦、明显发红、直径12mm的病灶（箭头所示）。这个病变之前诊断为血管发育不良,已经随访2年

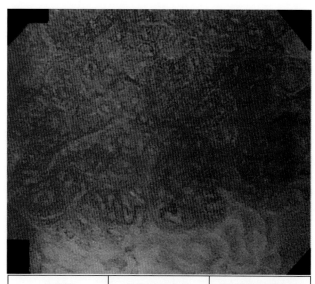

分界线	规则SECN消失	不规则微血管构造
(+)	(+)	(+)

图 6.25　放大内镜图像(最大放大倍数,IHb 色彩强化 2 级)。周边规则的 SECN 形态在红色病灶边缘消失,可见清晰的 DL。近距离观察可见密集增生的微血管构造呈大小不一的不规则闭合环状,彼此交联,其排列不规则,分布密度不均匀,判断为 IMVP(+)。ME 所见符合癌变表现,而不同于血管发育不良,故而将进行 ESD 切除该病变

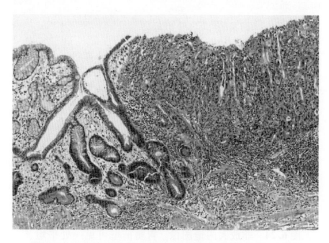

图 6.26　ESD 切除标本的病理组织学检查结果。标本呈现高分化腺癌的特征,腺体增生有显著的异形性,黏膜内腺体密度极度增高

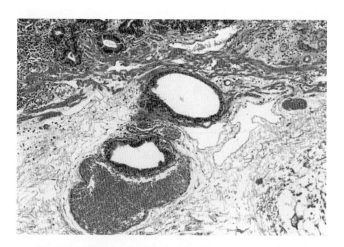

图 6.27　黏膜下层的病理组织学检查结果。癌已侵犯黏膜下层,深度达 340μm

6.6　早期胃癌术前评估:确定癌变病灶边界(白光成像)

总结

基本原则:从周边向病变区域观察

放大内镜确定癌灶边界

　　适应证:分化型(肠型)早期胃癌

　　部分适应证:轻度异形性的癌变(分化程度非常好的腺癌)

　　禁忌证:未分化型(弥漫型)癌

说明

6.6.1　基本原则

　　基本原则非常简单,永远从病变周边向病灶内顺序观察。如果按从病灶内部向周边顺序进行放大内镜检查,由于某些原因往往难以确定边界。

　　在我们医院,早癌的术前检查并非一开始就使用放大内镜。我们首先进行放射影像检查(双对比造影),以及常规内镜的非放大检查(若采用侧视镜更好),并进行靛胭脂染色和活检。通过这些检查,我们可以详细了解病变的组织类型、位置、范围、大小、浸润深度及是否合并溃疡。之后,我们再决定采用内镜下切除或外科手术。

　　我们单独进行放大内镜检查,目的在于确定病灶边界。在进行内镜切除前,我们会沿病灶周围进行标记。对于需要外科手术的病例,必要时我们会用钛夹

标记预计的切缘位置,并在钛夹标记内侧进行多点活检。

6.6.2　适应证

简单地说,放大内镜确定癌变范围只限于分化型的早期胃癌。对适合 ESD 或其他内镜治疗的病变("分化型"或"肠型"胃癌),尤其是非放大内镜下边界全部或部分不清楚的病变,我会用放大内镜勾勒出病变的完整轮廓。当病灶的全部或部分边界只能由放大内镜确定时,ESD 之前我都会在放大内镜下紧邻边界外侧进行标记。

6.6.3　部分适应证

轻度异形性的癌变(分化程度非常好的腺癌)是用放大内镜确定边界的部分适应证。对于放大内镜仍无法确定完整边界的病变,我会进行活检判断边界,或标记在相对远离病灶、有规则 SECN 型的黏膜处,而后者只适用于只有小段边界不清者。

6.6.4　禁忌证

放大内镜无法确定未分化型(弥漫型)胃癌的边界。因此,未分化型腺癌术前必须依靠活检来确定病灶范围,无法通过放大内镜来完成。迄今尚无研究证实对于确定未分化型癌的边界,放大内镜优于非放大内镜,也没有临床证据表明前者有何附加优势。

因此,未分化型癌无论是内镜切除还是外科手术,术前都应该进行非放大内镜的仔细检查并在计划切除线的外侧非癌黏膜上多处活检。癌的边界和手术的范围都取决于活检病理组织学的结果(这个方法没有固定的名称,通常被称为"4 象限活检"、"周边活检"或"阴性活检"法)。

最近,我们在学会和研究学组会上听到不少病例报道,未分化型腺癌术前仅用 ME(联用或不用 NBI)确定边界,而内镜或外科手术切除后切缘仍呈阳性。而在 ME 和 NBI 问世前,从未有过类似报道。这些病例不幸沦为失败的实证,证明如果没有掌握新技术的局限性,没有遵循标准操作规程,错误地应用新技术反而会导致不良后果。

有的内镜医生受到自身经验的鼓舞,发表了放大内镜确定未分化癌边界的研究,并称之为前沿进展研究(cutting edge research),这本身无可厚非。但是,他们应该清楚地阐明这些结果在临床应用上的局限性。在这里我希望强调,非放大内镜检查及活检获得组织学诊断,对于确定未分化癌边界至关重要。

6.7　应用 ME 确定边界的实例

下面,我将用一些实际病例来阐述如何用 M-WLI 来确定未分化癌的边界(图 6.28 ～图 6.51)。

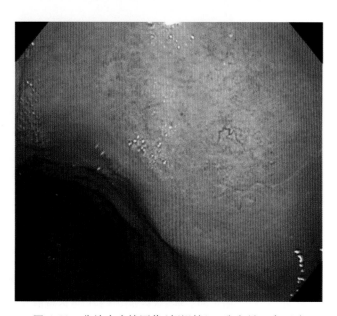

图 6.28　非放大内镜图像(侧视镜)。我在另一家医院用非放大内镜对这位患者进行了检查,并对这处平坦红色黏膜进行活检,结果诊断为分化型癌。患者转至福冈大学筑紫医院接受内镜治疗,在这里我亲自用侧视镜进行了详细检查。然而,胃内有多处红色区域,难以确定哪一个是癌

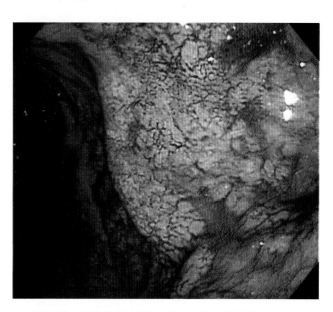

图 6.29　喷洒染色剂后非放大内镜(侧视镜)检查图像。染色后我仍然无法识别出目标病灶,更不要说判断病变范围了。放大内镜检查后,我能够辨认出病灶及其边界,之后我回顾研究非放大内镜的图像(图 6.28 和图 6.29),发现还是能够辨认出目标病灶区域的,所以将图片在此展示出来

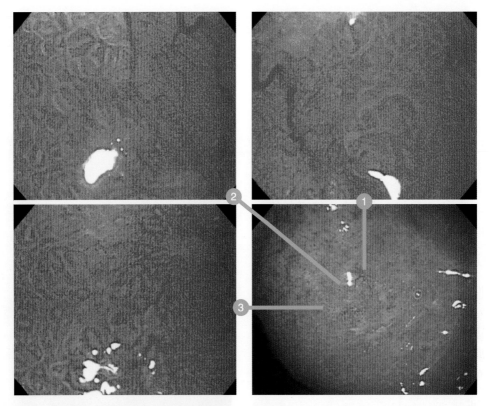

图 6.30 非放大内镜图像和边缘区域的放大内镜图像:(1)小弯侧,(2)小弯肛侧,(3)肛侧
(最大放大倍数)。放大检查显示周边规则的 SECN 形态消失,可见清晰 DL。病灶内可见 IM-
VP。形态学上,各个血管的大小不一,分支不规则,粗细明显不均,血管间形态各不相同。同
时其分布不对称,排列不规则,走行缺乏一致方向性

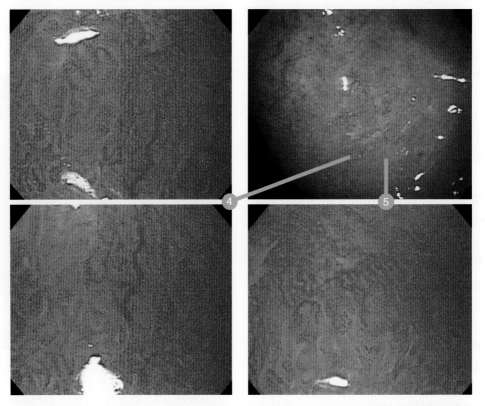

图 6.31 非放大内镜图像和边缘区域的放大内镜图像:(4)大弯侧,(5)大弯后壁侧(最大放
大倍数)。同样,放大检查显示周边规则的 SECN 形态消失,可见清晰 DL,病灶内可见 IMVP。
形态学上,在组成 IMVP 的血管中,粗大的不规则分支血管十分明显。此外,反复不规则彼此
交联的微血管形状不一,微血管间彼此形态各异,其分布不对称,排列不规则,走行不一致

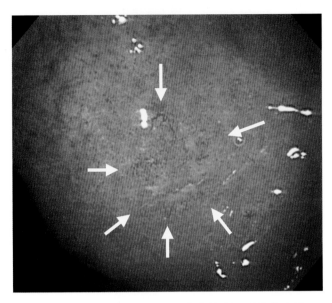

图 6.32 根据上述所见,以放大内镜所显示的微血管构造作为唯一诊断标志,我能够将这个 0Ⅱb 的早期胃癌的边界完整勾勒出来

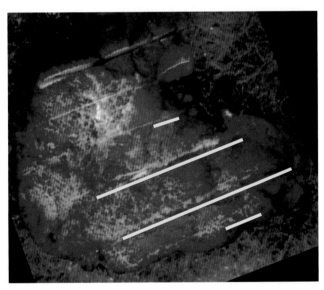

图 6.33 由于当时 ESD 尚未在我们医院开展,我们在大口径柔软透明帽协助下,经 EMR 整块切除了病灶

6.7.1 病例 1

分化型癌,0Ⅱb,浸润深度 M,位于胃体中部后壁。

这一病例使我们相信:放大内镜在内镜治疗前确定肿瘤边界非常有用。

这是 2000 年我开始进行 ME 检查后不久遇到的一个病例。这个病例使我确信,以微血管构造作为诊断标志,ME 能够有效地在内镜治疗前确定肿瘤边界。需要强调的是,这个 0Ⅱb 型早期胃癌的边界通过放大 WLI 就能清晰地展现出来。

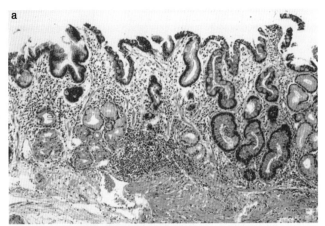

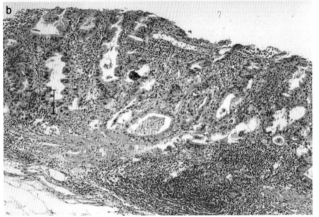

图 6.34 (a,b)病理组织学检查结果:(a)非癌变黏膜;(b)癌变黏膜。如(a)(b)所示,组织学诊断为:分化型癌,0Ⅱb,浸润深度 M,与周边黏膜没有高度差异,切缘阴性

6.7.2 病例 2

分化型癌,0Ⅱc,浸润深度 sm1,位于胃窦小弯(图 6.35~图 6.44)。

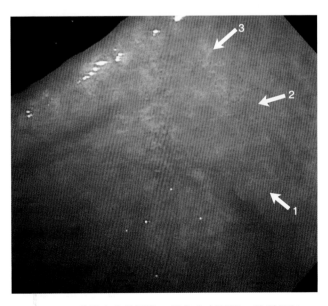

图 6.35 非放大内镜图像。胃窦小弯可见一处平坦红色边界不清的病灶

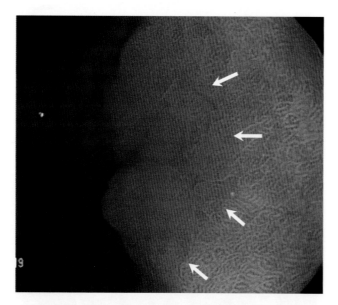

图 6.36　图 6.35 箭头 1 所示区域的放大图像(低倍放大)。如上所示,我观察了图 6.35 箭头 1 所示区域,在低倍放大下从非癌变黏膜逐渐移向癌变病灶,可见清晰的 DL(箭头所示),该处周边规则的 SECN 形态消失。但是,DL 也可能是片状胃炎的边界,所以除非最大放大倍数观察证实病灶内存在 IMVP,我们无法确定癌特有的边界

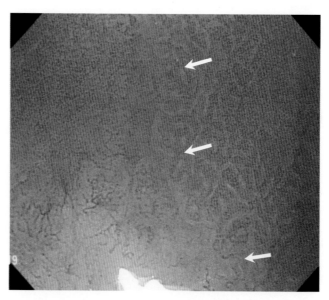

图 6.38　图 6.35 箭头 2 所示区域的放大图像(最大倍数放大)。同样地,从胃窦后壁病灶周边向红色区域进行放大内镜观察,可确认癌特有的边界。特征性表现包括,周边黏膜呈现规则的 SECN 形态,其上皮下毛细血管呈卵圆形或线圈样,大小一致,分布和排列规则,这种血管形态在 DL 处消失,其内部可见 IMVP

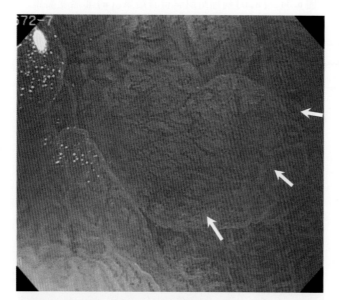

图 6.37　放大内镜图像(最高倍数放大)。在最高倍数放大下观察图 6.36 中箭头指示的区域,显示 DL 内有典型 IMVP#1,确定这个区域为癌特有的边界。#1:本例病例的 IMVP 表现。①形态学上,闭合环状的血管形状、大小不一,分支不规则,血管管径有显著差异,彼此各不相同。与周边黏膜的规则上皮下毛细血管相比,病灶内血管大小不均,形状各异。②血管分布不对称,排列不规则,走行不一致

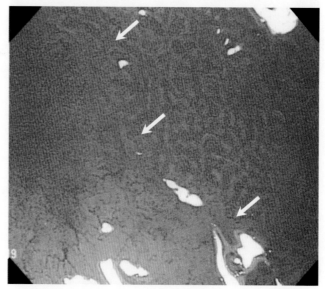

图 6.39　图 6.35 箭头 3 所示区域的放大图像(最大倍数放大)。同样地,从胃窦后壁病灶口侧向红色区域进行放大内镜观察,可确认癌特有的边界。所见与图 6.37 类似。对于较大病变,我们用低倍放大从周边向病灶区检查识别 DL,再放大至最大倍数,以确认内部的 IMVP

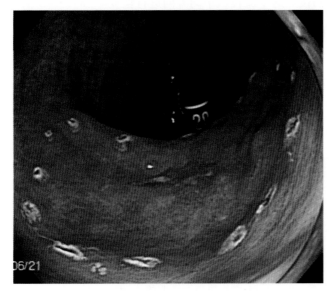

图 6.40 标记后的非放大内镜图像。图像清晰地显示出这是一处广泛病灶,其癌变区域边界位于中央红色区域之外,色泽与周边黏膜相同。在前述的放大内镜检查后,我们在低倍放大模式下,在 DL 外侧显示为规则 SECN 形态的黏膜上进行标记

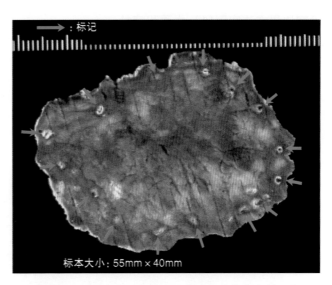

图 6.42 甲醛溶液固定的 ESD 标本。我们仔细检查切除标本,确认术前标记,核实病变朝向

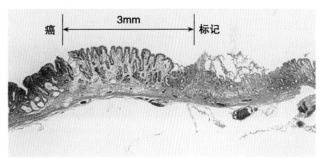

图 6.43 病理组织学检查结果(低倍镜)。这块组织标本中,我们能确认标记点在非癌变黏膜上

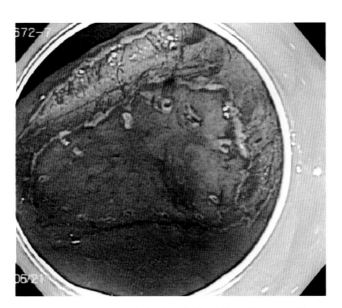

图 6.41 ESD 过程中非放大内镜图像。利用 ESD 技术,我们在标记外做环周切开

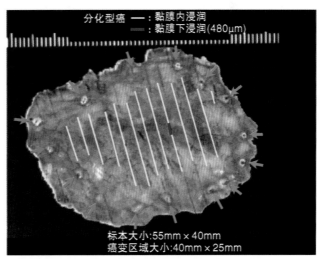

图 6.44 切除标本上癌变区域的重建。我们在切片上用油性标记笔直接标出癌变部分的组织学范围。以这些标记的切片为参照,我们在切除标本的照片上画出癌变区域。于是,我们可以判断术前标记是否准确地落在紧邻病灶边界以外。该例最终诊断为:早期胃癌,0Ⅱc,分化型,大小 40mm×25mm,侵犯深度 SM1,ly0,v0,侧切缘(-),垂直切缘(-)

确定边界方法实例(1):大面积病灶

对于面积较大的病灶,我们要从周边黏膜开始检查,逐渐靠近病灶,用低倍放大来确定 DL,然后在最大放大倍数下确定存在 IMVP 以及肿瘤特异性边界。我们按照这个流程从不同方向进行检查。

6.7.3　病例3

分化型癌、0 Ⅱ b,浸润深度 M,位于胃窦小弯(图 6.45 ~ 图 6.51)。

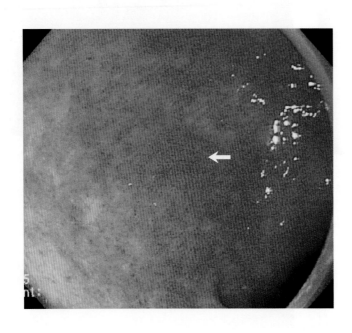

图6.45　非放大内镜图像。胃窦前壁可见一处平坦、颜色略微发红的病灶,边界不清(箭头所示)。这例病例由一位新近学习内镜技术的医生操作,在胃角前壁平坦红色病变处进行了活检,组织学诊断为癌。之后我进行了放大内镜检查。从胃角前壁侧开始有多发的平坦红色病变,但胃角所有病变都没有发现癌变征象。最后,对胃窦前壁的一处病变进行放大内镜检查,确诊为癌,于是我开始确定这个病灶的边界

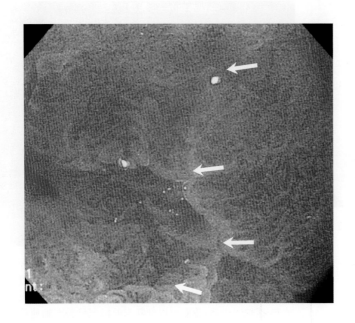

图6.46　放大内镜图像(最大放大倍数,选择性 IHb 色彩强化为 2 级)。对图 6.45 中箭头所示区域进行放大观察,显示周边规则 SECN 形态在此处消失,可以看到清晰的 DL。在 DL 内部,可见 IMVP,有不规则分布和排列的微血管增生。于是这个平坦红色病变诊断为癌

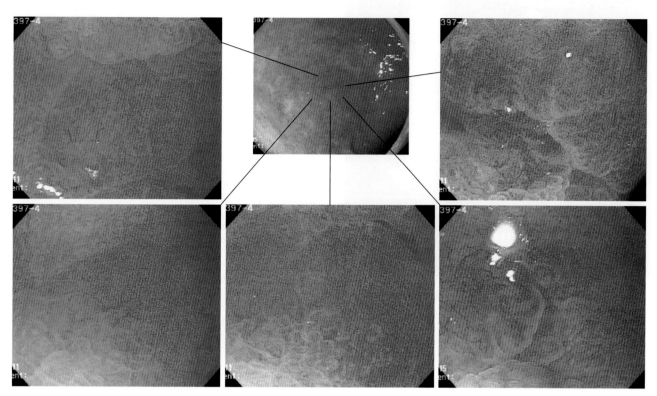

图 6.47　放大内镜图像(最大放大倍数)。继续保持最大倍数,沿着这个平坦红色病灶的整个周边观察病变的边缘区域,发现癌变局限于很小的范围

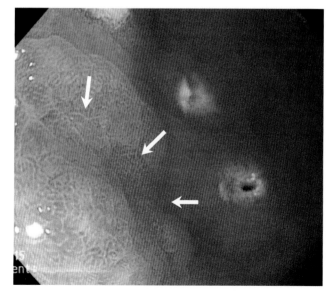

图 6.48　放大内镜图像(低倍放大)。在低倍放大条件下,我沿着 DL 的外缘进行标记

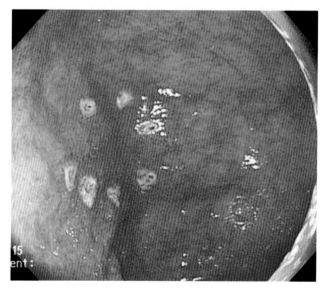

图 6.49　标记后的非放大内镜图像。我们可以看到癌变局限于很小的范围

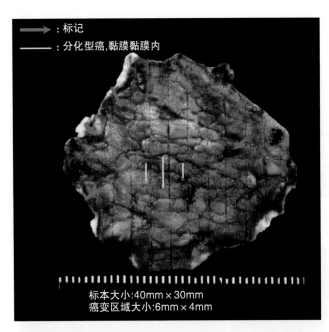

→ : 标记

── : 分化型癌,黏膜黏膜内

标本大小:40mm×30mm
癌变区域大小:6mm×4mm

图 6.50　福尔马林固定的 ESD 标本的重建。通过比较福尔马林固定的切除标本重建图和术前的标记,我们可以确定癌变区域的边界被准确地勾勒出来

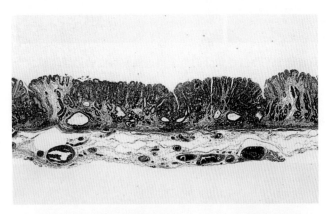

图 6.51　病理组织学检查结果。组织学诊断为:早期胃癌,0 Ⅱ b,分化型,侵犯深度 M,大小 6mm×4mm,与周边黏膜无高度差异,ly0,v0,侧切缘(−),垂直切缘(−)

确定边界方法实例(2):小病灶

　　对于小病灶,通常的步骤是直接将放大倍数增至最大,来识别 DL、确认 IMVP 存在,然后保持最大放大倍数,逐渐轻微移动内镜镜头以确认癌灶的完整边界。

（吴晰 译,伍东升 校）

参考文献

1. Yao K, Oishi T, Matsui T, et al. Novel magnified endoscopic findings of microvascular architecture in intramucosal gastric cancer. Gastrointest Endosc. 2002;56:279–84.
2. Yao K, Oishi T. Microgastroscopic findings of mucosal microvascular architecture as visualized by magnifying endoscopy. Dig Endosc. 2001;13 Suppl 1:S27–33.
3. Yao K, Iwashita A, Yao T, et al. Microvascular architecture in flat reddened lesions of gastric mucosa visualized by magnified endoscopy. Stomach Intestine (Tokyo). 2002;37:1725–33 [in Japanese with English abstract].
4. Yao K, Iwashita A, Matsui T, et al. Microvascular architecture in gastric flat reddened lesions visualized by magnified endoscopy: usefulness for differentiating between gastritis and gastric cancer. Gastrointest Endosc. 2003;57:AB156.
5. Yao K, Iwashita A, Matsui T, et al. The magnified endoscopic findings of an irregular microvascular pattern is a very useful marker for differentiating between gastritis and gastric cancer: a prospective study. Gastrointest Endosc. 2004;59:AB169.
6. Yao K, Iwashita A, Haraoka S, et al. Novel zoom-endoscopy technique visualizing the mucosal microvascular architecture is useful for making a correct diagnosis of gastric reddened flat mucosal lesions (gastritis vs. gastric cancer). Endoscopy. 2004;36(Suppl I):A6.
7. Yao K, Iwashita A, Sou S, et al. Novel zoom endoscopy technique based on gastric microvascular architecture is useful to differentiate between flat early gastric cancers and gastritis. Gut. 2006;25(Suppl II):A66.
8. Yao K, Iwashita A, Kikuchi Y, et al. Novel zoom endoscopy technique for visualizing the microvascular architecture in gastric mucosa. Clin Gastroenterol Hepatol. 2005;3:S23–6.
9. Yao K, Iwashita A, Tanabe H, et al. Novel zoom endoscopy technique for diagnosis of small flat gastric cancer, a prospective, blind study. Clin Gastroenterol Hepatol. 2007;5:869–78.
10. Yao K, Anagnostopoulos GK, Ragunath K. Magnifying endoscopy for diagnosing and delineating early gastric cancer. Endoscopy. 2009;41:462–8.
11. Yao K, Yao T, Iwashita A. Determining the horizontal extent of early gastric carcinoma: two modern techniques based on differences in the mucosal microvascular architecture and density between carcinoma and non-carcinomatous mucosa. Dig Endosc. 2002;14 Suppl 1:S83–7.
12. Yao K, Yorioka M, Takagi Y, et al. The usefulness of microvascular findings as visualized by magnifying endoscopy for determining the margin of gastric cancer of the differentiated-type. Stomach Intestine (Tokyo). 2003;38:1687–700 [in Japanese with English abstract].
13. Yao K, Iwashita A, Yao T. Early gastric cancer: proposal for a new diagnostic system based on microvascular architecture as visualized by magnifying endoscopy. Dig Endosc. 2004;16:S110–7.
14. Yao K, Kikuchi Y, Tanabe H, et al. Novel zoom-endoscopy technique for visualizing the microvascular architecture of early gastric cancer enables the precise margin of the cancer to be determined thereby allowing successful resection by the endoscopic submucosal dissention method. Endoscopy. 2004;36(Suppl):A6.
15. Gotoda T, Shimoda T, Fujiki H, et al. Present state and problems of endoscopic biopsy in diagnosis of gastric cancer. Stomach Intestine (Tokyo). 1999;34:1495–503 [in Japanese with English abstract].

第7章　放大内镜结合窄带成像(NBI)的原理

摘要

　　双波长观察:使用中心波长为415nm和540nm两种光线投照时,可以获得比白光更强的对比度,使我们能看到黏膜的微血管构造和表面微结构。

　　带宽缩窄:观察微血管构造时,通过缩窄投照光线的带宽(带宽缩窄),可以提高对比度。

关键词

　　吸收　光线波长　放大内镜　窄带成像(NBI)　反射　散射

7.1　综述

　　窄带成像(NBI)是奥林巴斯医学系统公司和日本国立癌症中心东病院联合开发的一项新技术[1,2]。此前许多文章都阐释过NBI的原理,但很少能让内镜医师理解。由于NBI获得的影像和白光照射的不同,要明白NBI的内镜图像是怎么形成的,需要了解NBI的原理。利用奥林巴斯公司的朋友慷慨提供的资料和作者本人之前的一篇文章,我将在这一章以尽量简洁明了的方式解说必需的光学基础知识。

　　提起NBI的原理,往往只理解到"窄带"为止,注意力只集中在带宽缩窄这一方面,然而,根据我的理解,采用带宽缩窄的双波长成像这个解释来定义NBI会更准确。

　　为了便于理解,本章我不会试图解释NBI的所有成像表现,只是简单说明实际临床应用相关的原理。

7.2　与NBI原理相关的光学知识

7.2.1　光的波长和颜色之间的关系

　　光是一种具有波粒二相性的电磁射线,如图7.1

所示,波长是在特定频率下两个相邻波峰之间的距离。

　　人眼能接收到的可见光波长在400~600nm间,对人眼而言,红色波长最长,蓝色波长最短,绿色介于两者之间。

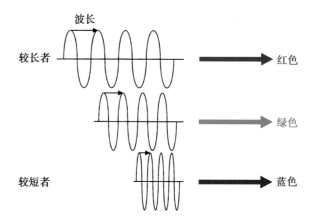

图7.1　波长和颜色间的相互关系

7.2.2　入射光波长不同导致颜色变化:反射和吸收

　　白光是红绿蓝三原色的混合,当被投照到物体表面时,每种原色都会发生不同程度的吸收和反射。

　　图7.2a演示了一个实例。当白光投照到红苹果上,波长为绿色和蓝色的光被苹果表面的色素吸收,而

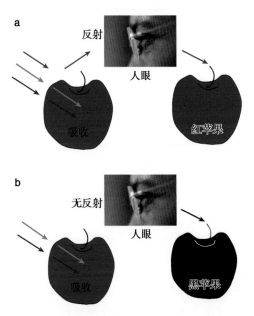

图 7.2　人的色觉与光的吸收和反射。(a) 当白光投照到红苹果上,苹果的红色表皮吸收绿色和蓝色的光波,反射红光。人眼接收红光,因而得出印象"苹果是红色的"。(b) 滤掉红光只有绿色和蓝色光波投照到同一个红苹果,那苹果吸收蓝色和绿光,没有光线被反射至人眼,因而得出印象"苹果是黑色的"

没有被吸收的红光被反射回来,红色波长的反射光被人眼接收,得到的印象就是"苹果是红色的"。

另一方面,如图 7.2b 所示,如果我们滤掉红光,投照只包含绿光和蓝光波长的光线,那么这两种光线都将被苹果表面的色素吸收。人眼完全看不到反射光,得到的印象就是苹果没有颜色,或"苹果是黑色的"。

总的来说,人眼看到某种物体反射出的特定波长的光,就会形成这种物体是这样颜色的印象。

NBI 是这一理论的逆向应用,即"如果我们用能被黏膜色素特异吸收的光线进行投照,那么就不会有反射光,我们看到的色素图像就会呈现黑色,从而获得较高的对比度。"

7.3　为什么 NBI 要使用中心波长分别为 415nm(蓝光) 和 540nm(绿光) 的两条光带?

7.3.1　概述:使用双波长光带的原因和临床效果

1. 双波长光带[415nm(蓝光) 和 540nm(绿光)]不会穿透黏膜达到深部的半透明黏膜下组织,几乎不

发生散射,而且被血红蛋白强吸收,能够获得血管的高对比度成像。

2. 双波长光带[415nm(蓝光) 和 540nm(绿光)]在黏膜表面几乎完全被反射,几乎不发生散射,使得黏膜表面和表浅微细结构得到清晰的勾勒。

7.3.2　血红蛋白对不同波长入射光吸收的特点

血管内的血红蛋白构成胃肠道黏膜色素成分的90% 以上。换言之,NBI 的发展基于下面的设想,"如果我们只用能被血红蛋白特异吸收的光线进行投照,我们看到的血管就会呈现高对比度的黑色。"另一种说法是,通过 NBI 我们看到了光波吸收现象。这个原理对于理解 NBI 非常重要,不仅仅是带宽缩窄,也包括选择双波长光带的理由。

如图 7.3 所示,横轴是可见光的波长,纵轴是血红蛋白吸收系数,当我们画出光波长-吸收系数曲线,就会发现 415nm 和 540nm 是吸收高峰。我们很容易理解,如果用基于这两种波长的光线投照黏膜,它们会被很完全的吸收,而血管会呈现出鲜明的黑色。

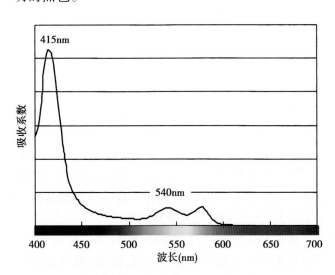

图 7.3　随波长不同血红蛋白对光线吸收情况的变化(血红蛋白吸收曲线)。横轴是可见光的波长,纵轴是血红蛋白吸收系数。这条曲线显示了波长和血红蛋白吸收系数的相关性

7.3.3　光线投照到半透明介质(黏膜) 上会出现什么现象,我们能观察到什么?

7.3.3.1　不同波长的光线传播特性的差异(图 7.4)

当我们把光投照到黏膜这样的半透明介质时,不

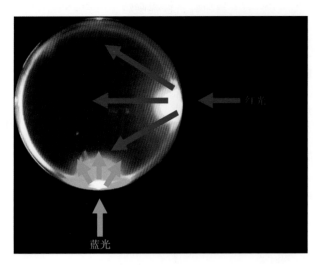

图 7.4　光线在半透明介质中的传播随着波长不同而变化

同波长的光线传播方式与在空气或水这些透明介质中不同。因此,我们需要理解光线在半透明介质中的传播随着波长不同如何变化。如图 7.4 所示,当我们把光投照到浑浊的半透明介质(如琼脂),波长较长的红光可以穿透传播到深处,而且散射范围大;而波长较短的蓝光只能传播到浅层,散射范围小。我们应该想到光线投照到半透明的黏膜时,会发生类似的现象。

7.3.3.2　平坦黏膜模型显示不同波长光的特性以及血管的可见性(图 7.5a ~ d)

血管的可见性主要由不同波长投照光的特性(黏膜表面的反射性、传播深度、散射程度)、血管的深度和直径以及组织透明度决定的。

根据前面涉及的光学原理,我将用一个平坦黏膜切面模型,来解释光线投照到黏膜后出现的现象。我们用三种不同波长的可见光投照到表面平坦的半透明黏膜内的可见血管上,血管的直径和深度都不相同,看看黏膜面上会出现什么现象(图 7.5)。

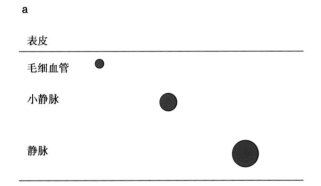

－上皮下毛细血管
－黏膜固有层中间层的集合小静脉
－黏膜下层的静脉

　血管深度和直径之间的关系:我将说明胃黏膜浅层微循环中血管深度和直径间的解剖关系。毛细血管,人体内最小的血管单元,分布在紧邻上皮下层到黏膜最浅层。集合小静脉,直径稍大,见于上皮下浅层到黏膜深层。静脉,直径更大,分布更深,位于黏膜下层。

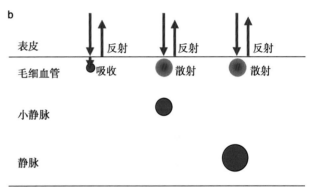

－反射:强
－传播:浅、窄
－血红蛋白吸收:强
－血管成像:浅层小毛细血管呈高对比度的黑色

黏膜表面:大多数光在黏膜表面被反射

上皮下的黏膜血管:穿透黏膜表面的光在黏膜内浅而窄的区域内散射,仅能到达紧邻上皮下的毛细血管。中心波长为415nm的蓝光被血红蛋白吸收最强,内镜图像上勾勒出高对比度的黑色毛细血管(在实际的内镜系统中更多表现为深棕色)。

另一方面,在没有毛细血管的区域,由于光线在黏膜内浅而窄的区域散射,不能到达更深层的集合小静脉和静脉,因此我们看不到这些血管。

黏膜上皮下层组织中没有血管的区域:这些区域没有吸收光线的色素,光线只在浅层发生浅而窄的散射。因此这些区域在内镜图像呈现为白色或无色透明。

图 7.5　(**a**)不同直径和深度的黏膜上皮下血管(毛细血管、集合小静脉、静脉)横切面示意图。(**b**)只用三原色中波长最短的蓝光(中心波长 415nm)投照黏膜(来源于[3],经 Gastrointest Endosc Clin N Am 许可)

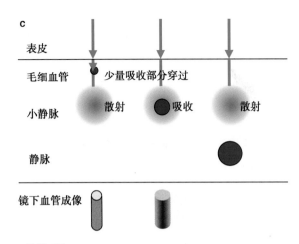

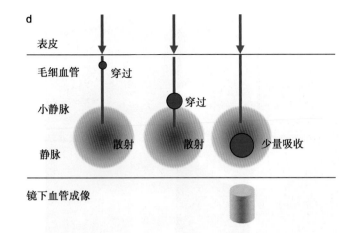

-反射:弱
-传播:较深,较宽
-血红蛋白吸收:强
-血管成像:浅层毛细血管呈低对比度的灰色,中间层的集合
小静脉呈高对比度的黑色

黏膜表面:光线在黏膜表面的反射较蓝光少,几乎全部穿过黏
膜上皮

上皮下的黏膜血管:穿透黏膜表面的光线在黏膜内较宽较深
的区域内散射,到达紧邻上皮下的毛细血管时,部分光线可被
吸收,但由于毛细血管较细,余下的光线将穿过这一区域并发
生散射。因此,毛细血管呈现为低对比度的灰色。

中心波长为540nm的绿光到达较深层的集合小静脉时,几乎
完全被吸收,因此内镜图像上集合小静脉呈现高对比度的黑
色(实际内镜系统更多表现为青色)。绿光在黏膜内较深层而
非上皮下浅层发生较大范围的散射,传播终止于中间层,不能
到达更深层的静脉。因此我们看不到这些静脉。

黏膜上皮下层组织中没有血管的区域:这些区域没有吸收光
线的色素,光线只在黏膜内发生浅而窄的散射,因而这些区域
在内镜图像上呈现为白色或无色透明。

-反射:无
-传播:深而宽
-血红蛋白吸收:弱
-血管成像:深层静脉呈现为低对比度的浅灰色

黏膜表面:光线在黏膜表面没有反射,几乎全部穿过黏膜上皮

上皮下的黏膜血管:穿透黏膜表面的光线在黏膜深层发生广泛的散
射,它穿过紧邻上皮下的毛细血管和位于黏膜中间层的集合小静脉,
能到达黏膜深层的静脉。但是,中心波长为600nm的红光只能被血红
蛋白少量吸收,导致静脉在内镜图像上呈现为低对比度的浅灰色。

图7.5 (**c**)只用三原色中波长位于中间的绿光(中心波长540nm)投照黏膜(来源于[3],经Gastrointest Endosc
Clin N Am许可)。(**d**)只用三原色中波长最长的红光(中心波长600nm)投照黏膜(来源于[3],经Gastrointest
Endosc Clin N Am许可)

7.3.4　不同波长入射光投照下舌黏膜血管形态(活体)的差异(图7.6)

图7.6显示不同波长入射光投照下舌黏膜血管的
内镜图像,三种不同波长的光线投照到舌黏膜内不同
深度的血管,光线在舌体组织中传播深度、散射和吸收
间的关系。

中心波长为415nm的蓝光在组织中的传播浅而
范围窄,被血红蛋白强吸收,因此,只有表浅的微血管
被勾勒为高对比度的深黑色。中心波长为540nm的
绿光在组织中传播的相对深,范围相对宽,也被血红
蛋白强吸收,因此,只有位于中间层较细的血管被勾勒为

高对比度的深黑色。相反的,中心波长为600nm的红
光投照组织后,传播深且范围广,尽管能到达深层血
管,但被血红蛋白吸收很弱,因此,深层的大血管只模
糊勾勒为低对比度的浅灰色。

如图7.5和图7.6所示,我们现在应该明白,为了
使黏膜表浅的微血管(毛细血管和集合小静脉)都能
高对比度地勾勒出来,有必要而且充分的理由采用双
波长光成像,例如使用中心波长为415nm的蓝光和中
心波长为540nm的绿光。

这些因素有利于提高黏膜浅层微血管构造显示的
对比度,更好地观察黏膜微细表面结构。

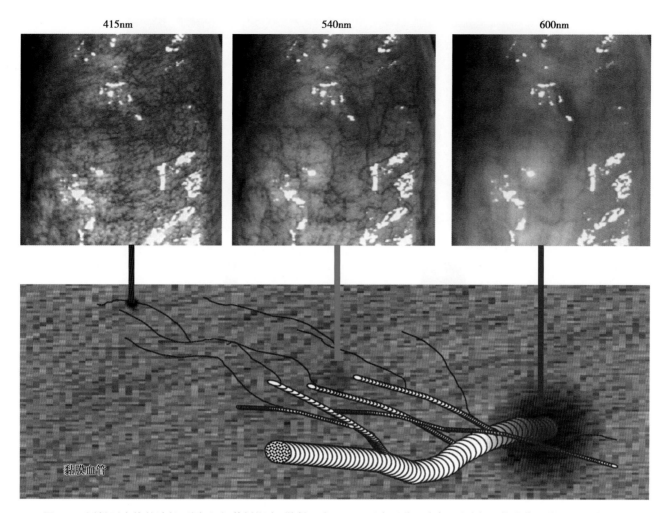

图 7.6　因投照光线的波长不同,组织传播深度、散射程度和血红蛋白吸收强度都不相同,血管成像的特性也相应不同

7.4　为什么选择窄带成像技术?

　　如图 7.7 所示,即使同样中心波长都是 415nm 的光,如果我们缩窄正常光线的带宽(带宽缩窄),就可能滤掉多余的光线以免降低目标血管的对比度。因此,带宽缩窄有助于提高血管成像的对比度(这个原理就是这项技术被称作窄带成像的原因。要全面理解 NBI 图像是怎样形成的,除了带宽缩窄之外,我们还要了解前面提到的不同波长光线在黏膜反射、传播、散射特性和血红蛋白吸收特点的差异,后面这些原理是有别于带宽缩窄的)。

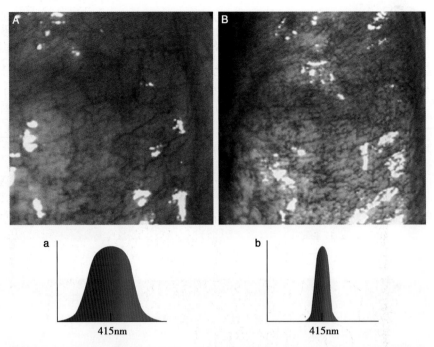

图 7.7   通过带宽缩窄提高对比度。(A)用普通带宽、中心波长为 415nm 的光线投照得到的黏膜血管构造图(a)。(B)用缩窄带宽、中心波长为 415nm 的光投照得到的黏膜血管构造图(b)

7.5   结合窄带成像技术的放大内镜系统(M-NBI)

图 7.8 显示了由红(R)、绿(G)、蓝(B)三色组成的序贯成像电子内镜系统的工作原理。氙灯的光从光源发出,穿过每分钟转 20 圈的 RGB 滤镜,红绿蓝三色光从内镜前端序贯投照出来,同样位于内镜前端的电

子耦合组件(CCD)检测到反射光,将三种信号通过相应的三条通路分别回传给视频处理器,再组合成彩色图像呈现在 TV 监视器上(图 7.8a)。

按一下内镜操作部或视频处理器上的某个按钮,在光源灯和 RGB 滤镜间会插入 NBI 滤镜,此时内镜前端仅投射出 2 种窄带的光线,如图 7.8b 所示,十二指肠的绒毛(表面微结构)和绒毛内的毛细血管(微血管构造)都被清晰地呈现出来。

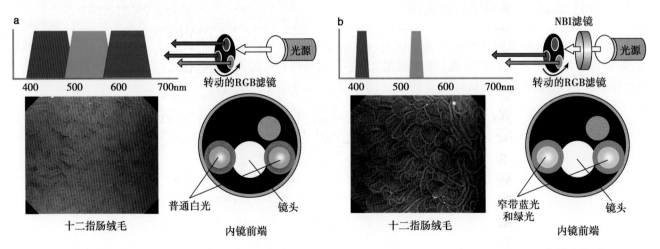

图 7.8   序贯成像电子内镜系统。(来源于[3],经 Gastrointest Endosc Clin N Am 许可)。(**a**)RGB 序贯成像系统和白光成像(WLI)(**b**)RGB 序贯成像系统和窄带成像(NBI)

(冯云路 译,李玥 校)

参考文献

1. Gono K, Yamazaki K, Doguchi N, et al. Endoscopic observation of tissue by narrowband illumination. Opt Rev. 2003;10:211–5.
2. Gono K. An introduction to high-resolution endoscopy and narrow band imaging. In: Cohen J, editor. Comprehensive atlas of high-resolution endoscopy and narrow band imaging. Boston: Blackwell Publishing; 2007. p. 9–22.
3. Yao K, Takaki Y, Matsui T, et al. Clinical application of magnification endoscopy and narrow-band imaging in the upper gastrointestinal tract: new imaging techniques for detecting and characterizing GI neoplasia. Gastrointest Endosc Clin N Am. 2008;18:415–33.

第8章

放大内镜结合窄带成像观察到的胃内微细解剖结构：应用窄带成像观察到的腺上皮微细解剖结构及其成像原理

摘要

在第7章理论知识的基础上,我将进一步解释放大内镜窄带成像(M-NBI)检查胃内腺上皮时所见到的现象,及其解剖标志。腺上皮是半透明的黏膜,表面有腺隐窝和其他不规则构造。当光线投射时,所产生的现象比在平坦半透明表面的(例如食管复层鳞状上皮)更为复杂,以往对这些图像的解读尤其混乱。本章中,我将用黏膜微细解剖结构(微血管构造和表面微结构)的示意图来解释 M-NBI 图像的衍生机制。在论述这部分内容之前,我与 Olympus 的工程师们进行了详细的讨论。

关键词

解剖　腺上皮　放大内镜　窄带成像(NBI)　正常胃黏膜

8.1 不同波长的光所显示的微细解剖结构不同

首先,我将介绍 M-NBI 在胃体部用不同颜色投照获得的灰阶图像,并解释两种不同波长光线所产生图像的区别。

8.1.1 窄带蓝光(中心波长 415nm)所显示的灰阶图像特点(图 8.1a)

我将仔细分析中心波长 415nm 的蓝光投照下所显示的灰阶图像特点(图 8.1a)。这种波长的窄带蓝光将在黏膜表面产生强烈反射,因而胃底腺(隐窝)的凹陷呈现为黑色,我们能够清晰地看到隐窝开口(COs)的形态。同时能见到白色半透明的环形隐窝边缘上皮(MCE)环绕 COs,围绕 MCE 环形周边的多边形(主要是规则的六边形和五边形)闭合环是彼此交联

的上皮下毛细血管(SECs)。这一蜂窝样的上皮下毛细血管网(SECN)形态呈现为高对比度的黑色。但是,集合静脉(CVs)位于毛细血管的更深层,无法显现。也就是说,窄带蓝光可以显示 SECs 和黏膜表面微结构。

8.1.2 窄带绿光(中心波长 540nm)所显示的灰阶图像特点(图 8.1b)

当我们用中心波长为 540nm 的窄带绿光投照时(图 8.1b),黏膜表面很少产生反射或散射,因此不能够清楚勾勒 CO 形态和 MCE。

紧邻表面上皮下的毛细血管仅吸收部分光线,故呈现为低对比度的灰色。集合静脉比毛细血管更粗,位置更深,不能在 415nm 波长的光线下显示,但在窄带的 540nm 光线下能够清晰显示为高对比度的黑色。也就是说,窄带绿光不能显示黏膜表面微结构(COs 和 MCE),但是能够显示 CVs 和部分 SECN。

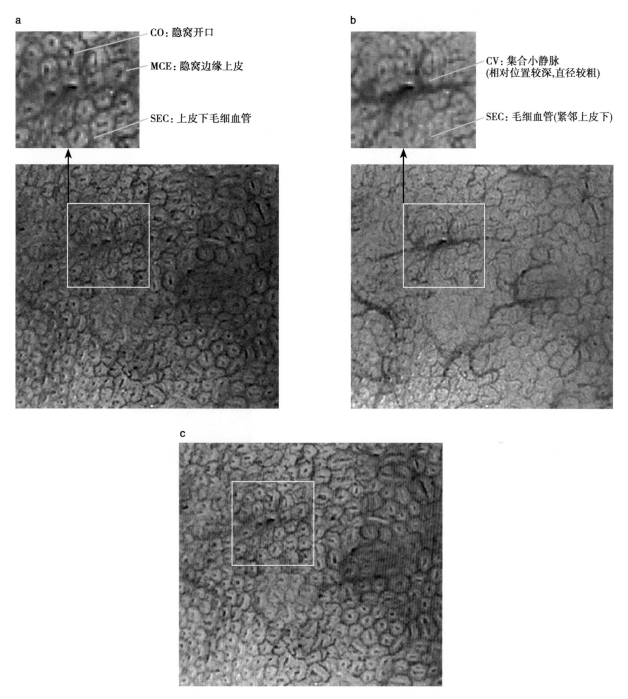

图8.1 (a)中心波长为415nm的窄带蓝光投照下胃体黏膜的灰阶图像。(b)中心波长为540nm的窄带绿光投照下胃体黏膜的灰阶图像。(c)合成的彩色图像。如图8.1a所示,上皮下毛细血管(SECs)和隐窝开口(COs)的颜色显示为棕色,隐窝边缘上皮(MCE)为白色半透明,而中间区域(IP)呈现为透明。如图8.1b所示,集合静脉(CVs)的颜色为青色

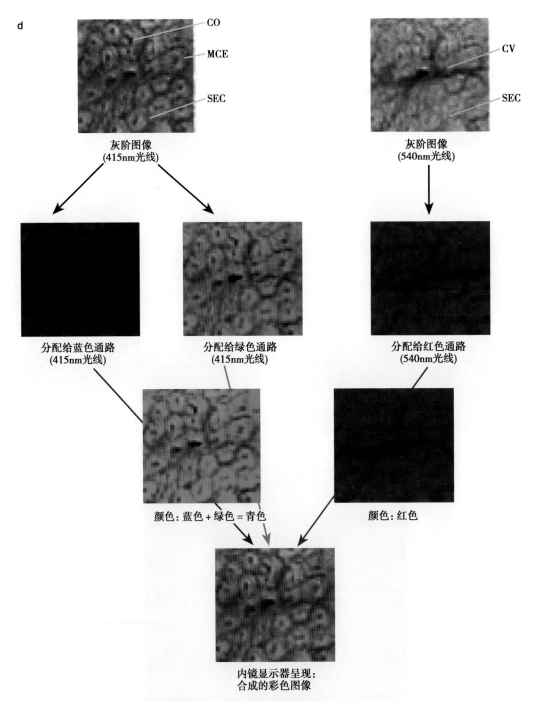

图 8.1 **(d)** 色彩通路的分配与呈现在显示器上彩色图像的合成。在显示器上,415nm 光线形成的图像被分配给蓝色和绿色通路,而 540nm 光线形成的图像则通过红色通路传输。SECs 和 COs 在 415nm 光线下重现最佳,由于它们在蓝色和绿色通路呈现的图像比红色通路的颜色更深,因而降低了蓝色和绿色光的密度,结果是,剩下的红色通路内元素表现相对增强,SECs 和 Cos 最终在液晶显示器上呈现棕色(深红色)。位于上皮更深层的血管(CVs:集合静脉)直径更粗,在 540nm 光线重现更好,由于它在红色通路的图像中呈现颜色较蓝、绿通路的更深,故而降低了红色光的密度,结果是,CVs 显示为剩下的蓝、绿通路图像的叠加,呈现为青色。MCE 在所有通路中都相对较为明亮,所以在合成图像中仍然保持明亮状况(白色半透明)

8.2 色彩通路的分配与彩色图像的合成

图8.1c显示了由图8.1a和b合成的彩色图像,我将解释这一衍生过程。在实际应用中,我们希望内镜显示器呈现彩色图像,因此将415nm窄带蓝光形成的灰阶图像分配给蓝色和绿色通路,而将540nm窄带绿光形成的灰阶图像分配给红色通路(图8.1c)。当窄带蓝光投射到黏膜并被血红蛋白吸收后,显示器呈现为深棕色,而窄带绿光投射到黏膜并被血红蛋白吸收后,呈现为青色(图8.1d)。最终,毛细血管的颜色显示为深棕色而CVs为青色,由上述蓝、绿、红通路最后合成的彩色图像如图8.1c,d所示。

8.3 正常胃黏膜放大 NBI 图像是如何产生的

当我们将中心波长为415nm的窄带光束投射到半透明、不光滑的黏膜表面(腺上皮),将会出现什么现象?我们会观察到什么结构,这些图像又是如何产生的呢?

如前所述,中心波长为415nm的窄带光束(以下称为窄带蓝光)对于SECs和黏膜表面微结构的显示有重要作用。

与复层鳞状上皮不同,腺上皮表面有腺管隐窝和其他不规则构造,因而更为复杂。相应地,要准确解读内镜所见,必须了解当窄带蓝光投照到半透明的腺上皮时,这些微细解剖构造吸收和散射光线的状况,以及NBI图像的生成过程。

图8.2上面一行显示了胃底腺和幽门腺黏膜的放大内镜NBI图像,下面一行是假想的相对应组织学切面图。组织学图片显示在胃内不同部位,腺隐窝的形态和方向,以及中间区域的大小都不相同。问题是,这些差异中的哪部分会呈现在NBI图像上呢?

这一节,我将用示意图来说明通过M-NBI能够观察到的正常胃底腺黏膜和幽门腺黏膜的微细解剖结构(微血管构造和表面微结构)。

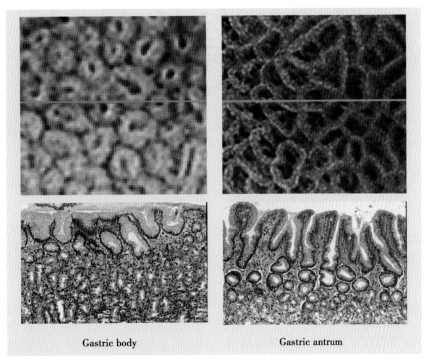

Gastric body   Gastric antrum

图8.2 胃底腺和幽门腺黏膜的NBI放大内镜(M-NBI)图像(上面一行),及假想的相对应组织学切面图(下面一行)

8.3.1 胃底腺黏膜

8.3.1.1 解剖所见

图8.3是胃底腺黏膜表层从表面到隐窝的组织学切面示意图。由于短波长的光线无法抵达腺管颈部以下，图中省略了这些深层结构。

胃底腺黏膜的隐窝垂直于黏膜表面呈缺口或凹陷样。

尽管黏膜表面上皮和隐窝上皮在组织学上属于同一类型的小凹上皮，但在 M-NBI 下表现并不相同。相应地，在这本书中，我会将表面上皮和隐窝边缘上皮（或 MCE）区分开来。隐窝间的区域被称为中间区域（intervening part，IP）。如第4章图4.2所示，上皮下毛细血管实际上会在横向及纵向上彼此间反复交通，但我们这里将其简化，表示为单一的 SECs。

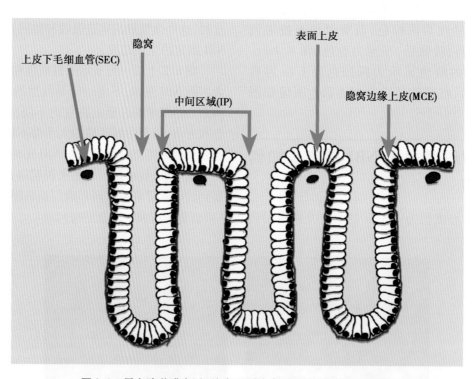

图8.3 胃底腺黏膜表层（从表面到隐窝）的组织学切面示意图

8.3.1.2 成像机制

我们用示意图8.3来阐述不同微细解剖结构的成像机制。也就是说，上皮下毛细血管，隐窝边缘上皮和隐窝开口形态将分别在图8.4、图8.5和图8.6中进行展示。

8.3.2 胃底腺黏膜呈现的微细解剖结构

图8.7显示了 NBI 下胃底腺黏膜呈现的微细解剖结构。

卵圆形的隐窝开口（COs）呈现棕色，环绕 COs 条带样的 MCEs 呈白色半透明状，而在中间区域的多边形的 SECs 呈深棕色（图8.7）。

8.3.3 胃幽门腺黏膜

8.3.3.1 解剖所见

图8.8是胃幽门腺黏膜表层从表面到隐窝的组织学切面示意图。由于短波长的光线无法深达腺管颈部以下，图中省略了这些深层结构。

幽门腺黏膜结构初看似乎与胃底腺基本相同，但主要的区别在于幽门腺管走行方向并非垂直黏膜表面，而是呈斜向，而 MCE 也是斜向黏膜表面的。

幽门腺的中间区域较宽。如第4章图4.4所示，实际上，上皮下的毛细血管彼此反复交联吻合，但是这里我们将其简化，表示为单一的 SECs。

8.3.3.2 成像机制

就 SECs 而言，窄带蓝光下会出现与胃底腺黏膜相同的现象。这里，我将重点关注黏膜的表面微结构（MCEs 和 COs）（图8.9）。

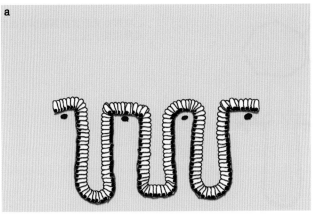

a. 胃底腺黏膜表面的组织学切面示意图

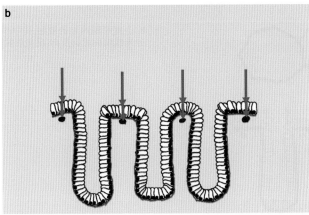

b. 窄带蓝光垂直投照到黏膜

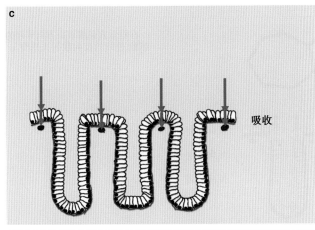

c. 被上皮下毛细血管大量吸收

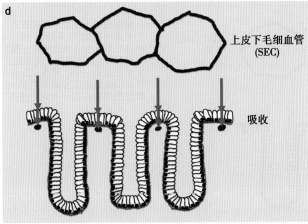

d. 呈现出高对比度的蜂窝状的上皮下毛细血管网(SECN)形态,由典型的正常胃底腺黏膜多边形上皮下毛细血管组成

图 8.4 上皮下毛细血管(SECs)(胃底腺黏膜)的展现

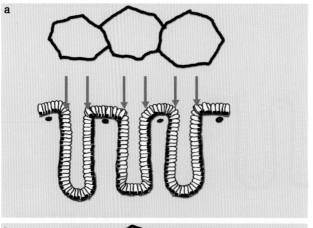

a. 窄带蓝光垂直投照黏膜表面的隐窝边缘上皮上

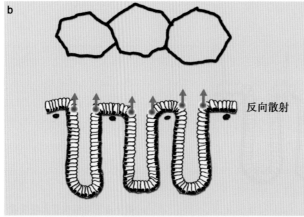

b. 上皮细胞内光的散射,其中部分光线朝向相向反向(反向散射)

反向散射

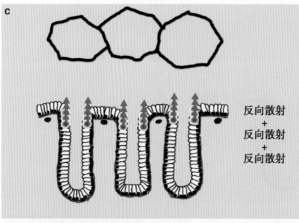

c. 在沿垂直黏膜表面方向排列的细胞,连续的反向散射光线叠加

反向散射
+
反向散射
+
反向散射

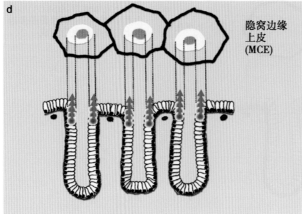

隐窝边缘上皮(MCE)

d. 隐窝边缘上皮的形态展现为白色半透明的边界。同时,中间区域的表面上皮也有类似现象出现(反向散射),但是单层的上皮无法产生累积效应。因此,要通过反向散射累积效应来显示MCE,需要一定数量的细胞在同一方向上排列

图8.5　隐窝边缘上皮(MCE)(胃底腺黏膜)的展现

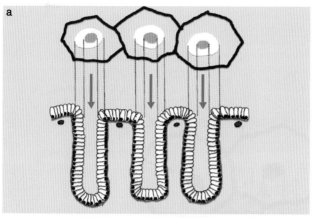

a. 窄带蓝光垂直投照到黏膜表面,进入到垂直于黏膜表面排列的隐窝中

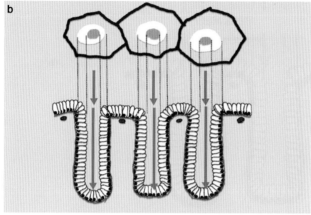

b. 光线到达隐窝的基底部

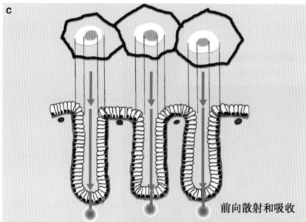

c. 光线穿过隐窝基底部的单层上皮,在黏膜固有层内产生前向散射,并被隐窝基底部下方血管内的血红蛋白吸收

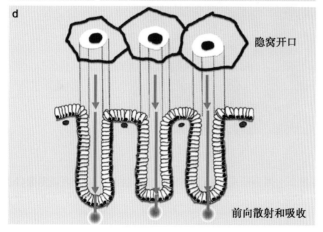

d. 最终,卵圆形的隐窝开口展现为棕色

图 8.6　隐窝开口(CO)(胃底腺黏膜)的展现

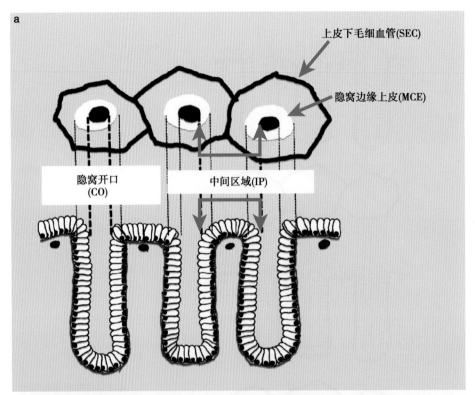

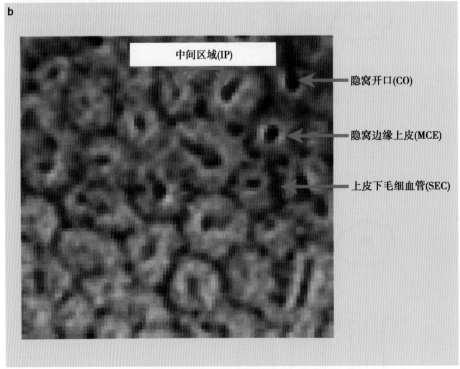

图 8.7　NBI 展现的胃底腺黏膜。上图为示意图(a) , 下图为实际的 NBI 放大内镜图像(b)

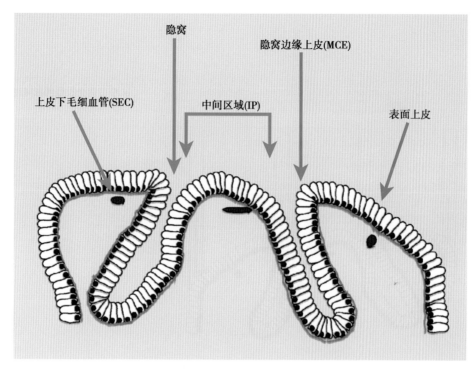

图 8. 8　胃幽门腺黏膜表层(从表面到隐窝)的组织学切面示意图

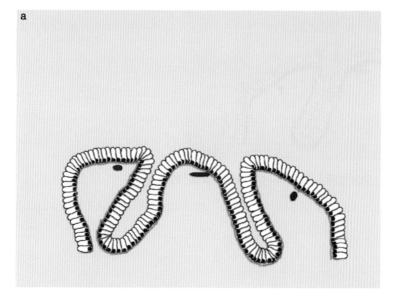

a. 胃幽门腺黏膜表面的组织学切面示意图

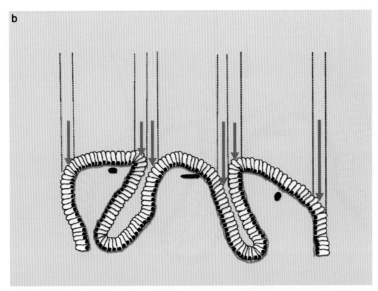

b. 窄带蓝光投照到隐窝边缘上皮

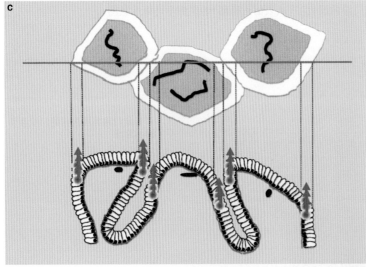

c. 经过反向散射的累积,隐窝边缘
上皮显示为白色的半透明边界。
光线不能垂直照射到幽门腺隐窝
内,因此很少见到棕色的隐窝开口
(COs),尽管上皮重叠的区域应该就
是隐窝开口,但客观上我们无法看
到凹陷

图 8.9　隐窝边缘上皮(MCE)(胃幽门腺黏膜)的展现

8.3.4　胃幽门腺黏膜呈现的微细解剖结构

图 8.10 显示了 NBI 下胃幽门腺黏膜呈现的微解剖结构。

线圈样的 SECs 为深棕色,而环绕 SECs 的多边形 MCE 呈白色半透明状。隐窝开口(CO)尽管在胃体呈现为棕色小点,但在胃幽门腺区的黏膜则无法显示。

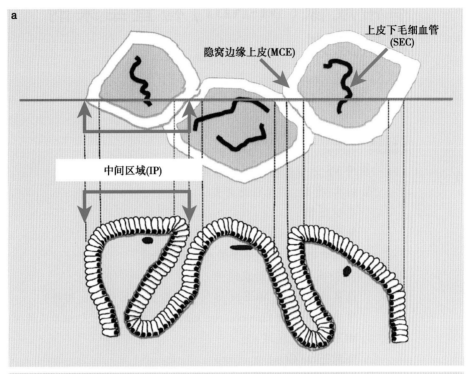

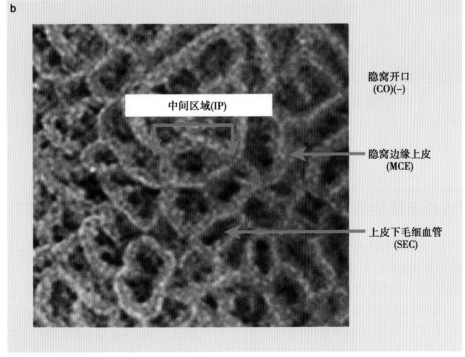

图 8.10　NBI 显现的胃幽门腺黏膜。上图为示意图,下图为实际的放大内镜 NBI 图像

(吴晰 译,伍东升 校)

第9章 推荐应用的血管和表面结构（VS）分型系统：放大内镜结合窄带成像（M-NBI）检查结果的解读原则

摘要

应用 VS 分型系统进行形态学分析时的解剖结构成分

V 结构：规则，不规则或消失

毛细血管

集合小静脉（CVs）

微血管（既不是毛细血管也不是 CVs）

S 结构：规则，不规则或消失

隐窝边缘上皮（MCE）（排列于胃隐窝表面的上皮细胞）

覆盖中间区域（intervening part, IP）的表面上皮细胞（通常不可见，是位于 MCE 之间的区域）

隐窝开口（COs）

亮蓝嵴（LBCs）（刷状缘）

白色不透明物质（WOS）

在解读时应综合考虑 V 与 S 结构的形态学特点

V 与 S 之间的一致性包括：一致，不一致或不确定

关键词

放大内镜　胃　VS 分型　血管　表面

9.1 推荐的诊断系统的原则

当我们联合放大内镜和 NBI 检查胃黏膜时，除了各种黏膜上皮下微血管构造（V，微血管构造），也会观察到黏膜的表面微结构（S，表面微结构）。我提出了一套新的诊断系统，即 VS 诊断系统，用来系统评价放大内镜的检查结果[1-4]。这个诊断系统的原则是分别评估微血管构造与表面微结构，然后综合考虑两者结果与诊断标准的一致性[1-4]。

9.2 VS 分型系统

9.2.1 V：微血管构造

通过 M-NBI 检查，我们发现在生理状态下，胃黏膜的主要上皮下微血管的解剖学成分是毛细血管和集合小静脉（collecting venules, CVs），而在病理状态下，则主要是肿瘤间质内或炎症愈合中（例如溃疡）的新生血管。在实际工作中，针对肿瘤往往难以判断新生血管的起源（是否真为"新生"血管），因此，我们倾向于采用一个笼统的名词"微血管"（microvessels）。当我们观察微血管时，首先要描述微血管独自的形态，其

次要描述其异质性,以及血管分布和排列状况。然后,我们将微血管构造归类为:规则,不规则或缺失(如果未见到微血管)。

9. 2. 2　S:表面微结构

应用放 M-NBI 观察时,我们能看到表面微结构(microsurface pattern)主要解剖学成分,包括两种类型的上皮细胞:隐窝边缘上皮(MCE)和覆盖中间区域(IP)的表面上皮。从组织学上讲,它们均属于同一类型的小凹上皮细胞,但在本书中,我更愿将它们区分开,因为前者在 NBI 放大内镜下可以显示,而后者则不能。其他可见的解剖学成分还有隐窝开口(crypt openings,COs),即胃小凹的明显凹陷部分,亮蓝嵴(light blue crests,LBCs),代表肠上皮化生的刷状缘,以及黏膜的白色不透明物质(white opaque substance,WOS)。我们会记录这些表面微结构的成分存在与否:如 MCE、COs、LBCs 和 WOS。当我们看到这些表面微结构时,要评估它们的形态是规则还是不规则的。

9. 2. 3　V 和 S 综合形态学评价(VS 一致性)

一致:血管位于 IP 上皮下区域,其周边环绕 MCE。

不一致:血管不总是位于 IP 上皮下区域,提示上皮细胞和微血管在分布及走行方向上不一致。

不确定:当上皮结构与微血管构造之间的关系不清楚时,可以记录为不确定。

(伍东升 译,吴晰 校)

参考文献

1. Yao K, Iwashita A. Clinical application of zoom endoscopy for the stomach. Gastroenterol Endosc. 2006;48:1091–101.
2. Yao K, Takaki Y, Matsui T, et al. Clinical application of magnification endoscopy and narrow-band imaging in the upper gastrointestinal tract: new imaging techniques for detecting and characterizing GI neoplasia. Gastrointest Endosc Clin N Am. 2008;18:415–33.
3. Yao K, Iwashita A, Matsui T. A new diagnostic classification system by magnification endoscopy and narrow-band imaging in the stomach: microvascular (MV) architecture and microsurface (MS) structure. In: Tajiri H, Nakajima M, Yasuda K, editors. New challenges in gastrointestinal endoscopy. Tokyo: Springer; 2008. p. 169–76.
4. Yao K, Anagnostopoulos GK, Ragunath K. Magnifying endoscopy for diagnosing and delineating early gastric cancer. Endoscopy. 2009;41:462–7.

第 10 章 亮蓝嵴（LBC）和白色不透明物质（WOS）

摘要

亮蓝嵴（light blue crest，LBC）

1. 只有用 NBI 才能观察到的现象。

2. NBI 显示为亮蓝色（或亮青色）细线样反光，位于上皮细胞边缘。

3. 提示为肠上皮化生的刷状缘。

白色不透明物质（white opaque substance，WOS）

1. 普通白光（WLI）及 NBI 均可观察到的现象。

2. 位于 IP 表面的上皮细胞内的 WOS 通过反射或强烈散射全部入射光，而显示出来。

3. 其本质目前尚不清楚。

关键词

肠上皮化生（IM） 亮蓝嵴（LBC） 放大内镜 胃 白色不透明物质（WOS）

10.1 亮蓝嵴（LBC）

10.1.1 什么是 LBC?

LBC 是一种仅在 NBI 下才能观察到的特殊现象，由 Uedo 等人于 2005 年发现并报道[1]。LBC 的定义是：位于上皮细胞表面/脑回样结构嵴部的纤细、蓝白色的线样结构[2]。

当我们用非放大 NBI 内镜检查 HP 相关性慢性胃炎的胃黏膜时，有时会见到扁平的亮蓝色黏膜区域。用 M-NBI 检查该区域，会发现来自于上皮细胞边缘亮蓝线的反射光，这就是 LBC 现象（图 10.1）。有文章报道 LBC 是内镜诊断胃黏膜肠上皮化生的有效标志。

据 Uedo 等人研究[1]，LBC 出现的频率与上皮细胞阿辛蓝染色阳性及免疫染色 CD10 表达高度相关，这证实了 LBC 能够提示组织学上肠上皮化生的存在，且具有高度的准确性及可重复性（图 10.2）。从生物

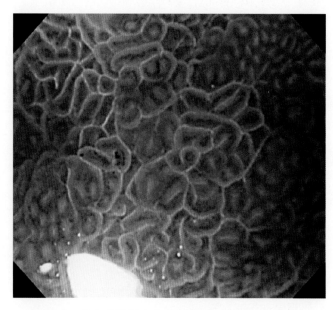

图 10.1 放大内镜结合窄带成像（M-NBI）图像：肠上皮化生图像，在上皮细胞边缘可见亮蓝色（亮青色）线样反射光（照片由大阪肿瘤与心血管疾病医学中心消化科 Noriya Uedo 医生提供）

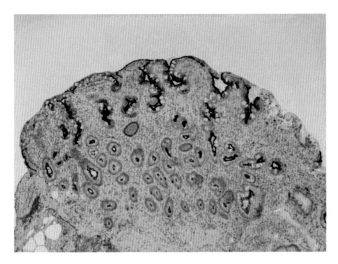

图 10.2　图 10.1 所示部位的活检标本组织学检查结果(CD10 免疫染色),CD10(刷状缘)在该处肠化生上皮的表层强表达。我们能够理解,尽管组织学检查在中间区域(IP)上皮细胞表面发现同样的 CD10 染色阳性,但 NBI 放大内镜只看到沿隐窝边缘排列的 LBC,换言之,LBC 是短波长的光线经垂直排列的微绒毛反射形成的(照片由大阪肿瘤与心血管疾病医学中心消化科 Noriya Uedo 医生提供)

光学上讲,这种现象的成因是对中心波长为 415nm 的短波长窄带蓝光(400 ~ 430nm)强反射。我们可以推断,短波段的窄带光被肠上皮化生细胞刷状缘上的微绒毛反射形成了 LBC。

事实上同样的现象也见于十二指肠黏膜的上皮细胞边缘,可见上述推断是合理的。

10.1.2　LBC 的临床意义

虽然 LBCs 的临床意义尚未得到充分肯定,有报道称,LBCs 证实了胃黏膜上皮肠化生的存在,有助于预测同时存在的萎缩性胃炎及发生分化型胃癌的风险。

Tahara 等人已经报道[3],在应用 M-NBI 检查时,如发现 LBC,尤其是胃体大弯侧的 LBCs,则并存萎缩性胃炎的可能性较大,发生分化型胃癌的风险高。另一方面,Uedo 也强调了胃体肠上皮化生的重要性,但却认为胃小弯侧的 LBCs 是分化型胃癌的危险因素。我们期待在这方面进一步的研究结果。

临床上,与慢性胃炎伴随出现的肠上皮细胞边缘的 LBC,有助于我们判断规则的上皮细胞形态。如 12 章所示,规则的 LBC 是良性病变表面微结构(S)的重要提示。

另一方面,我们的研究表明:LBC 在癌中非常少见,更多见于非癌性背景的黏膜[5]。相应地,规则的 LBCs 消失是确定分界线(DL),即是癌性与非癌性的分界的重要标志[6]。

另外,虽然 LBC 少见于肿瘤性上皮,但 LBC 阳性肿瘤中 LBC 的存在,往往提示该处为小肠型肠上皮化生。这个结果有待进一步系统研究证实。

10.2　白色不透光物质(WOS)

10.2.1　什么是 WOS?

我之前的研究已经证实,放大内镜观察到的黏膜上皮下的微血管构造(V)是鉴别良性和恶性病变的重要标志,我本人已开始在临床工作中应用这一方法。同时,我也注意到某些上皮性肿瘤,尤其是表浅隆起病变的黏膜表面存在一种白色不透光物质(WOS),降低了黏膜的透明度,并影响对黏膜上皮下血管的观察。在这种情况下,放大内镜无法对 V 结构进行评估,根据 VS 分类标准属于"MV 消失",对病变的评估只能依赖单一的 S 结构。

无论白光放大内镜还是 NBI 放大内镜都能显示 WOS。但 NBI 更为清晰,也更容易评估形态学特征。因此,我通过 M-NBI 分析了 WOS 的形态学特征,并发表了相关研究结果[7-9]。

10.2.2　不同组织学类型的表浅隆起型上皮肿瘤 WOS 的形态学特点和出现率

首先,我分析了 46 例不同组织学类型表浅隆起型上皮肿瘤中 WOS 出现率和类型(图 10.3 ~ 图 10.6)。结果表明,WOS 在腺瘤性及癌中的出现率分别为 78% 和 43%,前者中更为常见(P<0.05)(表 10.1),而且,腺瘤和癌中 WOS 的形态学特点有差别(表 10.2)。

表 10.1　不同组织学类型病变中(腺瘤和癌)WOS 的出现率

	n	WOS(+)	WOS(−)
腺瘤	18	14(78%)	4(22%)
癌	28	12(43%)	16(57%)

卡方检验,P<0.05
来源于[8]并经 Gastrointest Endosc 许可

表 10.2　不同组织学类型病变中(腺瘤和癌)WOS 的形态特点

	n	规则	不规则
腺瘤	14	14(100%)	0(0%)
癌	12	2(17%)	10(83%)

卡方检验,P<0.0001
来源于[8]并经 Gastrointest Endosc 许可

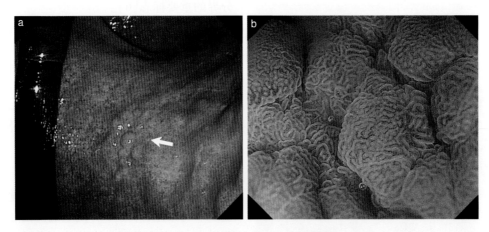

图 10.3　WOS(−)。表浅隆起型上皮性肿瘤的非放大内镜图像(**a**)与放大内镜结合 NBI 图像(**b**)。**a**:胃体中部小弯侧的腺瘤(低级别异型增生,LGD),箭头所示为病变。**b**:M-NBI 清晰地显示出腺瘤典型的规则 MV 构造(来源于[8]并经 Gastrointest Endosc 许可)

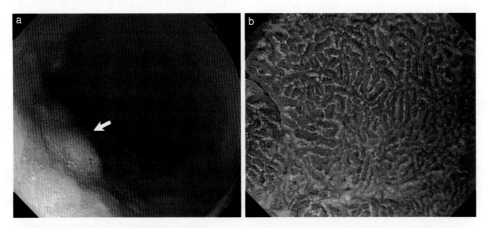

图 10.4　WOS(+),迷宫样规则 WOS 形态。表浅隆起型上皮肿瘤的非放大内镜图像(**a**)与放大内镜结合 NBI 图像(**b**)。**a**:胃窦小弯侧的腺瘤(低级别上皮内瘤变,LGD),箭头所示为病变。**b**:与**图 10.3b** 相比,WOS 的存在使我们难以分辨中间区域(IP)的上皮下 V,其形态为迷宫样的规则的 WOS(来源于[8]并经 Gastrointest Endosc 许可)

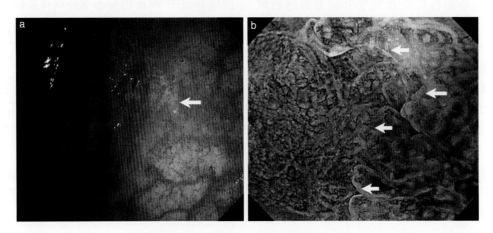

图 10.5　WOS(−),表浅隆起型上皮肿瘤的非放大内镜图像(**a**)与放大内镜结合 NBI 图像(**b**)。**a**:胃贲门大弯侧后壁的表浅隆起性病变(0Ⅱa)(早癌:EC),箭头所示为病变。**b**:M-NBI 清晰显示出癌典型的不规则 MV 构造。箭头所指为分界线(DL)(来源于[8]并经 Gastrointest Endosc 许可)

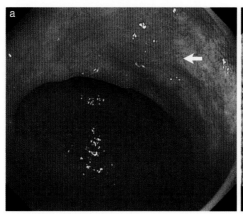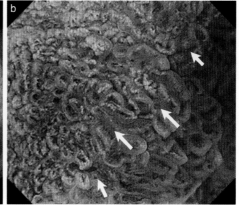

图 10.6 WOS(+),斑点样形态的不规则 WOS。表浅隆起型上皮肿瘤的非放大内镜图像(**a**)与放大内镜结合 NBI 图像(**b**),箭头所示为病变。**a**:0Ⅱa 型病变位于胃角后壁(EC)。**b**:与**图 10.5b** 相比,由于 WOS 的存在,无法分辨中间区域(IP)的上皮下 V,分析 WOS 形态呈现为斑点状的不规则 WOS,箭头所指为分界线(DL)(来源于[8]并经 Gastrointest Endosc 许可)

实际上,WOS 在腺瘤中更为常见,形态一般较为粗大致密,呈明显的网格样、迷宫样或斑点样结构,排列规则,分布对称(规则的 WOS)。另一方面,癌的 WOS 一般较为纤细、稀疏,也可以呈现为网格样或斑点样,但排列不规则,分布不对称(不规则的 WOS)。因此,我得出结论,这些 WOS 的形态学特征有助于鉴别腺瘤与癌(表 10.3)。

表 10.3 腺瘤和癌的 WOS 特征

	腺瘤(规则 WOS)	癌(不规则 WOS)
密度	通常为粗大,高密度	通常为纤细,低密度
形态学	通常呈规则的网格状、迷宫样或斑点样	通常呈不规则的网格状、斑点样或斑驳样
排列	规则	不规则
分布	对称	不对称

10.2.3 大体按巴黎分型的不同类型病变 WOS 的形态学特点和出现率

下面,我将根据巴黎大体分型结果分析 188 例上皮肿瘤(腺瘤和早期胃癌)中 WOS 的出现率。

如表 10.4 所示,所有大体类型的上皮肿瘤中,WOS 的阳性率是 36.2%。就像如我最初报道的那样,在所有类型的肿瘤中,WOS 最常见于表浅隆起型病变,50% 的表浅隆起型上皮肿瘤 WOS 阳性。

根据病变组织学不典型增生的程度,我们将 WOS 阳性病例进行分层分析,①低级别异型增生(LGD);②高级别异型增生(HGD),或早期胃癌(EG)。比较

各组 WOS 的形态学特点后发现,不规则 WOS 是 HGD/EC 的标志,而规则 WOS 则是 LGD 的标志(表 10.5)。在其他大体类型的肿瘤中,WOS 阳性者也占有相当的比例,包括表浅凹陷型肿瘤(图 10.7,图 10.8)。

表 10.4 WOS 在不同巴黎分型的胃肿瘤（n=188）中的出现率

巴黎分类	n	WOS(+)
隆起型(0Ⅰ)	6	1(16.7%)
表浅隆起型(0Ⅱa)	94	47(50.0%)
表浅平坦型(0Ⅱb)	8	1(12.5%)
表浅凹陷型(0Ⅱc)	80	19(23.8%)
所有类型	188	68(36.2%)

WOS 最常见于表浅隆起型(0Ⅱa)的胃肿瘤(P<0.001)

表 10.5 WOS 的形态特点(n=67)

	n	规则	不规则
LGD	25	24(96%)	1(4%)
HGD/EC	43	1(2%)	42(98%)

96% 的 LGD 显示为规则分布的 WOS,相反,98% 的 HGD/EC 呈现不规则分布的 WOS(卡方检验,P<0.001)

10.2.4 WOS 的临床意义

我于 2009 年写这篇文章时,WOS 的本质尚未得到阐明。我推测 WOS 是存在于上皮细胞内的一种物质。希望此书出版时,WOS 的谜团会解开。

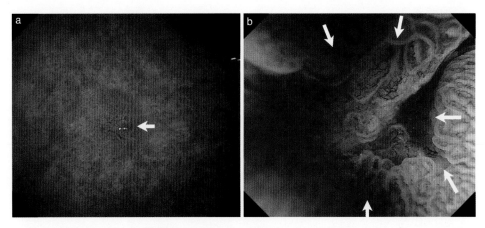

图 10.7　WOS(−)。表浅凹陷型(0Ⅱc)上皮肿瘤的非放大内镜图像(**a**)放大内镜结合 NBI 图像(**b**)。**a**:位于胃窦前壁的小 0Ⅱa 型病变(EC),箭头所示为病变。**b**:M-NBI 清晰显示出癌的典型不规则 MV 构造,箭头所指为分界线(DL)

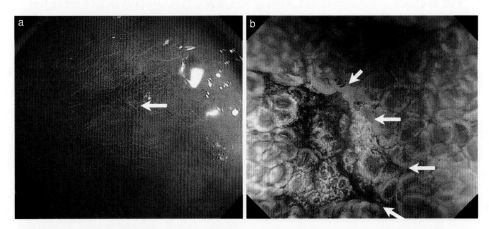

图 10.8　WOS(+),斑驳形态的不规则 WOS。表浅凹陷型(0Ⅱc)上皮肿瘤的非放大内镜图像(**a**)放大内镜结合 NBI 图像(**b**)。**a**:位于胃窦前壁的 0Ⅱa 病变(EC),箭头所示为病变。**b**:与**图 10.7b** 不同,由于 WOS 的存在,无法分辨病变凹陷处的上皮下 V。分析 WOS 的形态特点,在小的凹陷区域内,WOS 呈斑点样到多边形等多种形态(斑驳形态的不规则 WOS)。箭头所指为分界线(DL)

在放大内镜实际检查中,无论什么病变,如果存在 WOS 则意味着我们不能看清或评估 V 形态,将记录为"MV 构造缺失"。此时,WOS 形态作为 S 结构的标志,对于鉴别病变的良恶性非常重要。

在我的研究所,作为 M-NBI 内镜检查结果的一部分,我们会记录 WOS 的形态,并将它应用于实际的临床工作当中。有一些随诊病例,之前非放大内镜检查与活检结果都诊断为腺瘤,用 M-NBI 检查发现有不规则 WOS 存在,因而怀疑为恶性,内镜下切除病变后,组织学检查证实为癌。所以,尽管 WOS 的本质尚不清楚,我在本书中仍引进 WOS 作为可能的新标志,也许会值得纳入 ME 诊断系统。

当我们检查肠上皮化生黏膜时,非放大白光内镜常呈现为白色,在放大内镜下,我们会看到规则的斑点样 WOS(斑点形态的 WOS,呈规则排列及对称性分布),WOS 是与 LBCs 不同的生物-光学现象,解剖学上两者分布的位置也不同。因此我提出,规则的斑点样 WOS 与 LBCs 是肠上皮化生的独立不同标志。

10.3　LBC 与 WOS 的区别

总结

1. 生物-光学原理方面,LBC 通过强烈反射窄带蓝光显示,而 WOS 是可见光强散射形成的。

2. 解剖学方面,LBC 与 WOS 的分布区域不同,前者沿隐窝排列,而后者位于覆盖中间区域(IP)的上皮细胞。

3. 上皮肿瘤可以呈 LBC(+)和 WOS(−),或者 LBC(−)和 WOS(+),提示它们是彼此独立的标志。

4. 肠上皮化生的背景黏膜也可以是 LBC(+)和 WOS(−)，或者是 LBC(−)和 WOS(+)，提示 WOS 与 LBC 可能是肠上皮化生的独立标志。

说明

我们在发表的文章提出"与癌相比，WOS 更多见于腺瘤中，在鉴别良性与恶性的表浅隆起性上皮肿瘤方面，WOS 的形态学特征提供了一个有用的新标志[8]"，此后，就在写作本书的过程中，我收到一封读者来信，询问有关 LBC 与 WOS 的区别[10]。这封信也包括一些问题：WOS 是否也能在肠上皮化中见到，是否存在 LBC(+)的肿瘤。这些问题正好与我计划下一步展示的证据有关，因此，在回信中我介绍了当时的最新发现[5]。后面的章节中，我将列举这些证据。

10.3.1　生物-光学观点

从生物-光学观点，以下几个方面证明了 WOS 与 LBC 是不同的现象：

1. LBC 在 WLI 下不可见，只有在 400 ~ 430nm 窄带短波蓝光(NBI)下才能显示。相反地，WOS 在 WLI 与 NBI 下均能显示。

2. 再者，Uedo 等人也已得出结论：LBC 是由于肠化上皮组成刷状缘的微绒毛对光线强反射而出现的现象。另一方面，据我的理解，WOS 是由黏膜表面的上皮细胞或者说黏膜浅层对入射光的强散射形成的，

无论 WLI 还是 NBI，都能见到 WOS。

3. CD10 免疫染色发现 IP 表面上皮细胞上有 CD10 强表达，提示完全型的肠上皮化生(换言之，存在刷状缘)(图 10.2)。尽管如此，IP 的表面上皮却见不到 LBC(图 10.1)，LBC 不会干扰上皮下 V 的观察，而 WOS 却总是使上皮下 V 模糊不清。

总结以上的观点，从生物-光学角度而言，LBC 是光反射造成的，而 WOS 则是由光散射造成的，是本质不同的现象。

10.3.2　解剖学观点

从解剖学观点，用 M-NBI 观察时，见到的 WOS 与 LBCs 位于不同部位。

换言之，LBC 是产自沿隐窝开口排列的隐窝边缘上皮表面的线样反射光，而 WOS 见于 IP 的表面上皮内，不会呈现为线样形态。

10.3.3　上皮肿瘤和周围黏膜的 LBC 和 WOS 形态表现

另外，我们对 40 例包括腺瘤在内的早期上皮肿瘤进行了研究，比较肿瘤及其周边背景黏膜 WOS 与 LBC 的出现率，以及相应的组织病理学结果(表 10.6)。由于上面已经涉及，我将略去对 WOS 出现率的讨论。尽管病例数较少，40 例病例中，仍有 5 例肿瘤边缘出现了 LBC(12.5%)，其中 2 例肿瘤(5%)仅表现 LBC 阳性，而 WOS 阴性(图 10.9a,b 和图 10.10a,b)。

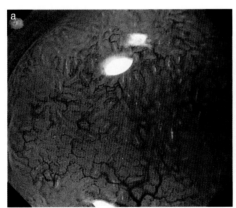
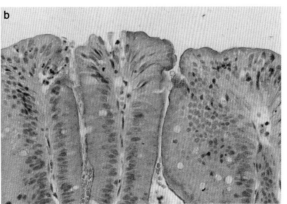

图 10.9(a,b)　胃腺瘤(胃底，直径 10mm)。(a)M-NBI 图像，WOS(−)，LBC(+)，窄带光垂直投照时，可见位于隐窝边缘的线状 LBCs。其 LBCs 的形态均一，呈规则排列和对称性分布(规则的 MS 结构)。观察上皮下微血管构造，每根血管的形态呈多边形的闭合祥，血管之间反复相互交联，形成规则的网格状结构，汇入类似集合静脉的滋养微血管(规则的 MV 构造)。(b)病理组织学检查结果(CD10 免疫染色)。从隐窝到 IP 的上皮细胞表面均呈 CD10 染色阳性，其他黏蛋白表型染色结果为 MUC2(−)，MUC6(−)，HGM(−)以及 MUC5AC(−)。最终诊断为腺管样腺瘤伴轻到中度异型增生，仅有小肠型黏蛋白表达

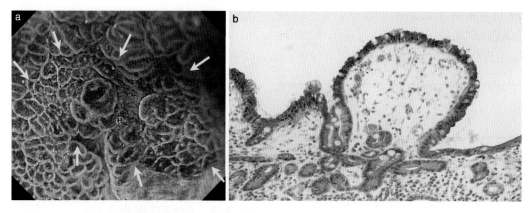

图 10.10   (**a,b**)表浅凹陷型(0Ⅱc)早期胃癌(胃体,直径 3mm)。(**a**) M-NBI 图像。WOS(-),LBC(+),在分界线内(DL,箭头所示)的表面微结构呈现为:隐窝边缘上皮(MCE)形态呈卵圆形至弯曲状,中间区域(IP)为卵圆形,大小差异明显(不规则的 MS 结构)。在 MCE 的边缘上可见到 LBC。可清楚看见上皮下微血管构造。血管个体形态呈小的开放或闭合袢状,血管袢的形状不一(不规则的 MV 构造)。(**b**)病理组织学检查结果(CD10 免疫染色)。上皮细胞表面呈 CD10 染色阳性,从隐窝延续到 IP,其他黏蛋白表型的染色结果为 MUC2(+)、MUC6(-)、HGM(-),以及 MUC5AC(-),最终诊断为分化型癌,伴有小肠型黏蛋白表达

表 10.6   40 例病例 M-NBI 观察肿瘤及其周边的黏膜中 WOS 与 LBC 的出现率

肿瘤			背景黏膜		
WOS	LBC	n	WOS	LBC	n
+	-	11(27.5%)	+	-	2(5%)
-	+	2(5%)	-	+	24(60%)
+	+	3(7.5%)	+	+	6(15%)
-	-	24(60.0%)	-	-	8(20%)

WOS,白色不透明物质;LBC,亮蓝嵴
来源于[5]并经 Gastrointest Endosc 许可

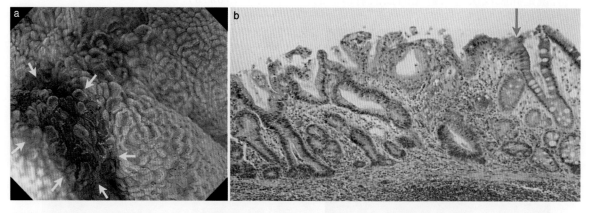

图 10.11   (**a,b**)表浅凹陷型(0Ⅱc)早期胃癌(胃窦,直径 4mm)。(**a**) M-NBI 图像。WOS(+),LBC(-)(来源于[5]并经 Gastrointest Endosc 许可)。肿瘤:在分界线内(DL,箭头所指),我们可见中间区域(IP)及隐窝边缘上皮细胞(MCE)的形态多样,从弯曲到卵圆形及其他不同形态(不规则 MS 结构)。存在 WOS,呈点状到新月形,呈不对称分布和不规则排列(不规则 WOS)。在上皮细胞边缘未见到 LBCs。由于 WOS 的存在,无法清晰显示上皮下的微血管构造(MV 构造消失)。背景黏膜:在 DL 外可见密布的斑点样 WOS,形态一致,呈对称分布,排列规则(规则 MS 结构及规则 WOS)。(**b**)组织病理学检查结果(CD10 免疫染色),箭头所示为肿瘤与非肿瘤的分界线,在箭头的左侧,肿瘤染色呈 CD10(-),其他黏蛋白染色均为阳性,包括 MUC2(+)、MUC6(+)、HGM(+)和 MUC5AC(+)。最终诊断为高分化癌,胃肠黏蛋白表型阳性。意外的是,背景黏膜为广泛的萎缩性胃炎伴有肠上皮化生,免疫染色:CD10(+),其他所有表型的黏蛋白染色均呈阳性,包括 MUC2(+)、MUC6(+)、HGM(+)和 MUC5AC(+)

有 8 例(20%)病变的周边背景黏膜中存在 WOS,组织学都显示为肠上皮化生的特点。这些病例中,有 2 例(5%)背景黏膜为 LBC 阴性,提示肠上皮化生仅表现为 WOS 阳性(图 10.11a,b)。

总结

这方面内容还需要更大样本的系统研究,对于 WOS 的本质、形成机制以及在肿瘤性与非肿瘤性黏膜上是否源于同一现象或物质,目前尚无定论。

我要强调的是,在慢性胃炎为背景的黏膜中间区域(IP)上皮细胞中所见到的规则 WOS,并不同于 Uedo 报道的 LBCs,很可能是另一种不同的现象,也是肠上皮化生的另一个标志。

既存在单纯 LBC 阳性的肿瘤(图 10.9a,b 和图 10.10a,b),也有单纯 WOS 阳性的肿瘤(图 10.11a,b),LBC 和 WOS 所处的解剖学位置也不相同。因此,目前我认为,至少在肿瘤中两者应被视为不同的解剖学标志。

（伍东升 译,吴晰 校）

参考文献

1. Uedo N, Ishihara R, Iishi H, et al. New diagnostic modality of gastric intestinal metaplasia: narrow band imaging system with magnifying endoscopy. Gastrointest Endosc. 2005;61:AB184.

2. Uedo N, Ishihara R, Iishi H, et al. A new method of diagnosing gastric intestinal metaplasia: narrow-band imaging with magnifying endoscopy. Endoscopy. 2006;38:819–24.

3. Tahara T, Shibata T, Nakamura M, et al. Light blue crest sign, a favorable marker for predicting the severity of gastric atrophy in the entire stomach. Endoscopy. 2008;40:880.

4. Uedo N. Light blue crest (blue fringe): endoscopic diagnosis of pathology. Endoscopy. 2008;40:881.

5. Yao K, Nagahama T, Iwashita A, et al. "White opaque substance" and "light blue crest" within gastric flat tumors or intestinal metaplasia: same or different signs? Gastrointest Endosc. 2009;70:402–3 [Author reply].

6. Yao T, Nakamura M, Nagahama T, et al. How to determine the horizontal margin of early gastric cancer by using a novel magnification endoscopic technique. Stomach Intestine (Tokyo). 2007;42:735–45 [in Japanese with English abstract].

7. Yao K, Iwashita A, Matsui T, et al. White opaque substance (WOS) within superficial-elevated gastric neoplasia as visualized by magnification endoscopy with narrow-band imaging: a new useful marker for discriminating adenoma from carcinoma. Endoscopy. 2007;39(Suppl I):A16.

8. Yao K, Iwashita A, Tanabe H, et al. White opaque substance within superficial elevated gastric neoplasia as visualized by magnification endoscopy with narrow-band imaging: a new optical sign for differentiating between adenoma and carcinoma. Gastrointest Endosc. 2008;68:574–80.

9. Yao K, Iwashita A, Nagahama T, et al. White opaque substance as visualized by magnifying endoscopy with narrow-band imaging: a new useful sign for differentiating high-grade dysplasia/early carcinoma from low-grade dysplasia in the gastric neoplastic lesions. Endoscopy. 2008;40(Suppl I):A61.

10. Matsushita M, Mori S, Uchida K, et al. "White opaque substance" and "light blue crest" within gastric flat tumors or intestinal metaplasia: same or different signs? Gastrointest Endosc. 2009;70:402.

第11章 放大内镜结合窄带成像（M-NBI）在胃内的临床应用

摘要

胃体和胃底

V（MV 构造）：存在规则蜂窝状的上皮下毛细血管网（SECN）和规则排列的集合小静脉（CV）

S（MS 结构）：规则的卵圆形隐窝开口（CO）和环状的隐窝边缘上皮（MCE）

VS：一致，胃体型（上皮位于血管形态之内）

胃窦

V（MV 构造）：规则线圈样 SECN 形态，但规则的 CV 形态缺失

S（MS 结构）：规则的多边形，弯曲或线样 MCE 形态

VS：一致，胃窦型（血管位于上皮细胞形态之内）

关键词

放大内镜（ME）　窄带成像（NBI）　胃　早期胃癌

说明

第4章我已经详细介绍了白光成像（WLI）放大内镜下正常胃黏膜的表现，如联合 NBI 使微血管构造更为清晰，表面微结构更易辨认。这一章，我将介绍胃底腺上皮及幽门腺上皮，包括其表面微结构特征。

11.1　正常胃黏膜的 M-NBI 表现

11.1.1　胃体与胃底（胃底腺上皮）（图 11.1 和 11.2）[1,2]

11.1.1.1　V：微血管构造

解剖学上，微血管构造是由毛细血管与集合小静脉（CVs）组成的。每根毛细血管的形态呈现深棕色、多边形的闭合袢，这些血管袢相互反复交联，形成规则

的蜂窝状的上皮下毛细血管网（SECN）。在正常的胃底腺上皮中，几乎 100% 能见到规则排列的呈青色的集合小静脉（CVs），我们可见规则的 SECN 汇入表浅黏膜层的 CVs。

11.1.1.2　S：表面微结构

解剖学上，黏膜表面由隐窝边缘上皮（MCE）、隐窝开口（COs），以及它们之间的中间区域（IP）构成。上皮形态呈现为白色带状的半透明结构，呈环形或卵圆形，中央可以见到棕色的卵圆形 COs，MCE 围绕在周边。

11.1.1.3　V 和 S 的综合形态

VS（微血管构造与表面微结构之间的关系）为胃上皮细胞在微血管网内的形态，即在多边形的上皮下毛细血管（SECs）内可见上皮细胞的卵圆形区域。为方便起见，我们将这种"卵圆形上皮区位于闭合性血管袢内"的形态称为"胃体型 VS"。

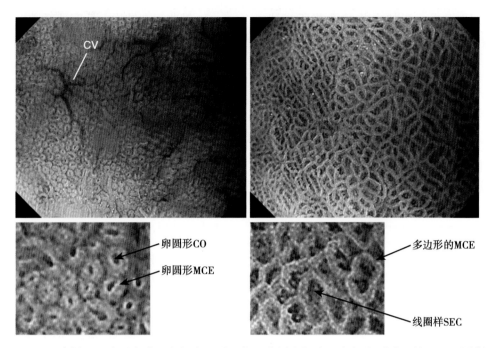

图 11.1　病例 1:正常胃底腺上皮细胞(左侧)与正常胃幽门腺上皮细胞(右侧)的 M-NBI 图像
(GIF-Q240Z,最大放大倍数)

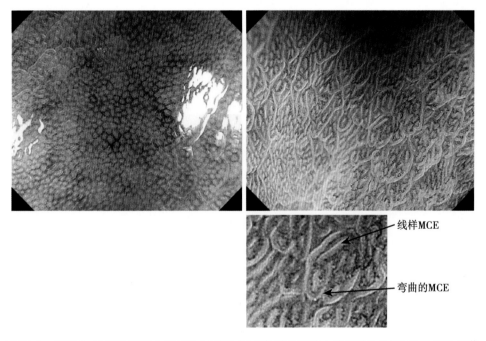

图 11.2　病例 2:正常胃底腺上皮细胞(左侧)与正常胃幽门腺上皮细胞(右侧)的 M-NBI 图像
(GIF-H240Z,最大放大倍数)

11.1.2　胃窦(幽门腺上皮)(图 11.1 和图 11.2)[1,2]

11.1.2.1　V:微血管构造

解剖学上,微血管构造由毛细血管与集合小静脉(CVs)组成,但后者很少能在黏膜表面观察到[3,4]。

毛细血管的形态呈现深棕色、线圈样的开放袢。尽管解剖学证实这些血管袢在上皮表面下方相互反复交联,但是上皮下的交联通常并不能在内镜下显示。互相交联在一起的毛细血管偶尔会形成上皮下网格状形态。

11.1.2.2　S:表面微结构

解剖学上,黏膜表面由隐窝边缘上皮(MCE)和由 MCE 包围的 IP 组成。正如之前的章节所描述，我们在胃窦黏膜很少能看到深棕色的 COs。MCE 的形态通常是多边形的，但也可以是弯曲的或线样的。

11.1.2.3　V 和 S 的综合形态

VS 是胃上皮细胞内的微血管构造，即多边形的 MCE 内存在线圈样 SECs。从方便起见，我们称这种形态为"胃窦型 VS"。

11.2　早期胃癌

总结

应用 NBI 联合 ME 的优势和问题
优势
1. 增强微血管构造的对比(更易对焦)
2. 也能观察表面微结构
3. 在边缘有亮蓝嵴(LBCs，刷状缘) 的肠上皮化生区域，CO 的形态清晰可见
问题
1. 微血管构造对比度增强，会导致部分微血管影像信息丢失

2. 某些仅有结构上低度异型增生的癌，由于具有规则的黏膜表面微结构，诊断会遇到困难。

说明

11.2.1　应用 NBI 联合 ME 的优势

首先，增强对比后观察微血管构造评估 V 形态学特征更为容易。其次，在某些条件下，有可能看清上皮形态。第三点，某些现象，比如 LBCs[6]，只有用 M-NBI 才能见到。

11.2.1.1　鉴别诊断局灶性胃炎和 0 Ⅱ b 或 0 Ⅱ c 型微小癌

我们已经完成了一项大样本病例的前瞻性研究，证实放大内镜观察到的 V 结构是鉴别癌与非癌的有效的诊断标志[7]。特别是不规则微血管构造(IMVP)，它的存在与否，对于鉴别良性病变与恶性病变最为重要。

有些病例单独应用 WLI 结合 ME，很难确定是否有 IMVP 的存在。如图 11.3a，b 所示，对于伴肠上皮化生的局灶性胃炎，WLI 很难识别典型的纤细而规则上皮下血管网，而 NBI 就可以很轻易做到。

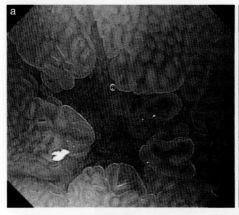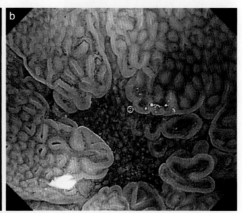

图 11.3　需要与 0 Ⅱ c 型早期胃癌鉴别的胃炎(来源于[5]，经 Nihon Shokakibyo Gakkai Zasshi 许可)。(a) M-WLI；(b) M-NBI。M-WLI 很难识别胃炎典型的纤细规则的上皮下血管网，而 NBI 则很容易看到

11.2.1.2　勾勒早期胃癌边界以确定内镜黏膜下剥脱术(ESD) 的切缘

应用放大内镜观察 V 作为诊断标志，对于确定适合内镜治疗的分化型(小肠型) 胃癌的边界非常有意义(第 6 章)。在 WLI-ME 基础上联合 NBI，确定肿瘤边界时能使 V 更为清晰，且程序更为简便。癌与非癌

的微表面结构差异也可以作为一项诊断标志，以得到更为准确的诊断[8](第 14 章将介绍实例)。

11.2.1.3　表面微结构的显示

如图 11.4a，b 所示，用 WLI 很难辨别的 MCE 在 NBI 下清晰可见，乳头状/绒毛状上皮细胞形态，作为癌的特征性 S 形态显示得非常清楚(见第 13 章病例

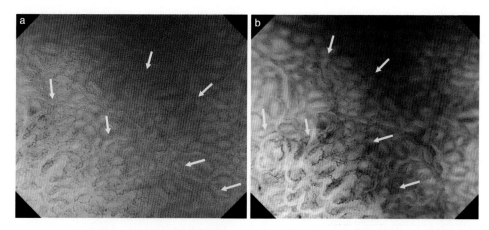

图 11.4 0Ⅱc 型早期胃癌的边缘区域。(a) M-WLI(箭头:分界线);(b) M-NBI:M-WLI 难以辨识 MCE 形态,而 M-NBI 则可清晰显示

22)。我们也可以观察到 MCE 下 IMVP 的形态。

11.2.2 应用 NBI 联合 ME 的问题

11.2.2.1 有关微血管投影的信息丢失

根据以往发现,我们于 2007 年制定出有关 IMVP 的特征(表 11.1),这是诊断恶性病变最重要的指标[5]。有时候,用 NBI 评价 IMVP 特点反而比 WLI 更困难。

举例说明,图 11.5a(WLI 放大内镜)和图 11.5b(NBI 放大内镜)是内镜下典型的 IMVP 表现。用 NBI 观察时,由于血管的对比度过强,在 WLI 下能见到的微血管投影往往被忽略。结果,表 11.1 列出的部分参数无法用 NBI 进行评价,如Ⅰ-3"明显发红的圆点在各个血管中不规则分布",以及Ⅱ-3"血管有不规则投影(血管三维走行不规则)"。

在 WLI 下见到的微血管投影,目前认为体现了黏

表 11.1 不规则微血管构造(IMVP)的明确特征[5](2007)

Ⅰ. 血管排列,分布和方向性

1. 血管缺乏方向性
2. 血管呈不对称性分布
3. 明显发红的圆点在各个血管中不规则分布

Ⅱ. 单根血管的形态

1. 没有任何两根血管的形态相似
2. 血管大小不一
3. 血管有不规则投影(血管三维走行不规则)
4. 存在不规则的袢状血管(≥4 个分支,分支不规则)
5. 存在不规则分支直形的血管
6. 存在不规则形态的袢样血管
7. 在形态不一致的血管袢内可见单独的血管袢
8. 血管的直径大小不一

来源于[5],经 Nihon Shokakibyo Gakkai Zasshi 许可

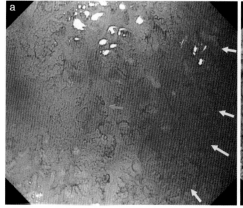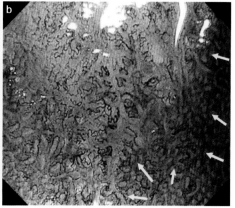

图 11.5 Ⅱc+Ⅱb 型早期胃癌的边缘区域(来源于[5],经 Nihon Shokakibyo Gakkai Zasshi 许可)。(a) M-WLI;(b) M-NBI(箭头:分界线)。绿色箭头所示的区域图像右侧与左侧对应,在应用 NBI 时,有关微血管投影的信息丢失

膜内微血管的三维走行信息(表浅血管色泽偏红,而较深层的血管为浅红)。我们应该警惕,丢失了这类有关微血管投影的信息,可能意味用 NBI 诊断有时比用 WLI 更为困难。

11.2.2.2　胃癌伴低度不典型增生

如图 11.6a,b 所示,组织学上呈低度不典型增

生的胃癌,用 WLI 观察时,IMVP 很容易识别,而用 NBI 观察时,尽管 MCE 清晰可见,但呈现为规则 S 形态,使之不可能根据表面微结构确诊为恶性。此外,对于部分病例,血管投影信息的丢失也导致确定 IMVP 困难。

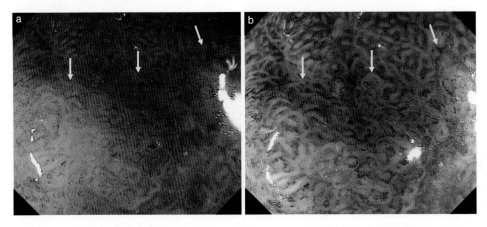

图 11.6　分化非常好腺癌的边缘区域(癌伴有低度不典型增生)。(a) M-WLI;(b) M-NBI(箭头:分界线)。应用 M-NBI 观察,规则的 MCE 清晰可见,难以诊断为恶性病变

（伍东升 译,吴晰 校）

参考文献

1. Yao K, Nagahama T, Hirai F, et al. Clinical application of magnification endoscopy with NBI in the stomach and the duodenum. In: Cohen J, editor. Comprehensive atlas of high-resolution endoscopy and narrow band imaging. Oxford: Blackwell; 2007. p. 83–103.

2. Yao K, Iwashita A, Matsui T. NBI images of early gastric cancer. In: Chonan A, Tanaka S, Tajiri H, editors. The endoscopic diagnostic process and endoscopic images according to condition, upper gastrointestinal tract, revised ed. Tokyo: Nihon Medical Center. 2007;334–42 [in Japanese].

3. Yao K. Gastric microvascular architecture as visualized by magnifying endoscopy: body mucosa and antral mucosa without pathological change demonstrate two different patterns of microvascular architecture. Gastrointest Endosc. 2004;59:596–7.

4. Nakagawa S, Kato M, Shimizu Y, et al. Relationship between histopathologic gastritis and mucosal microvascularity: observation with magnifying endoscopy. Gastrointest Endosc. 2003;58:71–5.

5. Yao K, Matsui T, Iwashita A. Clinical application of magnification endoscopy with NBI for diagnosis of early gastric cancer. Nihon Shokakibyo Gakkai Zasshi. 2007;104:782–9 [in Japanese with English abstract].

6. Uedo N, Ishihara R, Iishi H, et al. A new method of diagnosing gastric intestinal metaplasia: narrow-band imaging with magnifying endoscopy. Endoscopy. 2006;38:819–24.

7. Yao K, Iwashita A, Tanabe H, et al. Novel zoom endoscopy technique for diagnosis of small flat gastric cancer, a prospective, blind study. Clin Gastroenterol Hepatol. 2007;5:869–78.

8. Oyama T, Yuri A, Hotta K, et al. Endoscopic diagnosis of early gastric cancer-magnifying endoscopy and acetic acid. Stomach Intestine (Tokyo). 2005;40:761–8 [in Japanese with English abstract].

第12章 血管联合表面结构(VS)分型系统在早期胃癌诊断中的应用

摘要

VS分型系统用于鉴别诊断癌与非癌

V:规则/不规则/消失的微血管构造

S:规则/不规则/消失的表面微结构

关键词

分型 早期胃癌 放大内镜 胃 血管联合表面结构(VS)

12.1 VS分型系统的原则

正如在第1章中"放大内镜(ME)检查结果解读的基本原则:血管(V)和表面结构(S)分型系统"所述,要解读ME图像,应该分别评估黏膜上皮下微血管构造(V)和黏膜表面微结构(S),然后综合两者结果,根据统一的诊断标准最终得到诊断。正常黏膜的V和S表现是一致的(毛细血管分布于中间部分(IP):VS一致),而V和S一致性消失出现在黏膜病变加重时,例如不典型增生的程度增加,或疾病进展(VS不一致)。

相对于胃肠道其他肿瘤,胃癌的大体表现及组织学的异质性更为明显,因此推出的VS联合分型系统可能会产生数以百计的组合模式,临床应用价值甚微。一般情况下,单独应用WLI放大观察血管结构已经足够,用M-NBI我们可以看清黏膜表面一系列细微解剖结构。因而,除了微血管构造(V),我们还把表面微结构(S)的结构成分纳入评估诊断指标。

在这一章中,我将阐述放大内镜的诊断标志、典型的镜下特征,一些需要解读的镜下发现,以及用于鉴别诊断癌与非癌的VS分型系统。

12.2 V:微血管构造(图12.1a~c)

总结

微解剖单位和诊断标志:

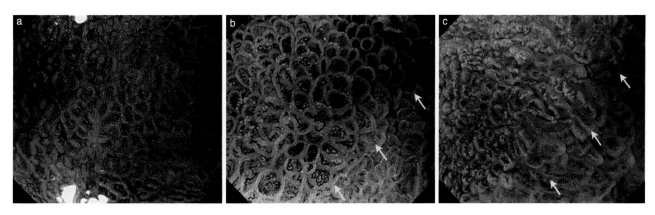

图12.1 V:微血管构造。(a)规则,(b)不规则,(c)消失(来源于[4],经Endoscopy许可)

1. 毛细血管
2. 集合小静脉
3. 微血管

说明

我们分别从个体形态、异质性、整体分布和排列三方面分析毛细血管、集合小静脉和微血管构造特点,将微血管构造分为规则、不规则和消失三类。

在正常胃黏膜和慢性胃炎的胃黏膜表面,我们能够识别毛细血管、小静脉和正常解剖的微血管。然而,病理状态下(如肿瘤或黏膜缺失伴随的炎症)出现的新生血管很难准确区分是毛细血管还是小静脉,因此我们统一称之为"微血管",包括毛细血管、小静脉和新生的血管。

12.2.1   规则的微血管构造

1. 微血管个体形态一致,呈规则的闭合祥样或开放祥样。
2. 微血管个体的大小或直径没有差异。
3. 微血管排列规则,分布对称。

12.2.2   不规则的微血管构造

1. 微血管个体形态各异,呈现不同类型(闭合祥样、开放祥样、扭曲状、分枝状或不规则状)。在同一病变范围内微血管构造的不均匀或异质性是其特征性表现,这种微血管个体的不均匀性可表达为"在病变内看不到两根相同形态的血管"。
2. 微血管个体的大小或直径上不同。
3. 微血管排列不规则,分布不对称。

12.2.3   消失的微血管构造

消失的微血管构造是指由于黏膜表面层透光度下降,使得我们看不到微血管构造,多与白色不透光物质

(WOS)存在或其他物质附着于黏膜表面有关。

12.3   S:表面微结构(图 12.2)

总结

微解剖单位和诊断标志:
1. 隐窝边缘上皮(MCE)
2. 隐窝开口(CO)
3. 中间区域(IP)
4. 白色不透光物质(WOS)
5. 亮蓝嵴(LBC):刷状缘

说明

首先我们要明确是否上述的每一种形态特征都存在。针对观察到的每一种特征,我们都要分析其形态特点,评估其异型性、分布和排列。我们将表面微结构分为规则、不规则和消失。在这一节,我将重点讲述MCE(关于其他形态特征的说明详见其他章节和实际病例)。

需要指出的是,在镜下观察到的 MCE,无论其表现为规则或不规则,线形,弯曲形或多边形的 MCE 组织学上一般都为管型;当 MCE 表现为环形或椭圆形,组织学上一般都为乳头型。同时会观察到被 MCE 的闭合曲线分隔的 IP 结构,管型 MCE 常伴有宽大的 IP 间质,而乳头型多伴细窄的 IP 间质。

12.3.1   规则的表面微结构

1. 每个 MCE 呈现为规则的线形、弯曲形或多边形,或者为规则的环形、椭圆形。病变区域内 MCE 形态一致(无异质性)。
2. MCE 的长度和宽度一致。
3. MCE 排列规则,分布对称。

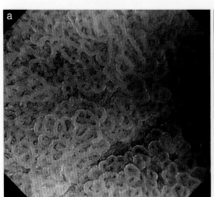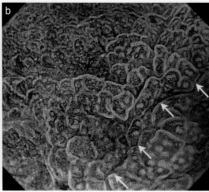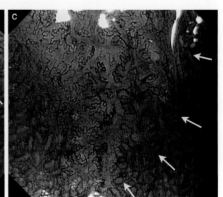

图 12.2   S:表面微结构。(a)规则,(b)不规则,(c)消失(来源于[9],经 Endoscopy 许可)

12.3.2　不规则的表面微结构

1. 每个 MCE 呈现为不规则的线形、弯曲形或多边形,有时表现为不规则的环形或椭圆形。病变区域内,MCE 和 IP 不会出现相似或重复的结构,呈现出不一致性和异质性。MCE 的路径和方向性也不一致。MCE 内可以见到中断或不连续。

2. MCE 的长度和宽度不一致。

3. MCE 排列不规则,分布不对称。

12.3.3　消失的表面微结构

消失的表面微结构是指看不到任何黏膜表面微结构形态特征,如 MCE、WOS 或 LBC。一般见于上皮表面存在小片不平坦区域的病例,多伴有黏膜萎缩或小而浅的不规则癌性腺体。

12.4　病变与周围黏膜之间的分界线

总结

分界线(DL)

定义:病变与非病变区域之间的分界,通过微血管构造和黏膜表面微结构的突然变化来识别。

上皮内微小侵犯(IEMI)

1. 上皮下侵犯

2. 浅表侵犯

说明

12.4.1　分界线(DL)

DL 的存在是重要诊断标志,能够鉴别微小癌/0Ⅱb癌和慢性胃炎[2],并帮助确定肿瘤边界[3](见第 6 章)。

在小的平坦红色病变的鉴别诊断中,病变与非病变黏膜之间 DL 的缺失意味着可以比较肯定地排除癌的诊断(见第 6 章,表 6.2)。

此外,DL 也可能见于局限性胃炎的病例,因此癌的诊断还需要有病变内不规则 MV 或 MS 结构存在。

DL 的形态也很重要。一般而言,0Ⅱc 型早期胃癌的 DL 呈锯齿状,这种不规则形态有助于与胃炎的 DL 相鉴别。

12.4.2　上皮内微小侵犯(IEMI)

有时我们可以看到:①在病变边缘区域,非癌性上皮下出现肿瘤特异的不规则 MV 构造(上皮下侵犯);②非癌性上皮结构破坏,代之以不规则的 MV 或 MS 结构(浅表侵犯)。最初,我将后者定义为微小侵犯,但这个名次与前者并不矛盾,所以现在我将①和②都定义为 IEMI。边缘区域需要仔细观察是否存在这些重要发现,它们很少见于非浸润癌,其出现多提示为浸润癌。关于这部分更详细的内容参见下一章。

12.5　VS 一致性

总的原则是在正常胃黏膜或慢性胃炎的胃黏膜,毛细血管分布在 IP 的上皮细胞下(VS 一致)。

然而,这一原则并不适用于病理状态和肿瘤(尤其当肿瘤恶性程度和侵犯深度进展时)。这时通过观察 MCE 可以识别出 IP 结构的破坏(S),MCE(S)和上皮下血管(V)走行路径也可能出现不一致[1]。这种 V 和 S 的分离或不相关称之为 VS 不一致。VS 的不一致被视为肿瘤的特征,尤其是高度不典型增生的癌和浸润癌,尽管这种相关性还需要系统性研究来证实。

12.6　VS 分型系统诊断早期胃癌的标准

总结

癌与非癌的诊断标准:

1. 不规则的 MV 构造和分界线(DL)

2. 不规则的 MS 结构和分界线(DL)

存在(1)和(或)(2)时可以诊断癌,不符合(1)和(2)时考虑为非癌病变。

说明

VS 分型系统结合了微血管构造(V)(详见第 4 章)和慢性胃炎背景上腺癌的黏膜表面微结构(S),通过结合 NBI 的放大内镜来显示。2005 年我们在英国设计了 VS 分型系统,2006 年在英国胃肠病学会的会议上提出这一分型系统[5]。

放大内镜 VS 分型系统的首次应用,是英国的一项关于 Barrett 食管的大样本研究。我们报道了该系统对起源于 Barrett 食管的早期食管癌的诊断效力和可重复性[5,6]。2006 年回到日本后,我又做了一项类似的关于 VS 分型系统诊断胃癌的研究,日本、英国和欧洲三个国家的内镜学家也陆续在日本、英国和欧洲发表了一系列关于胃癌分型和诊断标准的文章[7-9]。在本书撰写过程中,一项多中心的关于 VS 分型系统可重复性的研究已经开始。

　　我并不认为所有的胃癌都会符合该标准,未来工作的挑战就是要阐明不符合目前诊断标准的癌与非癌病变的特点,识别并归纳这些缺陷和例外,并找到应对它们的办法。

12.7　胃癌中符合这个诊断标准的比例及 VS 诊断系统的局限性

　　从2006年4月起,我们应用 VS 分型系统研究了100例早期胃癌中不同 M-NBI 表现的发现率(表12.1)[9]。其中97例(97%)都符合上述标准,即有

表 12.1　根据 VS 分型系统 100 例早期胃癌的 M-NBI 表现发现率

VS 分型			分界线	
V	S	n	存在	消失
规则	规则	1	0	1
规则	不规则	0	0	0
规则	消失	2	0	2
不规则	规则	7	7	0
不规则	不规则	56	56	0
不规则	消失	30	30	0
消失	规则	0	0	0
消失	不规则	4	4	0
消失	消失	0	0	0
合计		100	97	3

　　ME 放大内镜,NBI 窄带成像,V 微血管构造,S 表面微结构。来源于[9],经 Endoscopy 许可

"不规则的 MV 构造和分界线(DL)或不规则的 MS 结构和分界线(DL)"。另外3例不符合诊断标准,其中2例表现为"规则的 MV 构造加规则的 MS 结构,无分界线(DL)",1例表现为"规则的 MV 构造及消失的 MS 结构,无分界线(DL)"。

　　这3例都是未分化癌,在非放大内镜检查中仅表现为轻度的色泽减退(图12.14),它们体现了目前放大内镜诊断的局限性。

　　因此,目前对非放大内镜检查表现为仅有轻度色泽减退的平坦或轻度凹陷的小病变,仅通过 M-NBI 来区分癌、慢性胃炎和黏膜相关淋巴组织淋巴瘤(MALT)是不可能的,应该在病变部位取活检以获得组织学诊断。

12.8　应用 VS 分型系统解读早期胃癌病例 M-NBI 的表现

　　下面我将列举一些分化癌(例1~5,图12.3~图12.12)和未分化癌(例6,图12.13和图12.14)的典型表现,并应用 VS 分型系统进行解读。

　　对应组织学分型(如分化癌与未分化癌)不同,病变放大内镜的表现有根本性的差异。不做组织活检,单纯依靠内镜表现来预测组织学类型,其准确性目前还未得到证实,也将是进一步研究的课题(图12.3~图12.12,来源于[9],并经 Endoscopy 许可)。

　　病例1:分化型(肠型)癌(高分化癌)(图12.3和

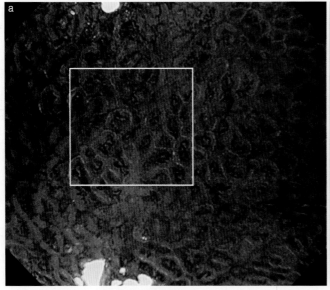
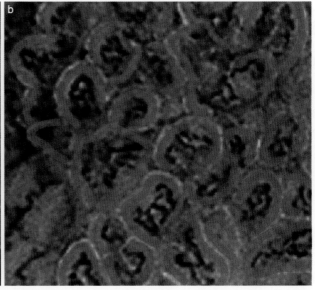

图 12.3　(a,b)非癌背景黏膜。规则的微血管构造(开放祥样)加规则的表面微结构(弯曲形/多边形)。解读内镜下发现,V:上皮下血管呈现明显的开放祥样或线圈样,而非闭合祥样;血管大小基本一致且分布对称。S:白色半透明的 MCE 呈弯曲形或多边形,在 MCE 边缘可见 LBC。MCE 围绕的 IP 呈椭圆形或多边形。MCE 路径及 IP 形态规则,大小一致(右图中已描记出 MCE)

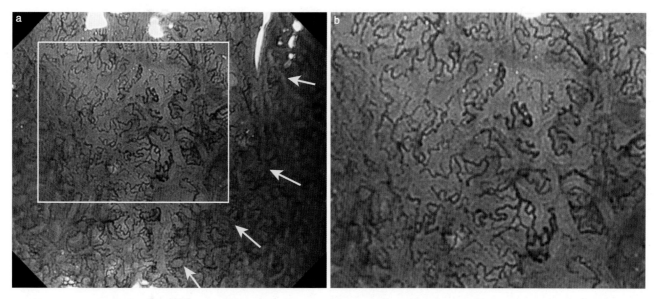

图 12.4　(**a,b**)癌变黏膜。不规则的 MV 构造(闭合袢样、开放袢样、扭曲、分支、不规则)及消失的 MS 结构,存在分界线。内镜发现解读,V:微血管个体为各种形态的闭合袢样、开放袢样形态,有不规则分支,并相互吻合。S:几乎看不到 MCE 和 LBC 结构,因此判断为消失的 MS 结构

图 12.4,胃体后壁,0 Ⅱ b 型)

　　病例 2:分化型(肠型)癌(高分化癌)(图 12.5 和图 12.6,胃贲门,0 Ⅱ b 型)

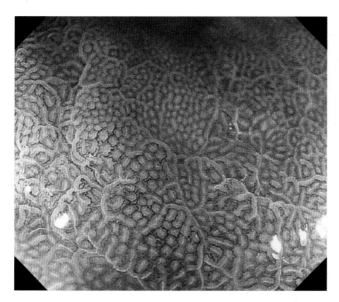

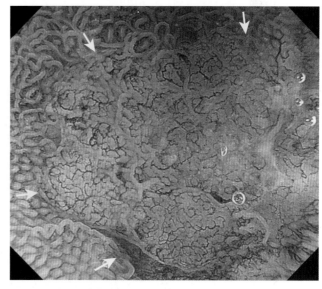

图 12.6　病例 2 癌变黏膜。不规则的 MV 构造(开放/闭合袢样)及不规则的 MS 结构(弯曲状),存在分界线。内镜发现解读,V:我们可以看到大小、管径不等形态各异的微血管(开放/闭合袢样,不规则分支并彼此吻合),微血管排列不规则,走行方向各异。S:MCE 主要呈弯曲状,形态不均匀,方向不一致;此外 MCE 同样大小不均一,分布不对称,排列不规则

图 12.5　病例 2 非癌背景黏膜。规则的 MV 构造(闭合袢样)加规则的 MS 结构(椭圆形)。内镜发现解读,V:单根血管呈小的闭合或多边形袢样,它们彼此吻合形成规则蜂窝样上皮下毛细血管网(SECN),血管分布对称、排列规则。S:MCE 主要呈椭圆形,其中心可见椭圆形隐窝开口(COs),上皮细胞宽度均匀、排列规则

病例 3:分化型(肠型)癌(高分化癌)(图 12.7 和图 12.8,胃贲门,0 Ⅱ a 型)

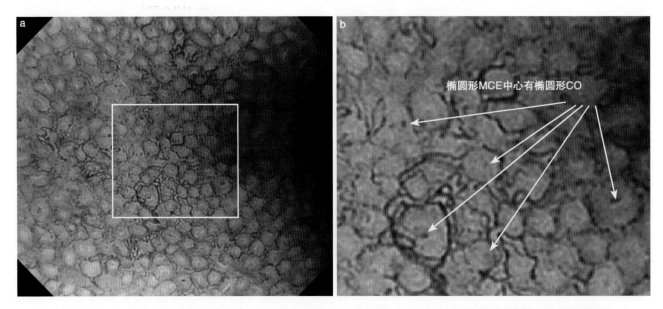

图 12.7　(**a,b**)病例 3 非癌背景黏膜。规则的 MV 构造(闭合袢样)加规则的 MS 结构(椭圆形)。解读内镜发现,V:毛细血管个体呈闭合的多边形环状,彼此相互吻合呈规则的蜂窝状上皮下毛细血管网(SECN),微血管分布对称、排列规则。S:本例中并非所有的 MCE 或隐窝开口都能清晰地显示,在可识别区域内我们可以发现在规则的椭圆形白色 MCE 中心有褐色椭圆形隐窝开口。如本例所示,只有在特定条件下褐色隐窝开口形态才能显示(右图中描记了 MCE 形态)

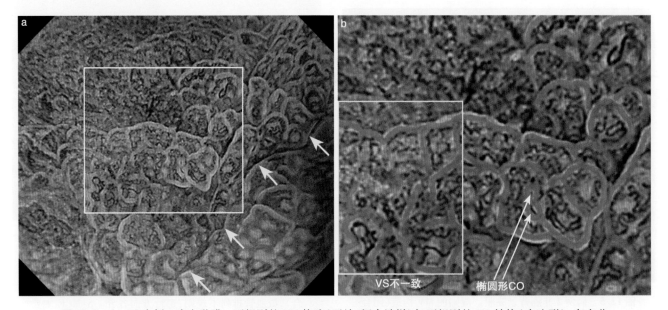

图 12.8　(**a,b**)病例 3 癌变黏膜。不规则的 MV 构造(开放/闭合袢样)加不规则的 MS 结构(多边形),存在分界线。解读内镜发现,V:单根小血管形态不均匀,呈开放或闭合袢样,分布相对对称,但排列不规则。S:白色 MCE 显示不规则成角的多边形,排列不规则,在中心处 MCE 中断缺乏连续性,病变中心 MCE 形态显示不清。在能见到 MCE 的 IP,每个 IP 大小不等,形态各异。在一片很小的区域内,我们可以分辨褐色椭圆形隐窝开口。在圈出来的矩形区域,我们可以看到 MCE 与血管分布不相关或 VS 不一致的现象(右图中描记了 MCE 形态)

病例4:分化型(肠型)癌(分化非常好的癌)(图 12.9 和图 12.10,胃窦,0Ⅱa型)

病例5:分化型(肠型)癌(高分化癌)(图 12.11 和图 12.12,胃角前壁,0Ⅱa型)

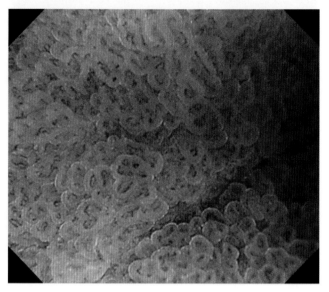

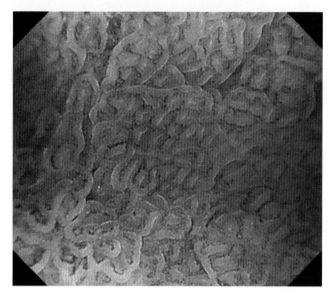

图12.9　病例4非癌背景黏膜。规则的 MV 构造(开放袢样)和规则的 MS 结构(椭圆形)。解读内镜发现,V:单根血管呈小的开放袢样,大小及形状一致,分布对称,排列规则。S:MCE 呈椭圆形,在 MCE 的边缘可见 LBC,小椭圆形 COs 排列规则,LBC 排列在边缘

图12.11　病例5非癌背景黏膜。规则的 MV 构造(开放袢样)加规则的 MS 结构(线形/弯曲形)。解读内镜发现,V:单根微血管为大小均一的小毛细血管,主要形态是线圈样或开放袢样,分布对称,排列规则。S:MCE 呈线形或弯曲形,IP 大小均一,形态规则

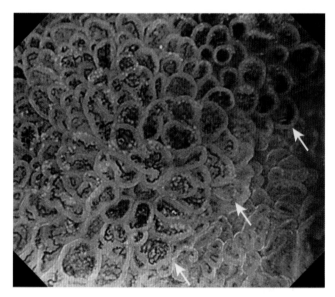

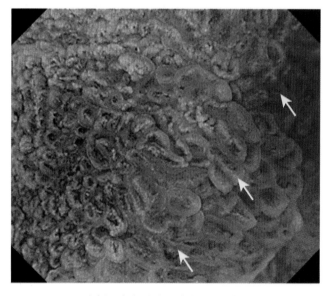

图12.10　病例4癌变黏膜。不规则的 MV 构造(开放袢样)加规则的 MS 结构(圆形),存在分界线。解读内镜发现,V:血管主要呈开放袢样。相比于非癌黏膜内的毛细血管,其微血管直径更大,血管密度高,且血管扭曲。虽然微血管分布规则,但大小形状各异,看不到两个相同形态的微血管 S:MCE 虽呈现与背景黏膜呈相同的圆形或椭圆形,但 IP 较背景黏膜更宽。上皮细胞形态和排列规则,因此我们认为是规则的 MS 结构

图12.12　病例5癌变黏膜。消失的 MV 构造加不规则的 MS 结构(不规则的 WOS),存在分界线。解读内镜下发现,V:由于 WOS 的存在,边界线内的上皮下血管不能清晰显示,即所说消失的 MV 构造。S:MCE 呈弯曲形,且 IP 大小各异。WOS 呈大小不等的斑点状,分布不均,排列不规则

病例 6:未分化型癌(弥漫型,低分化型伴印戒细胞癌)(图 12.13 和图 12.14,胃体中部,0Ⅱc 型)

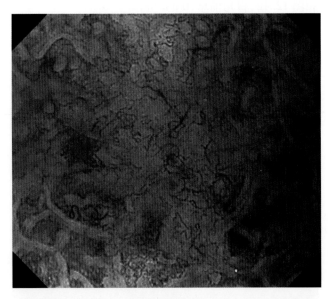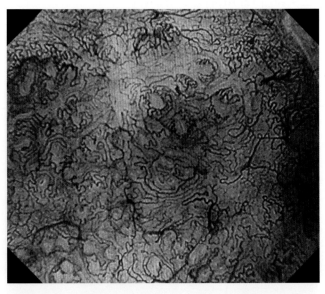

图 12.13　病例 6 非癌背景黏膜。规则的 MV 构造(闭合/开放袢样)加规则/消失的 MS 结构。解读内镜发现,V:单根微血管呈上皮下闭合/开放袢样的上皮下毛细血管,汇入部分的集合小静脉。毛细血管袢的大小均一,分布对称,排列规则。S:在上图中心 MCE 结构消失,所以中心部位 MS 结构消失

图 12.14　病例 6 癌变黏膜。规则的 MV 构造(延长型或迷宫样)加消失的 MS 结构,无分界线。解读内镜下发现,V:单根微血管包括延长的上皮下毛细血管和集合小静脉(伸长型)。毛细血管呈环形,通过平滑的曲线彼此连续呈迷宫样。集合小静脉排列规则,形态一致。S:我们未能观察到如 MCE 或 CO 样的表面微结构,因而判断为消失的 MS 结构

附录:补充

我们可根据 VS 分型系统记录内镜观察结果的表格。

边缘观察结果需要记录的有分界线(DL)、IEMI(+/-)以及形态是否规则。

无论是背景黏膜还是病变部位,我们都首先记录

是否可见微血管构造(V)和表面微结构(S)的诊断性标志,V 包括 SECN、CV、MV,S 包括 MCE、WOS、CO、IP、LBC。每一个观察到的诊断性标志,我们都需要记录以下参数:每一特征的形态,是否有异质性,分布是否对称,排列是否规则,综合所有特征的整体形态是否规则。在总结中我们要记录是否存在分界线,评价 V 和 S 规则、不规则还是消失。最后不管我们是否肯定,都要记录放大内镜诊断以及确定性。

边界观察结果

	+/-	形态
分界线(DL)		
IEMI		

背景黏膜

		+/-	形态	异型性	分布	排列	模式
V	SECN						
	CV						
	MV						
S	MCE						
	WOS						
	CO						
	IP						
	LBC						

病变黏膜

		+/−	形态	异型性	分布	排列	模式
V	SECN						
	CV						
	MV						
S	MCE						
	WOS						
	CO						
	IP						
	LBC						

总结

DL　存在/缺失

V　规则/不规则/消失

S　规则/不规则/消失

诊断

癌

非癌

不确定

确定性:肯定/不太肯定

（李晓青 译，郭涛 校）

参考文献

1. Kudo K, Tamegai Y, Nakada T. Comparison of the surface microstructure and microvascular pattern of gastric tumors by using magnifying endoscopy. Gastric Cancer. 2008;11:212 (Abstracts from the 80th annual meeting of the Japanese Gastric Cancer Association) [in Japanese].

2. Yao K, Iwashita A, Tanabe H, et al. Novel zoom endoscopy technique for diagnosis of small flat gastric cancer, a prospective, blind study. Clin Gastroenterol Hepatol. 2007;5:869–78.

3. Yao K, Iwashita A, Kikuchi Y, et al. Novel zoom endoscopy technique for visualizing the microvascular architecture in gastric mucosa. Clin Gastroenterol Hepatol. 2005;3:S23–6.

4. Yao K, Nagahama T, Sou S, et al. Diagnosis of depressed type small gastric cancer morphological correlation between ordinary and magnifying endoscopic findings with regard to small, depressed-type gastric cancers. Stomach Intestine (Tokyo). 2006;41:781–94 [in Japanese with English abstract].

5. Anagnostopoulos GK, Yao K, Kaye P, et al. Novel endoscopic observation in Barrett's oesophagus using high resolution magnification endoscopy and narrow band imaging. Gut. 2006;55(S11):A105.

6. Anagnostopoulos GK, Yao K, Kaye P, et al. Novel endoscopic observation in Barrett's oesophagus using high resolution magnification endoscopy and narrow band imaging. Aliment Pharmacol Ther. 2007;26:501–7.

7. Yao K, Takaki Y, Matsui T, et al. Clinical application of magnification endoscopy and narrow-band imaging in the upper gastrointestinal tract: new imaging techniques for detecting and characterizing GI neoplasia. Gastrointest Endosc Clin N Am. 2008;18:415–33.

8. Yao K, Iwashita A, Matsui T. A new diagnostic classification system by magnification endoscopy and narrow-band imaging in the stomach: microvascular (MV) architecture and microsurface (MS) structure. In: Tajiri H, Nakajima M, Yasuda K, editors. New challenges in gastrointestinal endoscopy. Tokyo: Springer; 2008. p. 169–76.

9. Yao K, Anagnostopoulos GK, Ragunath K. Magnifying endoscopy for diagnosing and delineating early gastric cancer. Endoscopy. 2009;41:462–8.

第13章 按巴黎大体分型的不同胃上皮肿瘤（早期胃癌与腺瘤）在放大内镜结合窄带成像（M-NBI）下表现的分析和解读

摘要

在本章中，我将根据病变的巴黎大体分型结果，分别介绍各型早期胃上皮肿瘤（分化型胃癌和腺瘤）的放大内镜（ME）下特征性表现。我将讲解应用 VS 分类系统如何解读 ME 的发现，并与病理组织学发现进行比照。巴黎分型常用于早期胃癌，但为了方便起见，我也将该分型用于腺瘤。本章第一个表格列出了所展示病例的大体分型，以及我希望强调的 ME 特征性表现（表 13.1）。特别地，我将 ME 观察结果汇总为"背景黏膜"、"边缘区域"和"病变"三部分，并针对每一部分进行说明。

关键词

腺瘤早期　胃癌放大内镜　巴黎分型　胃

表 13.1　根据大体表现巴黎分型进行分层的各个病例及其特征性放大内镜（ME）表现列表

巴黎分型	病例序号	非 ME 表现	侵犯深度	特征性 ME 表现	MV 构造	MS 结构
13.1. 表浅凹陷型（0Ⅱc）	1	典型Ⅱc	M	IMVP+IMSP	不规则	不规则
	2	典型Ⅱc	M	IMVP+IMSP	不规则	不规则
	3	典型Ⅱc	M	不规则 WOS	消失	不规则
	4	典型Ⅱc	SM3	IEMI	不规则	消失
	5	小Ⅱc	M	MCE 成像要素	不规则	不规则
	6	微型Ⅱc	M	不规则 WOS	消失	不规则
	7	典型Ⅱc	M	不典型癌	规则	规则
	8	凹陷型腺瘤（1）		典型腺瘤	规则	规则
	9	凹陷型腺瘤（2）		典型腺瘤	规则	消失
13.2. 表浅平坦型（0Ⅱb）	10	典型Ⅱb	M	IMVP+IMSP	不规则	不规则
	11	微小Ⅱb	M	IMVP+IMSP	不规则	不规则
13.3. 表浅隆起型（0Ⅱa）	12	典型Ⅱa	M	VS 不一致	不规则	不规则
	13	典型Ⅱa	M	IEMI	不规则	不规则

续表

巴黎分型	病例序号	非 ME 表现	侵犯深度	特征性 ME 表现	MV 构造	MS 结构
	14	典型Ⅱa	M	IEMI,不规则 WOS	不规则	不规则
	15	典型Ⅱa	SM1	不规则 WOS	消失	不规则
	16	腺瘤(1)		典型腺瘤	规则	规则
	17	腺瘤(2)		典型腺瘤	规则	规则
	18	腺瘤(3)		规则 WOS	消失	规则
	19	腺瘤(4)		规则 WOS	消失	规则
13.4. 息肉型(0Ⅰ)	20	典型Ⅰ	M	IMVP+RMSP	不规则	规则
13.5. 放大内镜下有特殊表现的病变	21	典型Ⅱa	SM3	VEC 形态	不规则	规则
	22	典型Ⅱc	SM1	绒毛状癌	不规则	不规则

ME,放大内镜;IMVP,不规则的微血管构造;IMSP,不规则的表面微结构;RMSP,规则的表面微结构;MV,微血管构造;MS,表面微结构;WOS,白色不透光物质;IEMI,上皮内微小侵犯;MCE,隐窝边缘上皮;VS,血管和表面结构;VEC,上皮环内血管

13.1　表浅凹陷型病变(0Ⅱc)

13.1.1　病例1:典型Ⅱc型,IMVP 合并 IMSP (图13.1~图13.5)

胃底贲门小弯侧,0Ⅱc 型,分化型(高分化腺癌),侵犯深度 M,非放大内镜下呈典型 0Ⅱc 型,放大内镜下呈典型早期胃癌(EGC)表现(表13.1)

13.1.1.1　非放大内镜表现(图13.1)

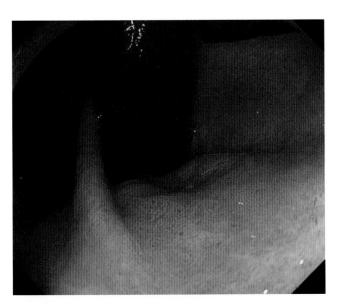

图 13.1　胃底贲门小弯侧,可以看到一处凹陷性病变,边缘不规则且在病变内侧轻微隆起

13.1.1.2　放大内镜表现(最大放大倍数,水浸没法)

▶ 背景黏膜
  - VS 分类:规则的 MV 构造+规则的 MS 结构
  - VS 不一致性:无
▶ 边缘区域
  - DL:存在
  - IEMI:存在(表浅侵犯)
▶ 病变
  - VS 分类:不规则的 MV 构造+不规则的 MS 结构
  - VS 不一致性:有
▶ 背景黏膜(图13.2)

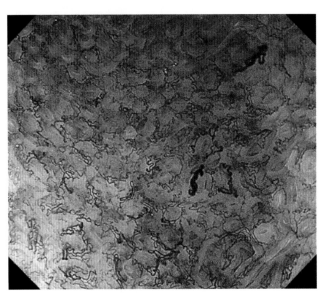

图 13.2　背景黏膜

V:由小的闭合弧形血管形成上皮下毛细血管环,彼此相互交织,形成排列规则的蜂窝样 SECN。

S:MCE 区呈现为闭合弧形到新月形结构,宽度一致。

VS 不一致性:无 V 和 S 结构的分离,所以没有 VS 不一致性。

▶ 边缘区域(图 13.3a)

如图 13.3a 所示,在癌的边缘区域我们可以看见一条清晰的分界线(DL),这是由于癌和非癌黏膜之间的 VS 结构差异所致。朝向肛侧,表面略微不平。图 13.3a 中的箭头和图 13.3b 中的圆圈标出了癌(IMVP)破坏性地侵犯非癌上皮表层的位置,这就是上皮内微小侵犯(IEMI,或称表浅侵犯)。

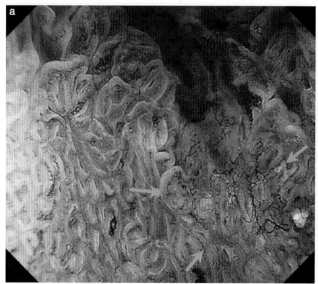
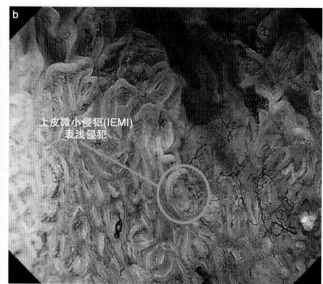

图 13.3　(a,b)边缘区域

▶ 病变(图 13.4a,b)

V:在这个癌变区域,我们可以看到大小不同、形态不一、非对称分布、不规则排列的微血管增生。这些微血管形成一片由开放、闭合和不规则分支开放血管袢构成的致密纷乱的血管网。血管的异质性表现在没有两根血管具有相同的形态或大小,因此判断微血管构造为 IMVP。

S:我们在病变边缘可见 MCE 呈现出弧形到线形的形态,这种 MCE 缺乏连续性和一致的方向性,IP 大小不等。在病变中心区,可见到 MCE 的破坏和中断。

VS 不一致性:MCE 和血管形态出现分离,这是 VS 不一致性的表现。

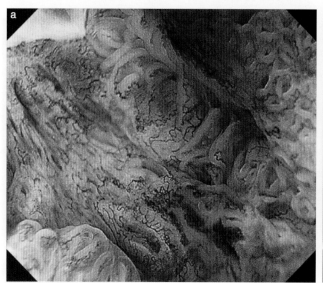
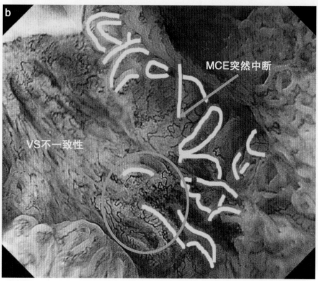

图 13.4　(a,b)病变

13.1.1.3 组织学表现

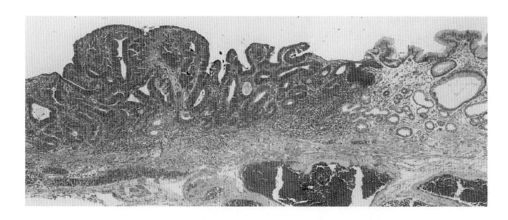

图13.5 与图13.4a,b中标本相对应的组织学表现。边缘区域清晰可见的MCE符合高分化腺癌特点,来源于大的不规则腺体,这些组织学结构在内镜下显示为不规则MCE

13.1.2 病例2:典型Ⅱc型,IMVP合并IMSP (图13.6~图13.13)

胃体后壁,0Ⅱc型,分化型(高分化腺癌),侵犯深度M,非放大内镜下呈典型0Ⅱc型,放大内镜下呈典型早期胃癌表现。

13.1.2.1 非放大内镜表现

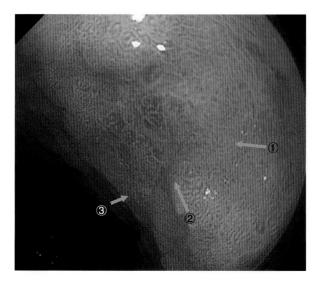

图13.6 胃体后壁,可以见到一处红色不规则凹陷性病变

13.1.2.2 放大内镜表现(低倍放大)

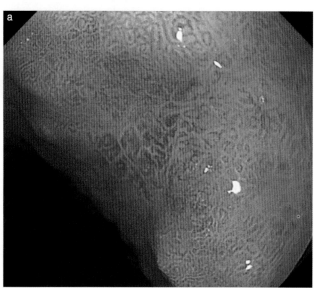

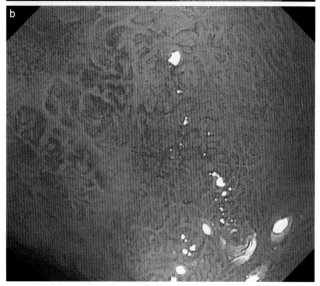

图13.7 (a,b)将放大内镜先端帽紧贴黏膜,如果我们略微增加放大倍数,可以清晰地看到病变边缘。但是,在这个放大倍率下,无法辨识微结构

13.1.2.3 放大内镜表现(最大放大倍数)

▶ 背景黏膜
  • VS 分类:规则的 MV 构造+规则的 MS 结构
  • VS 不一致性:无
▶ 边缘区域
  • DL:存在
  • IEMI:不存在

▶ 病变
  • VS 分类:不规则的 MV 构造+不规则的 MS 结构
  • VS 不一致性:有
▶ 背景黏膜(图 13.8～图 13.10b 中箭头外侧)
  V:上皮下毛细血管呈现为开放袢样或闭合袢样形态,分布对称,排列规则,形成规则的蜂窝样 SECN。
  S:MCE 部分边缘有 LBCs(图 13.10b,c),形成多边形 IPs,与胃窦黏膜形态类似。

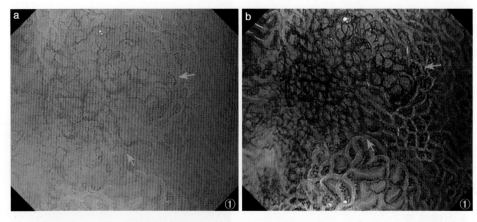

图 13.8 (a,b)边缘区域,对应图 13.6 中①所标注的区域(图像说明见下一页)

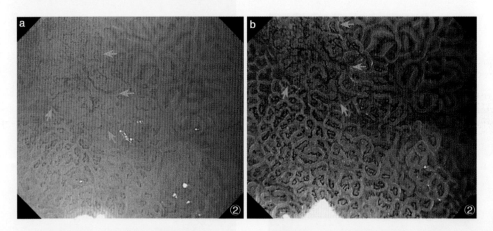

图 13.9 (a,b)边缘区域,对应图 13.6 中②所标注的区域(图像说明见下一页)

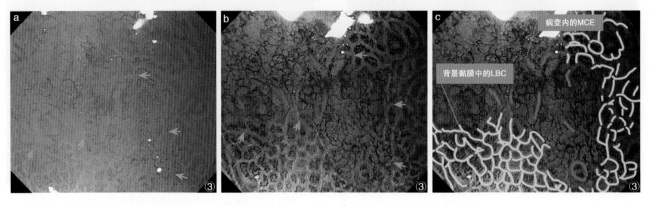

图 13.10 (a～c)边缘区域,对应图 13.6 中③所标注的区域(图像说明见下一页)

VS 不一致性:血管位于 IPs 中,所以没有 VS 不一致性。

▶ 边缘区域(图 13.8,图 13.9 和图 13.10 中箭头所示)

我们可以看见一条清晰的 DL,对应于规则 MV 构造和规则 MS 结构消失的部位。沿整个 DL 轮廓观察,没有发现上皮内微小侵犯(IEMI)的表现。

▶ 病变(图 13.8,图 13.9 和图 13.10 中箭头内侧)

V:各条血管大小不同、形态不一,形成不规则的开放袢样或闭合袢样结构。大多数血管与其他血管交联吻合,但是这种血管接合不均匀,有些部分截断。血管分布不对称,排列不规则。

S:我们仅仅在病变边缘可辨认出部分弧形 MCE,但是这些 MCE 被截断,排列方向不规则。

VS 不一致性:MCE 和微血管构造在排列或分布方面不规则,所以存在 VS 不一致性。

13.1.2.4　组织学表现(图 13.11 ~ 图 13.13)

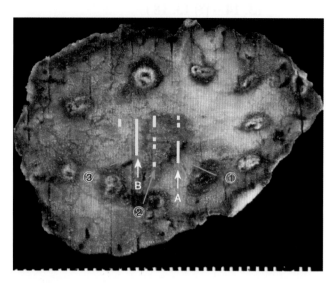

图 13.11　ESD 标本(甲醛溶液固定)。标记了对应图 13.6 中①、②、③的区域

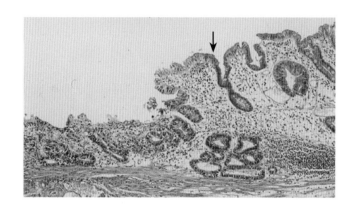

图 13.12　对应于图 13.8a,b 放大内镜图像和图 13.11 中 A 线段区域的组织学表现。非癌背景黏膜显示为慢性胃炎,伴有肠上皮化生。在边缘区域(箭头所示)的左侧,可以看到一处明显凹陷或凿空区域,有小的异形腺体增生,腺体结构和细胞形态具有显著的异型性。由于这些腺体不是垂直于黏膜表面排列,内镜下很难观察到具有这种组织学结构的 MCE 形态

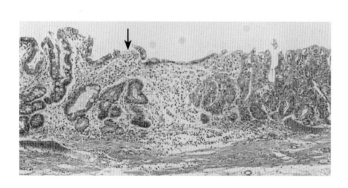

图 13.13　对应于图 13.10a,b 放大内镜图像和图 13.11 中 B 线段区域的组织学表现。非癌背景黏膜显示为慢性萎缩性胃炎,伴有显著肠上皮化生。在边缘区域(箭头所示)的右侧,可以看到具有很高腺体密度的癌组织。这个区域的腺体很长,且有垂直分布的趋势,所以这种腺体在放大内镜能见到相应的 MCE

13.1.3 病例3:典型Ⅱc型,不规则WOS(图13.14～图13.18)

胃窦后壁邻近胃角,0Ⅱc型,分化型(高分化腺癌),侵犯深度M,非放大内镜下呈典型0Ⅱc型,放大内镜下呈典型早期胃癌表现。

13.1.3.1 非放大内镜表现(图13.14和图13.15)

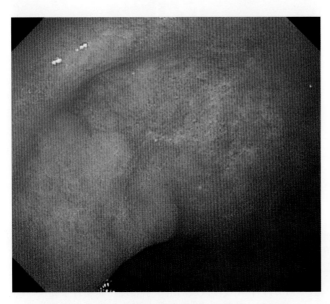

图13.14 胃窦后壁邻近胃角处,可以看到一处轻微发红的平坦黏膜区域,具有明显的边界

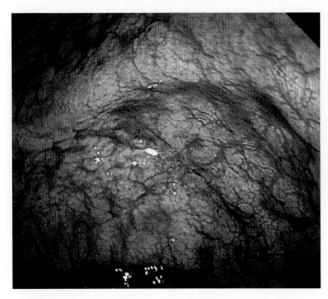

图13.15 染色剂喷洒后,我们仅能辨识出一个凹陷病变

13.1.3.2 放大内镜表现(最大放大倍数,水浸没法)

▶ 背景黏膜
  - VS 分类:规则的 MV 构造 + 规则的 MS 结构(LBC+)
  - VS 不一致性:无
▶ 边缘区域
  - DL:存在
  - IEMI:不存在
▶ 病变
  - VS 分类:消失 MV 构造 + 不规则的 MS 结构(WOS+)
  - VS 不一致性:不确定(ND)
▶ 背景黏膜(图13.16a,b 中箭头外侧)

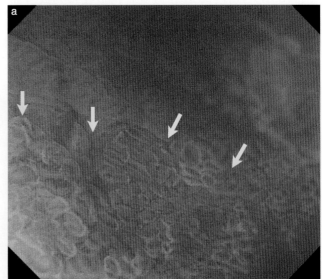

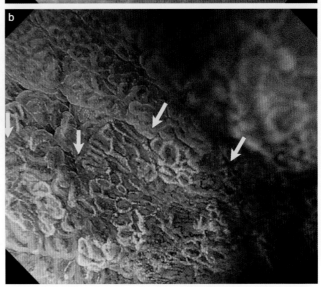

图13.16 (a,b)边缘区域(图像说明见下一页)

V:上皮下毛细血管呈现为开放袢样或闭合袢样形态,分布对称,排列规则,形成规则的蜂窝样上皮下毛细血管网(SECN)。

S:MCE 边缘可见 LBCs(图 13.10b,c),形成规则的椭圆形 IPs。

VS 不一致性:毛细血管位于 IPs 中,所以没有 VS 不一致性。

▶ 边缘区域(图 13.16a,b 中箭头所示)

我们可以看见一条清晰的 DL,对应规则的 MV 构造和规则的 MS 结构消失的部位。没有发现上皮内微小侵犯(IEMI)的表现。

▶ 病变(图 13.16a,b 和图 13.17 中箭头内侧)

V:各条血管主要形成多边形的闭合袢样结构(图 13.17),但是 WOS 的存在使清晰地观察和分析血管结构变得非常困难,所以这种情况就被评估为 MV 消失。

S:病变范围内,我们可以看到 WOS 呈密集的曲线状,形成一种网络样形态。WOS 宽度不一,且不连续;基于这些 WOS 表现,表面结构被评估为不规则的 MS 结构。

VS 不一致性:在病变范围内不能识别 MCE 结构,所以这种情况被判断为不确定(ND)。

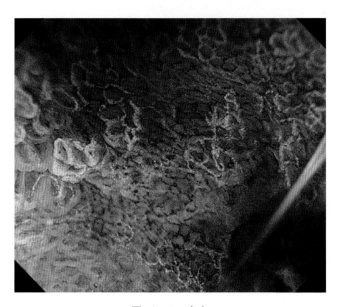

图 13.17　病变

13.1.3.3　组织学表现

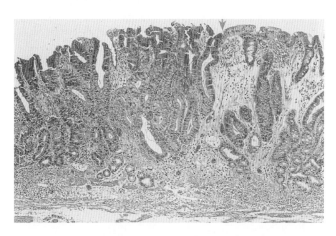

图 13.18　对应图 13.16a,b 和图 13.17 中边缘区域的组织学表现。在边缘区域(箭头所示)的左侧,可以看到一处相当密集的肿瘤性腺体增生区,细胞形态具有显著的异型性。WOS 的本质尚不清楚,所以我们还不能够解释放大内镜所见的成因

13.1.4　病例4:典型Ⅱc型,IEMI(图 13.19 ~ 图 13.25)

胃体上部后壁,0Ⅱc型,分化型(中-低分化腺癌),侵犯深度 SM3,非放大内镜下呈典型 0Ⅱc 型,放大内镜下呈典型早期胃癌表现。

13.1.4.1　非放大内镜表现

13.1.4.2　放大内镜表现(最大放大倍数,水浸没法)

▶ 背景黏膜
  - VS 分类:规则的 MV 构造+规则的 MS 结构
  - VS 不一致性:无
▶ 边缘区域
  - DL:存在
  - IEMI:存在(表浅及上皮下侵犯)
▶ 病变
  - VS 分类:不规则的 MV 构造+MS 结构消失
  - VS 不一致性:不确定(ND)
▶ 背景黏膜(图 13.20)

V:上皮下毛细血管呈现为开放袢样或线圈样形态。这些血管独立出现,分布对称,排列规则。

S:MCE 表现为紧密的弧形到新月形结构,宽度均匀一致。

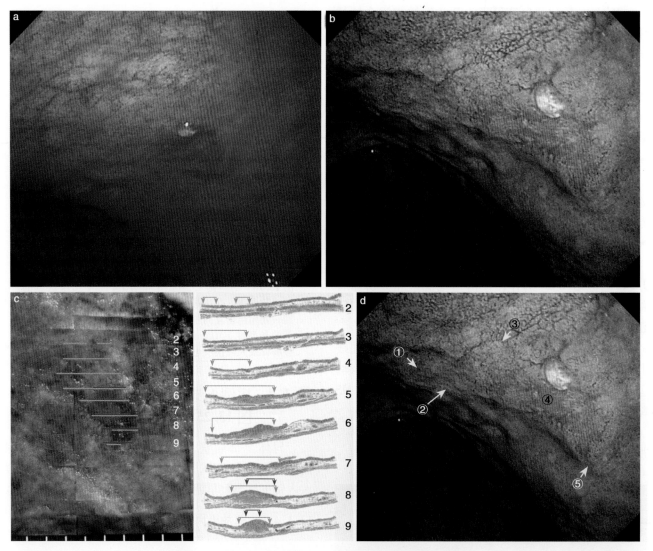

图 13. 19　(a ~ d) 在胃体上部后壁,可见到一处凹陷性病变,边界不规则,并且边界凹陷处有侵犯。染色剂喷洒后显示口侧边界处的隆起呈僵硬陡峭的突起,这些表现与该凹陷型癌口侧半边区域的黏膜下突破相符。外科手术标本显示癌灶侵犯黏膜下层深层。(c)蓝线:黏膜内癌;红线:黏膜下侵犯

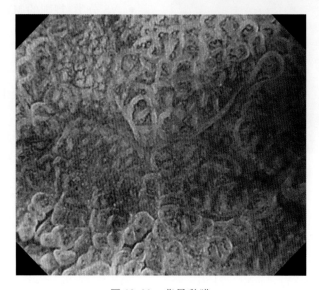

图 13. 20　背景黏膜

VS 不一致性:没有 V 和 S 结构的分离,所以具有 VC 的一致性(图 13.21-13.25)。

▶ 边缘区域和相应的组织学表现(图 13.21～图 13.25)

边缘区域:在癌性黏膜的边缘区域内,可以看见清晰的分界线(DL),这是由于癌性黏膜和非癌黏膜间在 VS 结构方面的差异所致。如图 13.21a 和图 13.22a 所示,癌(IMVP)以一种不规则且破坏性的方式侵犯到非癌黏膜的 IP 上皮表面。这是一种显著的上皮内微小侵犯(IEMI)。有此类放大内镜表现的病例中,在组织学上,癌常常以一种破坏性的方式侵犯到非癌黏膜的表层(表浅侵犯)。另一方面,在图 13.25a 中的具有 SM 侵犯的边缘区域内,MCE 在非癌黏膜内得以存留,但是我们可以看到上皮下的不规则 MV 构造。组织学表现反映了上皮下肿瘤侵犯(上皮下侵犯),并且黏膜层深部的肿瘤挤压上皮,导致黏膜伸展和变薄。

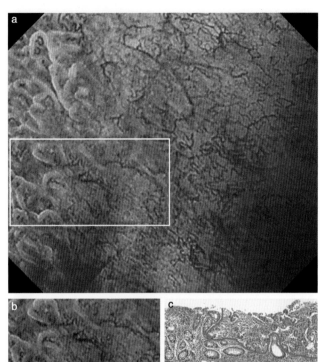

图 13.22　(a～c)图 13.19d 中箭头②所标注的区域(边缘区域)的放大内镜表现(IEMI:表浅侵犯),以及相应的组织学表现

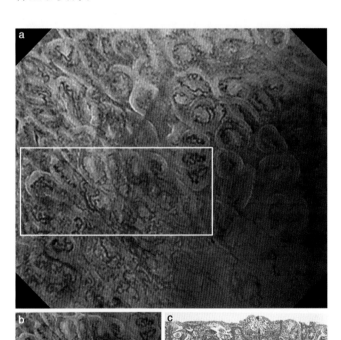

图 13.21　(a～c)图 13.19d 中箭头①所标注的区域(边缘区域)的放大内镜表现(IEMI:表浅侵犯),以及相应的组织学表现

▶ 病变(图 13.21～图 13.25)

V:在图 13.21a～图 13.25a 中的 IEMI 区域内,可以看到大小不一、形态各异、分布不对称、排列不规则的微血管增生。这些微血管形成开放、闭合和分支不规则的环。这个病变 IMVP 的特征是闭合襻形成了由

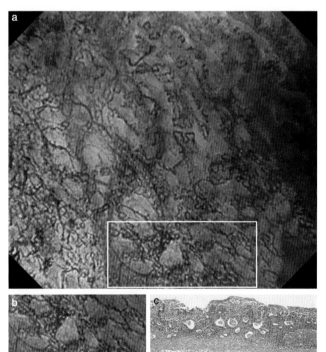

图 13.23　(a～c)图 13.19d 中箭头③所标注的区域(边缘区域)的放大内镜表现(密集且紧密的祥样网络结构),以及相应的组织学表现

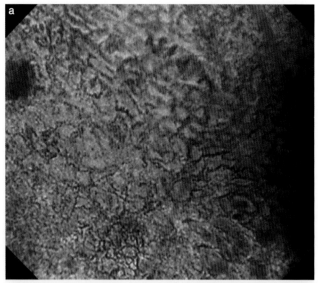

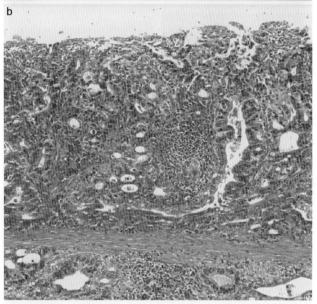

图 13.24   (a,b)图 13.19d 中箭头④所标注的区域(癌的黏膜下侵犯)的放大内镜表现(多发 IMVPs),以及相应的组织学表现

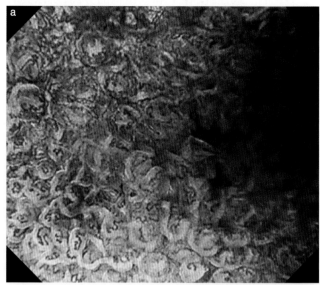

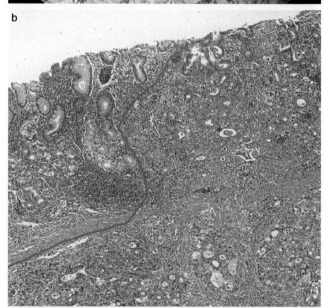

图 13.25   (a,b)图 13.19d 中箭头⑤所标注的区域(边缘区域)的放大内镜表现(IEMI:表浅侵犯),以及相应的组织学表现

小环形组成的密集网络结构,另一个特点是不规则分支的大血管的消失。在中分化腺癌中,我们有时观察到一个小而密集的闭合袢形成的网络结构。在图 13.24a 中的上皮下微小侵犯区域,IMVP 的血管密度在三维方向上均有增加。实际上,我们可以看到由棕色的上皮下 IMVP 和稍微深一些的青色 IMVP 构成的复杂结构,换言之多层次的 IMVPs。

S:我们可以看到没有 MCE 或其他黏膜表面微结构存在,所以这是一种 MS 结构的消失。组织学上,这个肿瘤由小而浅的肿瘤性腺体组成,看上去呈现出 MS

形态消失。

VS 不一致性:由于见不到 MCE 结构,不能够评估 VS 一致性,所以 VS 不一致性判定为不确定(ND)。

13.1.5   病例 5:小Ⅱc 型,MCE 成像要素(图 13.26 ~ 图 13.35)

胃窦前壁,小 0Ⅱc 型,直径 8mm,分化型(高分化腺癌),侵犯深度 M,非放大内镜下呈典型 0Ⅱc 型,放大内镜下呈典型早期胃癌表现。

13.1.5.1 非放大内镜表现

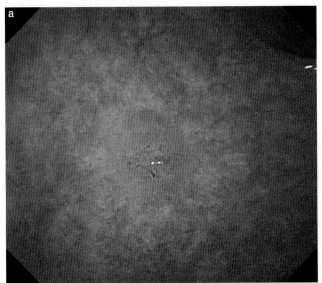

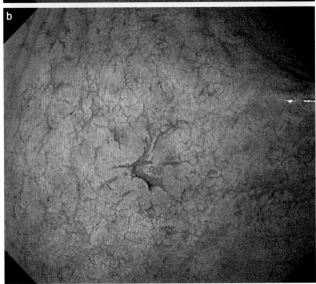

图 13.26 (a,b)在胃窦的前壁,可以见到一处小的凹陷性病变,边界不规则其内侧稍微隆起。还存在着毛刺状凹陷

13.1.5.2 放大内镜表现(最大放大倍数,水浸没法)

- ▶ 背景黏膜
  - VS 分类:规则的 MV 构造+规则的 MS 结构
  - VS 不一致性:无
- ▶ 边缘区域
  - DL:存在
  - IEMI:存在
- ▶ 病变
  - VS 分类:不规则的 MV 构造+不规则的 MS 结构
  - VS 不一致性:有
- ▶ 背景黏膜(图 13.27 和图 13.28)

V:各条血管主要呈现为小线圈样的上皮下毛细血管,这是胃窦毛细血管的特征。这些血管独立出现,

分布对称,排列规则。

S:MCE 表现为弧形或线形结构,宽度均匀一致。MCE 呈有序的线形排列,分布对称。只是在一个区域,可以看到一些管状 COs(图 13.27b)。

VS 不一致性:没有 V 和 S 结构的分离,所以具有 VS 的一致性。

- ▶ 边缘区域(图 13.27 和图 13.28)

在癌性黏膜的边缘区域内,可以看见清晰的分界线(DL),对应 V 和 S 结构变化的位置。如图 13.27a,b 所示,可见到癌性 IMVP 位于癌性黏膜 IP 上皮下方。这是 IEMI(上皮下侵犯)。

- ▶ 病变(图 13.27 ~图 13.28)

V:各条血管呈现为不规则分支状、开放袢样或大小不一的闭合袢样。血管的形态和大小显示出相当的异质性和不规则性,分布不对称,排列不规则。这些表现符合分化型癌的典型 IMVP。

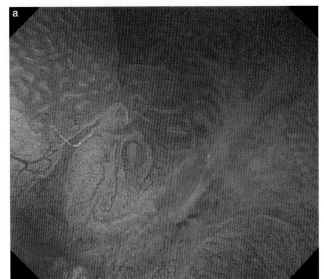

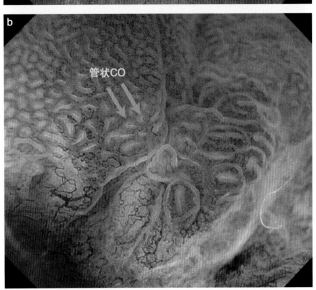

管状CO

图 13.27 (a,b)放大内镜表现

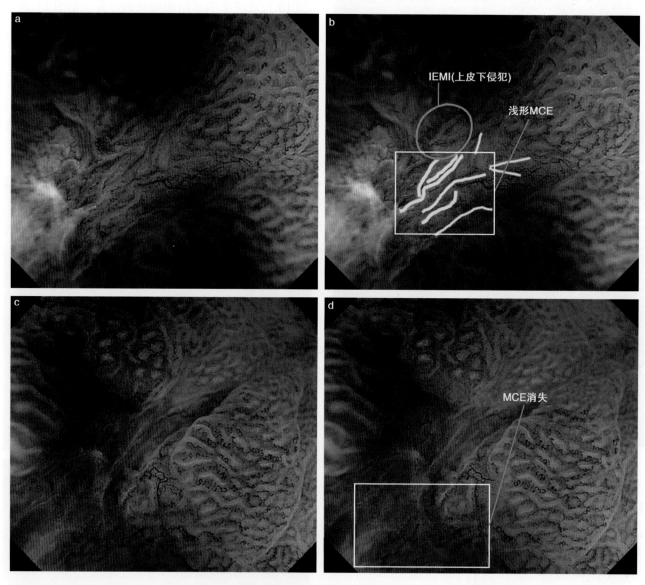

图 13. 28　(a ~ d) 放大内镜表现

S:在沟槽状的边缘凹陷部分,MCE 为束带状,呈五到六列宽条形,延伸了相当长的距离(图 13.28a,b)。在凹陷的中央区域,MCE 消失(图 13.28c,d)。总体看,MCE 的走行和形态是不规则的,这是一种不规则的 MS 结构。

VS 不一致性:在 V 和 S 结构方面,没有一致的规律性,所以这种情况评估为 VS 不一致。这个病变的一个特点是在 IPs 存在不规则分支的较大的微血管。

13.1.5.3　病理学表现和放大内镜表现的对比

对于这个小病变,应用沟槽状的边缘凹陷作为标志,我们可以很容易地对比切除标本和放大内镜表现。这里我将简单解读一下放大内镜所见的 VS 结构以及组织学表现,尤其针对沟槽状凹陷区域(图 13.29～图 13.33)。

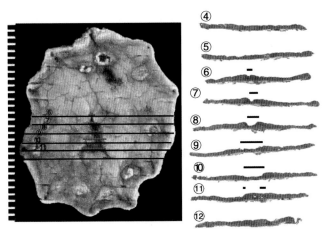

图 13.29　ESD 标本(甲醛溶液固定)的重建及相应的低倍镜下图像。切除标本中凹陷区域的上半部分对应内镜图像中所见的沟槽状凹陷区

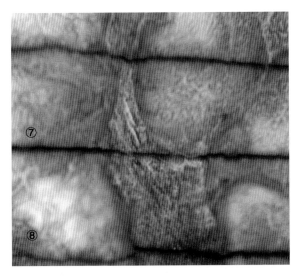

图 13.30　Carazzi 苏木精染色后的立体显微镜下表现。切面⑦对应图 13.28a 中凹陷边缘的沟槽状部分,切面⑧对应图 13.28c 中邻近凹陷中央区域的部分

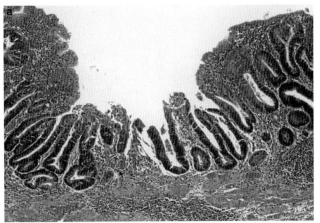

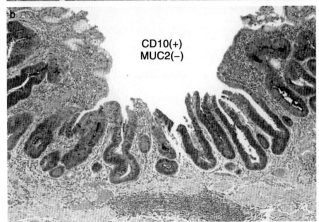

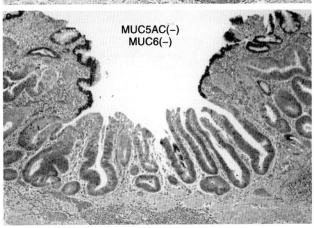

图 13.31　(a)切面⑦的高倍镜观察(×25)图像。虽然腺体不是很完美地垂直排列,我们仍可看到相对较大的肿瘤性腺体的开口,肿瘤性腺体表现为简单的无分支的管状结构。(b)在肿瘤性腺体的管腔面,Anti-CD10 免疫染色呈阳性。虽然在这没有展示图片,但 MUC2 黏蛋白染色呈阴性。(c)非癌性小凹上皮的黏蛋白内,MUC5AC 黏蛋白染色呈阳性,但是肿瘤细胞的黏蛋白染色呈阴性。虽然在这没有展示图片,MUC6 黏蛋白染色也呈阴性。因此,我们判定这个胃癌具有小肠表型

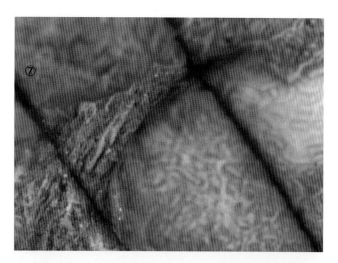

图 13.32　Carazzi 苏木精染色后的立体显微镜下表现

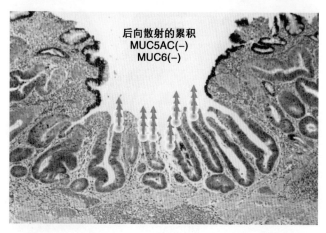

后向散射的累积
MUC5AC(-)
MUC6(-)

图 13.33　如果我们将光束投照到图 13.31c 中垂直于表面排列的肿瘤性腺体(MUC5AC 黏蛋白染色阴性),连续的后向散射(backward scattering)将在垂直排列的细胞内累积,如图中箭头所示

我展示以上这些免疫组织化学染色的标本图片,是基于以下两个原因:①方便就下面这个问题展开讨论,即为什么应用 M-NBI 技术不能在 CD10 阳性的肿瘤性腺上皮的边缘看到 LBC;②区分肿瘤和非肿瘤上皮很容易,因为肿瘤呈 MUC5AC 染色阴性,而非肿瘤的小凹上皮呈 MUC5AC 染色阳性。

1. 观察到 LBCs 的条件(图 13.28a)

图 13.28a. 如果我们重新审视凹陷边缘的沟槽样区域的 M-NBI 图像,结合对上述组织学表现的理解,我们可以在束带状 MCE 的边缘上辨识到 LBC-样的边沿,尽管并不明显。一个可能原因是,如图 13.31b 所示,肿瘤性腺上皮 CD10 染色阳性,并且存在刷状缘,但是刷状缘的排列与入射光的方向不平行。也就是说,刷状缘的排列方向是不一致的,所以就不能以 LBC 的形式被识别。顺便提一句,

MCE 上的刷状缘只有平行于入射光,才能呈现为 LBC 而被观察到。因此,即使 IP 的表面上皮存在有刷状缘,应用放大内镜也不能观察到 LBC。我们可以推测,刷状缘能够以 LBC 形态被观察到必须满足一个条件,即刷状缘排列的方向平行于入射光的方向。

2. 观察到 MCE 的条件(图 13.32 和图 13.33)

图 13.32. 这幅图显示了图 13.28a 相同部位的立体显微镜下的图像。在 MCE 的束带状结构之间,我们可以很明确的辨认出一些沟槽状的 COs。

图 13.33. 这幅图显示了 MUC5AC 染色结果,非肿瘤性隐窝上皮呈红染。有四个肿瘤性腺体开口于黏膜表面。此外,有约六列宽度均一的 MCE 垂直排列,因此,如我在第 8 章所解释的,我们只能够通过投照光的后向散射(backward scattering)观察到大约六列 MCE。这就是我们能够在肿瘤边缘的沟槽状凹陷内观察到 5~6 条束带状 MCE 的原因。

3. IEMI

如图 13.31c 所示,侵入到正常上皮下方的肿瘤形成一个基质。应用放大内镜,可以观察到 IMVP,而非癌性表面微结构得以保存。这个 IEMI 的特别范例展示了上皮下侵犯,即与肿瘤区域相连续的 IMVP 出现在非肿瘤性上皮的下方。

4. 不能观察到 MCE 的条件(图 13.28d,图 13.34 和图 13.35c)

请看图 13.28d 中 MCE 消失的区域。

这里,我们再次回顾图 13.28d,有一个区域 MS 结构消失,以 MCE 消失和呈没有黏膜表面微结构的平坦外观为特征。在图 13.30 显示的立体显微镜图像中,对应于切面⑧的凹陷区域,被完好的 MCE 所包围。虽然很小,我们仍能够辨认出 COs 的不规则管状形态。在切面⑧组织学表现的低倍镜(×10)图像(图 13.34)中,我们也能看见小的致密排列的具有管状结构的肿瘤腺体。应用放大内镜在该区域观

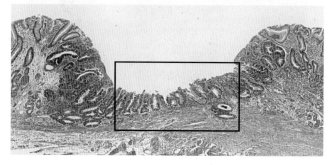

图 13.34　切面(⑧)组织学表现的低倍镜(×10)图像

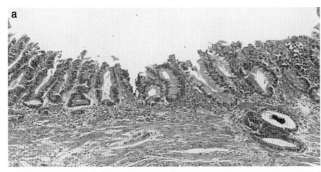

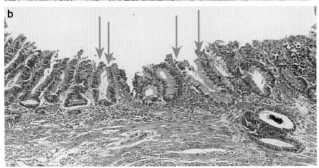

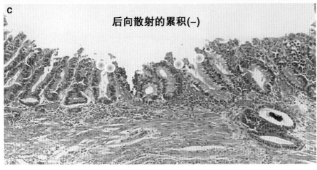

后向散射的累积(-)

图 13.35　(a~c)高倍镜(×25)图像。投照光线(箭头)不能产生连续的后向散射

察不到 MCE 的确切原因尚不明确,但是,对比图13.31a 中的肿瘤腺体,在高倍镜(×25)图像中(图13.35a),我们可以看到该区域隐窝小而浅,并且MCE 呈斜向排列。因此,可能是由于后向散射不能够统一在上皮内聚集,所以就不能观察到 MCE,导致MS 结构的消失。同时,散射程度也被认为会随上皮细胞的性质不同而变化,所以,为什么内衬浅小隐窝并斜向排列的肿瘤性 MCE 不能在内镜下被看见,这个问题的真正原因尚待回答。我希望强调,对于任何病例,在解读腺上皮的 ME 表现时,腺管状腺癌性组织的存在,甚至合并 MS 结构的消失(即不能辨认出 MCE、WOS 或 LBC 等黏膜表面微结构的标志),都是一个很重要的预先假设。我将癌的诊断标准设定为不规则的MV 构造或不规则的 MS 结构;其原因在于,有些病变以及并非少见的分化型癌,在 ME 结合 WLI 或 NBI 观察时如果不做活体(in vivo)染色观察,会发现 MS 结构消失。

13.1.6　病例6:小Ⅱc型,不规则 WOS(图13.36 ~ 图 13.39)

胃窦后壁邻近胃角,微小 0Ⅱc 型,直径 4mm,分化型(高分化腺癌),侵犯深度 M,非放大内镜下呈不典型 0Ⅱc 型,放大内镜下呈典型早期胃癌表现。

13.1.6.1　非放大内镜表现

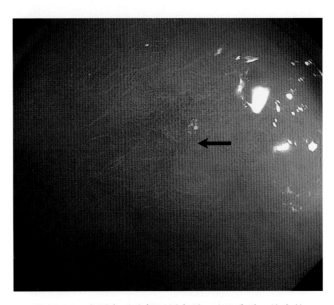

图 13.36　在胃窦后壁邻近胃角处,可以看到一处小的发白的凹陷病变(箭头所示)。我们无法确认任何如毛刺状凹陷或不规则边缘等恶性病变的特征,所以这个病变在非放大内镜下不能够被诊断为癌

13.1.6.2　放大内镜表现(最大放大倍数,水浸没法)

▶ 背景黏膜
  ● VS 分类:MV 构造消失+规则的 MS 结构(WOS+)
  ● VS 不一致性:无
▶ 边缘区域
  ● DL:存在
  ● IEMI:不存在
▶ 病变
  ● VS 分类:MV 构造消失+不规则的 MS 结构(WOS+)
  ● VS 不一致性:有
▶ 背景黏膜(图 13.37 和图 13.38 中箭头外侧)
　　V:各条血管主要呈现为以小线圈样的上皮下毛细血管,这是胃窦毛细血管的特征。有些区域血管独立出现,分布对称,排列规则,但是,由于被认为与肠上皮化生相关的 WOS 存在,我们不能看清细节,所以这种情况被评估为 MV 构造消失。

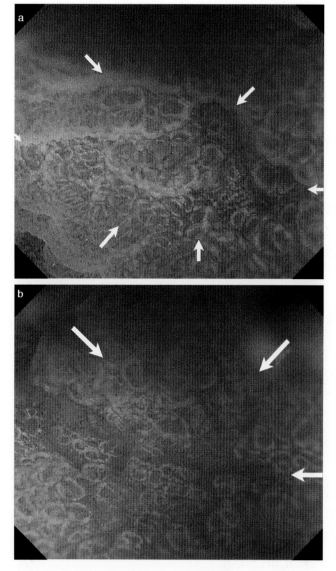

图 13.37　（a, b）边缘区域

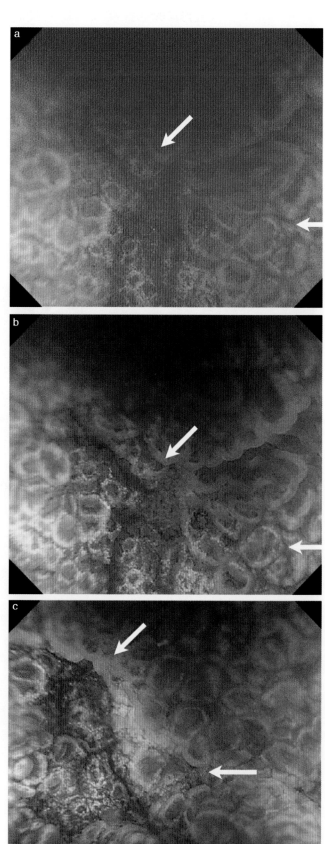

图 13.38　（a～c）边缘区域

S：MCE 表现为弧形或线形结构,宽度均匀一致。MCE 呈有序的线形排列,分布对称。

VS 不一致性：没有 V 和 S 结构的分离,所以没有 VS 的不一致性。在每个 IP 中都有一到两个毛细血管襻。

▶ 边缘区域(图 13.37 和图 13.38 中箭头所标注)

可以看见分界线(DL),对应下文所述的黏膜表面微结构的变化部位。

▶ 病变(图 13.37 和图 13.38 中箭头内侧)

V：如图 13.37a 所示,M-WLI 显示了 WOS,也因此不可能再分析上皮下微血管构造,所以这种表现即为 MV 构造消失。将先端帽紧贴黏膜并且尽量伸展该凹

陷区域,我们仅能在凹陷的底部勉强辨认出一些微血管,但是不能够评估血管的形态。

S：如果我们重点观察图 13.38c 中的 WOS,可见 WOS 呈现为斑点状形态,分布不对称,排列不规则。基于这种不规则 WOS 的存在,该病变被评估为不规则的 MS 结构。

VS 不一致性：WOS 的分布和某些区域可见的微血管分布之间存在分离,这种情况评估为存在 VS 不一致性。

13.1.6.3　病理学表现

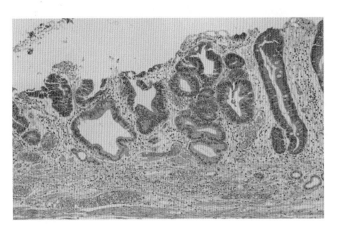

图 13.39　这是一个高分化腺癌。WOS 的实质尚不明确,所以我们不能直接进行组织学表现和 ME 图像之间的对比。这仍然是个未来的挑战。背景黏膜呈现萎缩性胃炎,伴肠上皮化生

13.1.7　病例 7：典型 Ⅱc 型,RMVP 合并 RM-SP(图 13.40~图 13.46)

胃窦后壁,0Ⅱc 型,分化型(高分化到极高分化腺癌),侵犯深度 M,非放大内镜下呈典型 0Ⅱc 型,但放大内镜下呈不典型早期胃癌表现。

13.1.7.1　病例概要

6 年前,转诊医生应用普通内镜检查发现了一处

小糜烂,大约每年都对该病变进行内镜下活检,活检标本的病理组织学表现均为非肿瘤性,仍坚持观察随访。由于普通内镜表现不能排除胃癌,并且病变在缓慢增大,所以该患者被转诊至福冈大学筑紫医院进一步诊治。

非放大内镜表现高度怀疑为Ⅱc 型癌。但是,除了一处小的边缘区域的 IMVP 和 IEMI(上皮下侵犯)外,放大内镜表现并不能确定为癌。也就是说,这是一例具有不典型 ME 表现的Ⅱc 型腺癌。

13. 1. 7. 2　非放大内镜表现

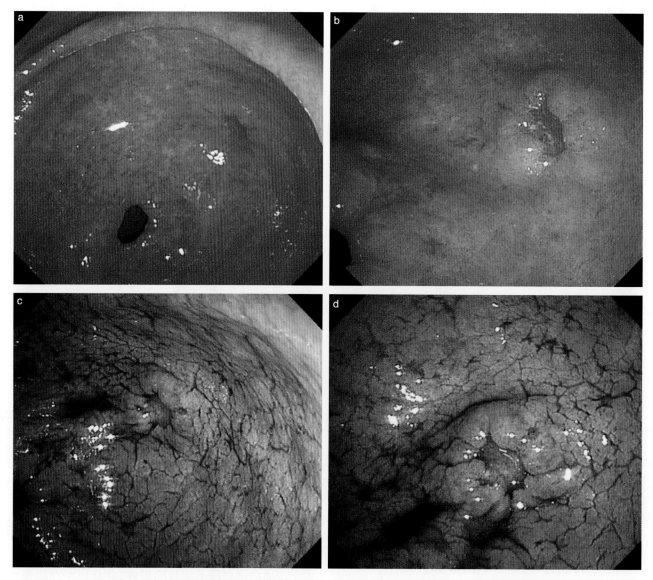

图 13. 40　(a～d)在胃窦后壁,可以看到一处红色凹陷病变,边缘不规则且边缘内侧微微隆起

13.1.7.3 放大内镜表现(最大放大倍数,水浸没法)

▶ 背景黏膜
  • VS 分类:规则的 MV 构造+规则的 MS 结构
  • VS 不一致性:无
▶ 边缘区域
  • DL:存在
  • IEMI:存在(上皮下侵犯)
▶ 病变
  • VS 分类:规则的 MV 消失+规则的 MS 结构
  • VS 不一致性:无
▶ 背景黏膜(图 13.41a,b)

V:各条血管以小线圈样形态的上皮下毛细血管为主,这是胃窦毛细血管的特征。血管独立出现,分布对称,排列规则,形成规则的 MV 构造。

S:MCE 表现为弧形或线形结构,宽度均匀一致。MCE 呈有序的线形排列,分布对称,形成规则的 MS 结构。

VS 不一致性:没有 V 和 S 结构的分离,所以没有 VS 的不一致性。

▶ 边缘区域(图 13.41a~c,f)

可以看见分界线(DL),与凹陷区域的边界相应。在图 13.41a~c 中的部分区域,可以看到 IEMI。

▶ 病变(图 13.41d~i)

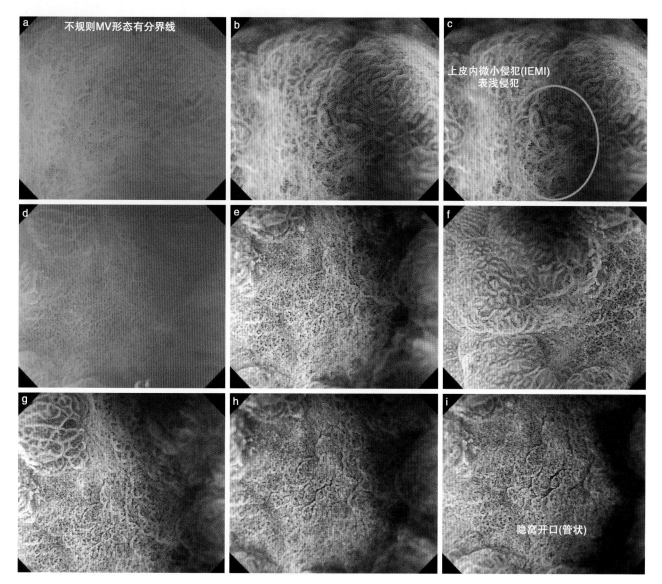

图 13.41 (**a~c**)边缘区域 IEMI。(**d-f**)RMVP+RMSP,存在 DL。(**g-i**)应用水浸没法可观察到 COs。将先端黑帽紧贴病变,灌注水使得 CO 间隙由于水压作用而开放,因而得以看到沟槽样凹陷

V:如图 13.41a 所示,M-WLI 显示在边缘区域的一个小部分内有开放祥样的微小血管。血管祥大小不均一,方向性不一致,排列不规则,尽管其分布不是特别地不对称,该处还是形成了不规则的 MV 构造。但是,应用 NBI 观察,微血管的不规则性变得不甚明显,准确评估微血管构造因而很困难。

如图 13.41a,d 所示,应用 ME-WLI 在凹陷底部观察到的所有血管均为小微血管。这些血管形成扩张的开放祥样或闭合祥样结构,形态各异,以至于没有两个微血管具有相同的形态。因此,虽然血管的大小变化很小,分布对称,排列显示轻微的不规则性,但仍然是一种不规则的 MV 构造。NBI 强化了 MCE,所以更少的血管被辨识,而可见的血管呈一种点状或小开放祥样的形态,大小相同,分布对称,排列规则,所以只能评估为规则的 MV 构造。如图 13.41a 所示,我们能够在一个小区域发现不规则的 MV 构造,但是,总体评估病变则肯定是规则的 MV 构造。

S:如图 13.41e~i 所示,应用 M-NBI 可见到弧形或椭圆形结构的 MCE,形成非常紧密的 IPs。上皮分布对称,排列规则。因此,我们只能将此评估为规则的 MS 结构。如果我们下压先端帽,展开凹陷的表面,并注入水,我们能够看见裂隙样的管状 COs(在组织学上,这种现象被认为反映了存在直腔的隐窝)。

VS 不一致性:微血管分布于 IP 上皮的下方,所以存在 VS 的一致性。

如前所述,本例的 ME 表现,尤其是当联合应用 NBI 时,缺乏癌特征性的 V 和 S 特点,只有在应用 WLI 时发现一小处边缘区域的 IMVP 和 IEMI。该病变的特征是上皮密度(腺体密度)非常高,在小而规则的 IP 上皮下方存在小的开放祥样微血管,微血管被多边形的 MCE 围绕(即闭合的 MCE 内存在开放祥样 MV 构造)。这种形态与慢性胃炎黏膜内常见的肠上皮化生凹陷区域的微血管构造不同,后者是环形 MCE 位于闭合祥样的毛细血管内(即闭合祥样 MVs 内存在闭合 MCEs)。我们也在这个病变处取了活检,但是不能获得明确的诊断,所以,在获得患者的知情同意后,我们针对整个病变进行了诊断性和治疗性的 ESD 切除。

13.1.7.4　ESD 标本(甲醛溶液固定)

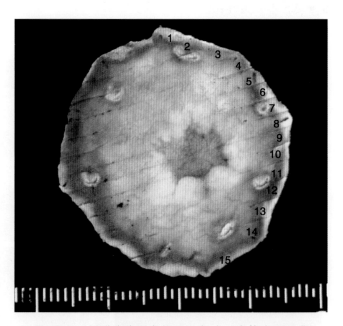

图 13.42　甲醛溶液固定的 ESD 标本。大体表现呈典型 0 Ⅱ c 型早期胃癌,大小 10mm×10mm,边缘不规则且边缘内侧微微隆起

13.1.7.5　病理组织学表现(图 13.43~图 13.45)

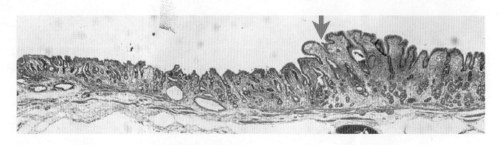

图 13.43　这张切片包含了边缘区域(箭头所示),在低倍镜下,我们可见到,由于癌变腺体密度很高,癌性黏膜中的 IPs 与非癌背景黏膜的 IPs 相比显得相当小,并且相对平均地分布

a
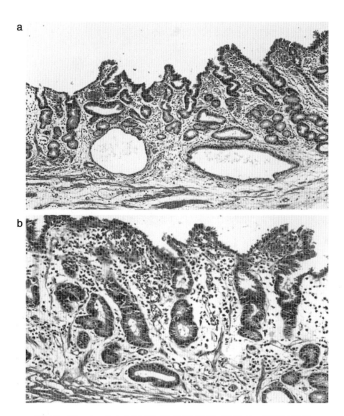
b

图 13.44　(a,b) 在这张癌性黏膜的切片上,高倍镜下观察肿瘤由细胞和结构均呈低级别异型性的肿瘤性腺体组成。腺体的排列规则,癌的基质也是规则的。有些研究者应用"绒毛状"或"乳头状"等术语来表述 M-NBI 所见的多边形 MCE 中的开放袢样 MV 构造,但是,在这个病变中间质相对较宽,所以我更愿意强调腺体的管状本质

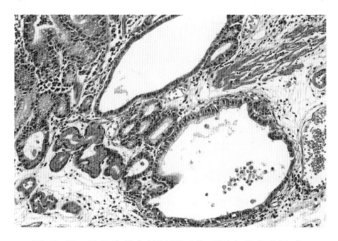

图 13.45　虽然这是个低级别不典型增生的上皮肿瘤,但是肿瘤确实侵犯了黏膜肌层

13.1.7.6　边缘区域的组织学图像,显示了具有 IEMI (上皮下侵犯)的不规则 MV 构造

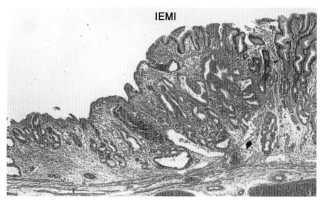
IEMI

图 13.46　详细的组织学检查显示,在这个切面中肿瘤组织的结构异型性最高,肿瘤侵犯到非癌上皮的下方

13.1.8　病例8:表浅凹陷型腺瘤(1),RMVP 合并 RMSP(图 13.47 ~ 图 13.49)

胃窦后壁,小的凹陷性病变,腺管状腺瘤并轻-中度上皮异型增生,非放大内镜下呈典型腺瘤,放大内镜呈典型腺瘤表现所示。

13.1.8.1　非放大内镜表现

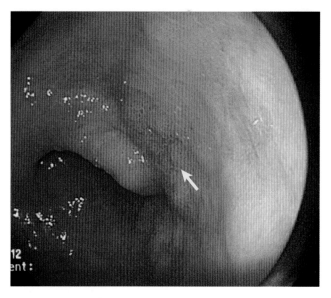

图 13.47　胃窦后壁,可见一处凹陷性病变(箭头),色泽同周围黏膜

13.1.8.2　放大内镜表现(最大放大倍数)

► 背景黏膜
- VS 分类:规则的 MV 构造+规则的 MS 结构

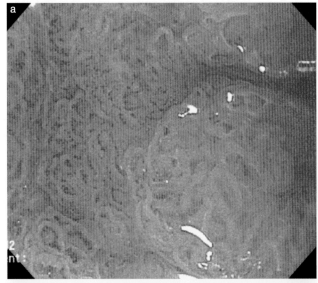

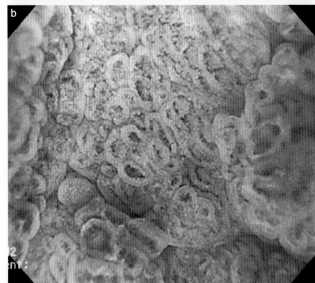

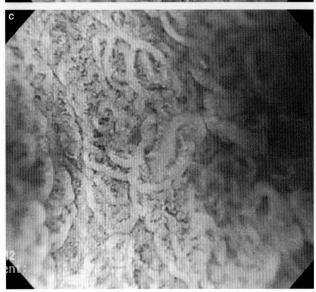

图 13.48　（a~c）浅凹陷型腺瘤（轻-中度上皮异型增生）

- VS 不一致性：无
▶ 边缘区域
- DL：存在
- IEMI：不存在
▶ 病变
- VS 分类：规则的 MV 构造+规则的 MS 结构
- VS 不一致性：无
▶ 背景黏膜（图 13.48a）

虽然背景黏膜对焦不清晰，但仍可见线圈样上皮下毛细血管，这是胃窦毛细血管的特征，毛细血管位于椭圆形 MCE 节段内，全部呈规律排列。
▶ 边缘区域（图 13.48a,b）

在凹陷的边缘区域，可以看见清晰的分界线（DL），这是由于病变和背景黏膜间在 VS 构成的差异所致。在腺瘤病变中观察不到 IEMI。
▶ 病变（图 13.48a~c）

V：如图 13.48a 所示，应用 M-WLI，我们可以看到各条血管呈现为相对均一的小的线圈样形态。M-NBI 同样显示出微小血管，分布对称，排列规则。

S：应用 M-NBI 可以清楚地看到 MCE（图 13.48b，c），MCE 呈椭圆形形态，独立的 IPs 具有明确的结构，排列规则。虽然 MV 和 MCE 的形态类似于胃窦背景黏膜，但是这个病变的特征表现为与背景黏膜相比病变，病变区域 IPs 内血管更小而排列致密。

13.1.8.3　病理学表现（活检标本）

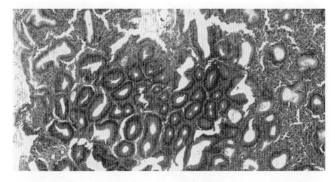

图 13.49　腺管状腺瘤（轻-中度异型增生）。我们可以看见相对小的腺体显示出轻-中度上皮异型增生，但是，与癌相比，细胞和结构的异型性均为轻度，排列规则（黏膜面朝向左侧）

13.1.9　病例9：表浅凹陷型腺瘤（2），RMVP合并 AMSP（图 13.50a~图 13.52）

胃窦前壁，小的凹陷性病变，腺管状腺瘤并中度上皮异型增生，非放大内镜下呈典型腺瘤，放大内镜下呈典型腺瘤表现。

13.1.9.1 非放大内镜表现

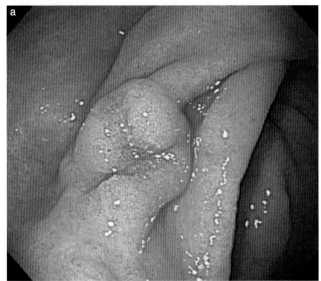

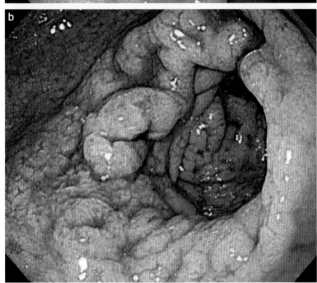

图 13.50 (a,b)胃窦前壁,可见一处略微发红的星形凹陷性病变。应用非放大内镜,不能够将该病变与小的Ⅱc型癌性病变区分开

13.1.9.2 放大内镜表现(最大放大倍数)

▶ 背景黏膜
- VS 分类:规则的 MV 构造+规则的 MS 结构
- VS 不一致性:无
▶ 边缘区域
- DL:存在
- IEMI:不存在
▶ 病变
- VS 分类:规则的 MV 构造+规则的 MS 结构

- VS 不一致性:无
▶ 背景黏膜(图 13.51a,b)

虽然背景黏膜对焦不清晰,但仍可见线圈样上皮下毛细血管,这是胃窦毛细血管的特征,毛细血管位于椭圆形 MCE 节段内,全部呈规律排列。

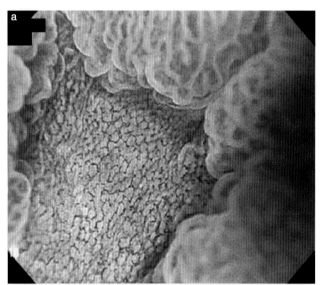

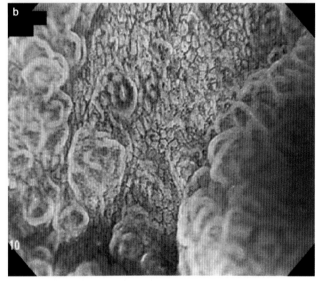

图 13.51 (a,b)浅凹陷型腺瘤(中度上皮异型增生)

▶ 边缘区域(图 13.51a,b)

在凹陷的边缘区域,可以看见一条清晰的分界线(DL),这是由于病变和背景黏膜间 VS 结构差异所致。在腺瘤病变中观察不到 IEMI。
▶ 病变(图 13.51a,b)

V:如图 13.51a 所示,应用 M-WLI,我们可以看到各条血管细小,组成多边形闭合袢,相互反复交联吻合,构成了规律的蜂窝样 SECN。血管形状均一,分布对称,排列规则。

S:即使应用 M-NBI 也看不到 MCE。

13.1.9.3　病理学表现(活检标本)

(与病例 9 相关的材料由 Sada Kouseikai Sada 医院的 Makoto Yorioka 医生慷慨提供)

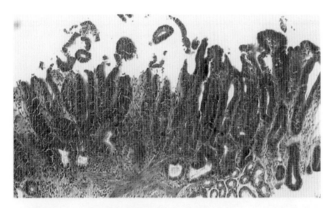

图 13.52　腺管状腺瘤(中度上皮异型增生)。我们可以看到异型腺体增生,表现为腺体密度高,有中度异型增生,但与癌相比,细胞和结构的异型性均为轻度,排列规则。这种规则增生并具有高腺体密度的腺管状腺瘤,只显示致密的蜂窝样微血管构造,而看不到 MCE

13.2　表浅平坦型病变(Ⅱb)

13.2.1　病例10:典型Ⅱb型,IMVP 合并 IM-SP(图 13.53~图 13.59)

胃底贲门小弯侧,0Ⅱb 型,分化型(高分化腺癌),侵犯深度 M,非放大内镜下呈典型 0Ⅱb 型,放大内镜下呈典型 EGC 表现。

13.2.1.1　非放大内镜表现

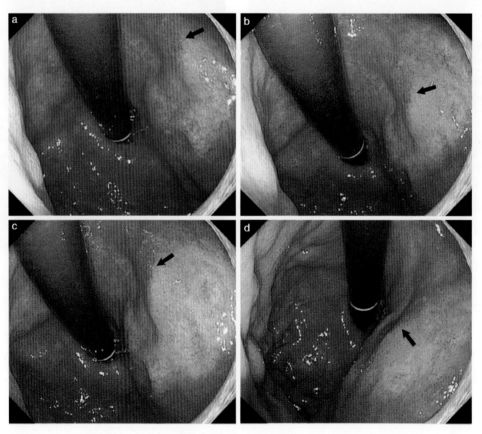

图 13.53　(a~d)在胃底贲门小弯侧,可以看到一处平坦的发红黏膜区域,边界不清楚(箭头所示)。但是,仅根据这些表现,我们不能得出胃癌的诊断,也不能勾勒出病变边缘

13.2.1.2　放大内镜表现(最大放大倍数)

► 背景黏膜

- VS 分类:规则的 MV 构造+规则的 MS 结构(LBC+)
- VS 不一致性:无

► 边缘区域

- DL:存在
- IEMI:不存在

► 病

- VS 分类:不规则的 MV 构造+不规则的 MS 结构
- VS 不一致性:有

► 背景黏膜(图 13.54 ~ 图 13.58 中箭头外侧)

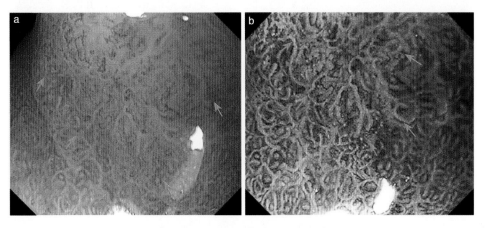

图 13.54　(a,b)前壁侧边缘区域

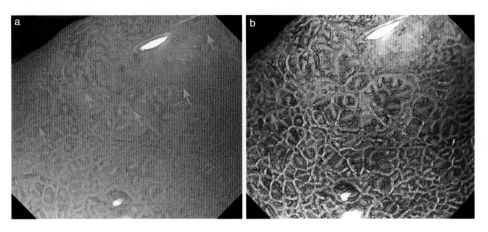

图 13.55　(a,b)肛侧边缘区域

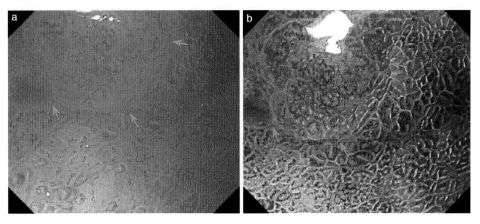

图 13.56　(a,b)后壁-肛侧边缘区域

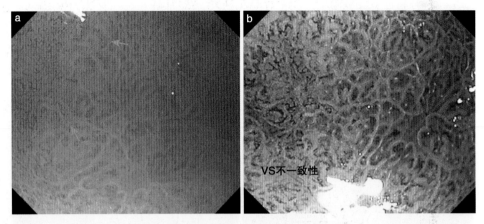

VS不一致性

图13.57 (a,b)后壁侧边缘区域(b:左边箭头内侧存在 VS 不一致性)

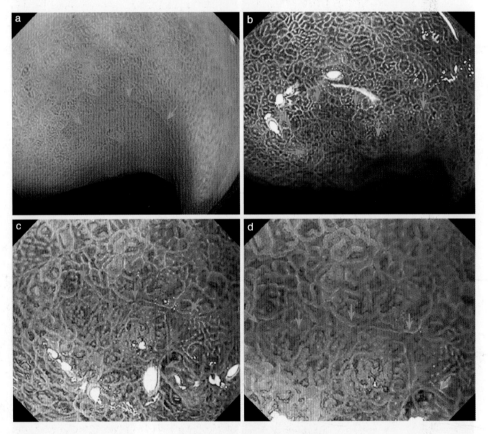

图13.58 (a~d)口侧边缘区域

V:上皮下毛细血管呈现为小的闭合袢样或线圈样。毛细血管独立出现,分布对称,排列规则,形成规则的 MV 构造。

S:MCE 主要呈现为闭合弧形形态,宽度一致。MCE 排列规则,形成规则的 MS 结构。

VS 不一致性:无 V 和 S 结构的分离,所以存在 VS 一致性。每个 IP 内有一或两个毛细血管环。

▶ 边缘区域(图13.54 ~ 图13.58 中箭头所示)

沿着病变的整个环周,我们可以勾勒出一条清晰的分界线(DL),这是由于病变和背景黏膜间的 VS 结构差异所致,看不到 IEMI。

▶ 病变(图13.54 ~ 图13.58 中箭头内侧)

V:我们可以看到微血管的大小和直径不一,形态各异(开放袢样,线圈样状,闭合袢样,不规则分支且相互交联吻合)。微血管的排列和走向不规则。

S:应用 M-NBI,可以看到单个 MCE 呈弧形,但是其宽度不均一,方向不一致,而且相互之间不连续。

VS 不一致性:血管的走向和分布与 IPs 或上皮结

构之间没有相关性,所以,我们评估该病变存在 VS 不一致性。

13.2.1.3　组织学表现

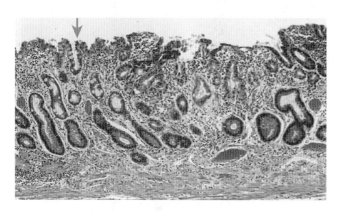

图 13.59　高分化腺癌,ESD 切除标本,边缘区域的高倍镜图像(箭头所示为组织学边缘)。在箭头的右侧,我们可以看到这个高分化腺癌生长并取代了非癌性黏膜的表面层。癌性黏膜和非癌性黏膜的高度没有差异。非癌性黏膜显示出肠上皮化生的特征,这与 M-NBI 所见 LBCs 相对应

13.2.2　病例 11:微小 Ⅱ b 型,IMVP 合并 IM-SP(图 13.60 ~ 图 13.68)

　　胃底小弯侧,0 Ⅱ b 型,分化型(高分化腺癌),侵犯深度 M,非放大内镜下呈不典型 0 Ⅱ b 型,放大内镜下呈典型 EGC 表现。

13.2.2.1　非放大内镜表现

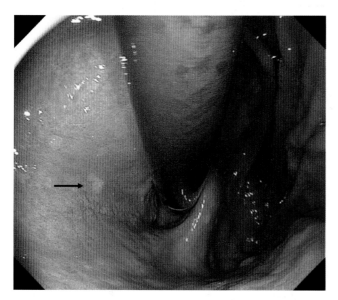

图 13.60　胃底小弯侧,可以看到一处平坦苍白的黏膜区域,边界不清楚(箭头所示)。但是,仅根据这些表现,我们不能得出胃癌的诊断

13.2.2.2　放大内镜表现(最大放大倍数)

▶ 背景黏膜
 • VS 分类:规则的 MV 构造+规则的 MS 结构
 • VS 不一致性:无
▶ 边缘区域
 • DL:存在
 • IEMI:不存在
▶ 病变
 • VS 分类:不规则的 MV 构造+不规则的 MS 结构
 • VS 不一致性:有(图 13.61a ~ d)
▶ 背景黏膜(图 13.61a ~ d)

　　V:各条血管为多边形闭合袢样的毛细血管,血管相互间反复交联吻合,形成规则的蜂窝样 SECN,分布对称,排列规则。所以,这是规则的 MV 构造(规则的蜂窝样 SECN,没有 CVs)。

　　S:MCE 主要呈现为闭合弧形,其中央可见到椭圆形 COs。上皮的宽度一致,排列规则,因此,这是规则的 MS 结构。可以看到 LBCs。

　　VS 不一致性:无 V 和 S 结构的分离,所以可以将其归类为 VS 一致。每个 IP 内有一或两个毛细血管环。这是闭合袢样 MVs 内存在椭圆形 MCEs 的表现。

▶ 边缘区域和病变(图 13.62 ~ 图 13.67)

　　如图 13.62 中 M-NBI 图像(低倍放大)所示,沿着病变的整个环周,我们可以勾勒出一条清晰的分界线(DL),这是由于病变和背景黏膜间的 V 和 S 结构差异所致。但是,在这种放大程度下,我们不能准确地评估微血管构造。图 13.62b 中矩形所圈定的区域对应于图 13.64b 和 13.65b 中的最大放大图像。对比这些图像,可以明显看到不同放大倍率下血管形态的差异。

　　V:我们可以看到微血管的大小和直径不一,形态各异(开放袢样,线圈样,闭合袢样,不规则分支且相互交联吻合)。微血管的排列和走向不规则。虽然这个微小癌直径只有 3.2mm,但是在病变范围内血管形态变化巨大。我们发现,应用类比法进行形态分类,很难将本例病变归类于某个特定 MV 类型。这种情况只能描述为不规则 MV 构造。

　　S:应用 M-NBI,可以看到 MCE 呈现弧形,但是其大小和宽度不均一,方向不一致,而且相互之间不连续。

　　VS 不一致性:血管的走向和分布与 IPs 或上皮结构之间没有相关性,所以,归类为存在 VS 不一致性(图 13.65b 和图 13.66)。

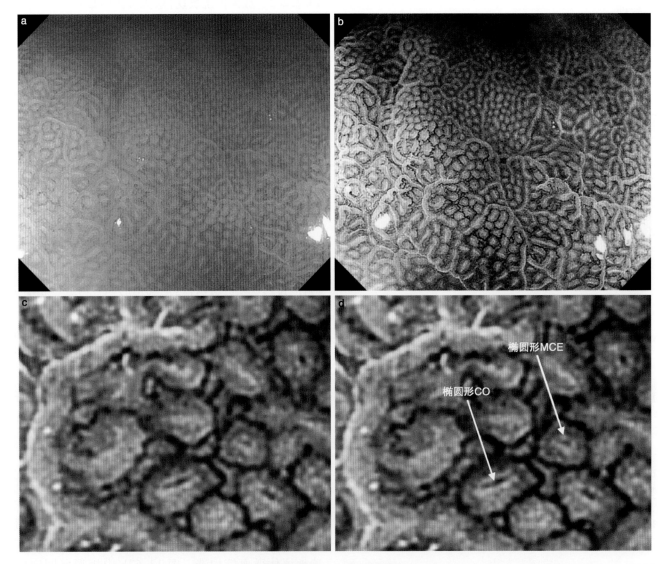

图 13.61 (a ~ d)背景黏膜

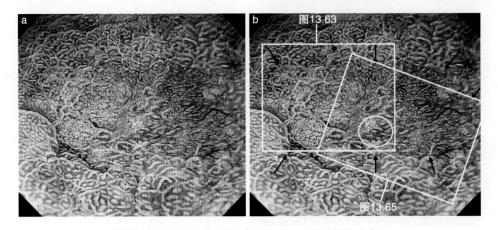

图 13.62 (a, b)微小Ⅱb病变的完整图像(低倍放大)

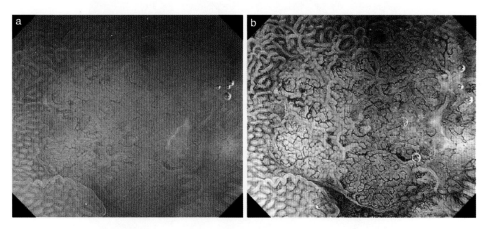

图 13.63　(a,b)前壁侧边缘区域(最大放大倍数)

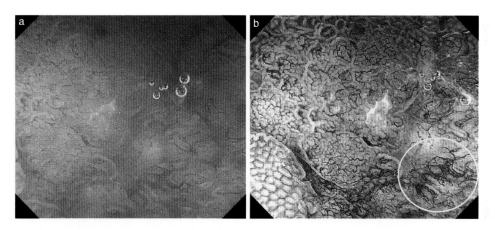

图 13.64　(a,b)微小Ⅱb病变的前壁侧-中央区(最大放大倍数)。图中圆圈与图 13.62b 中的圆圈相对应

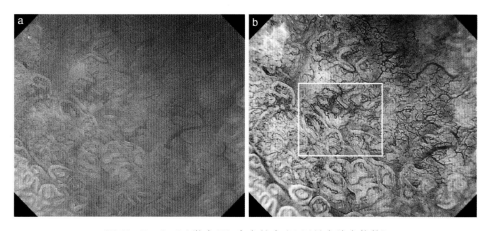

图 13.65　(a,b)微小Ⅱb病变的中央区(最大放大倍数)

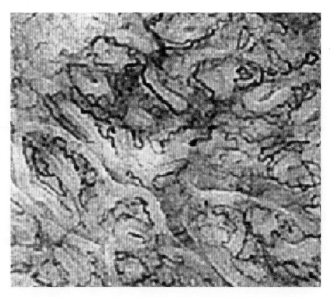

图 13.66　图 13.65b 中矩形区域的更高倍放大图像。存在 VS 不一致性

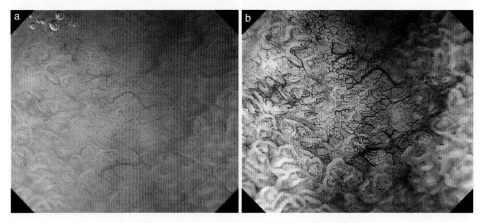

图 13.67　(a,b)后壁侧边缘区域(最大放大倍数)

13.2.2.3　组织学表现

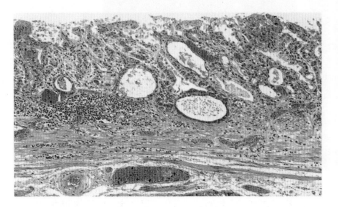

图 13.68　ESD 切除标本的组织学表现。这是一个高分化腺癌,占据黏膜层的全层,轻度着色细胞构成了异型腺体

13.3　表浅隆起型病变(0Ⅱa)

13.3.1　病例 12:典型Ⅱa 型,VS 不一致(图 13.69~图 13.76)

胃角对侧大弯,0Ⅱa 型,分化型(中高分化腺癌),侵犯深度黏膜层,非放大内镜呈典型 0Ⅱa 型,放大内镜呈典型 EGC 表现。

13.3.1.1　非放大内镜表现

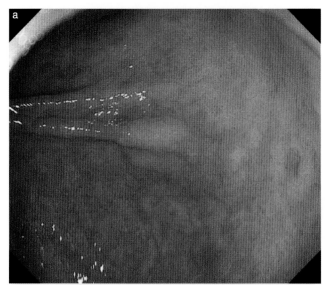

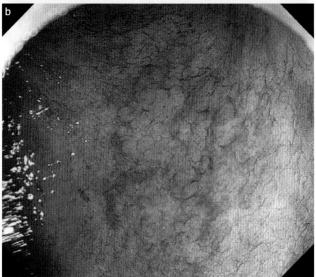

图 13.69　(a,b)胃角对侧大弯可以看到一处红色表浅隆起型病变

13.3.1.2　放大内镜表现(最大放大倍数)

▶ 背景黏膜
  ● 本例没有做背景黏膜检查,所以我略去其内镜下表现
▶ 边缘区域
  ● DL:存在
  ● IEMI:存在
▶ 病变
  ● VS 分类:不规则的 MV+不规则的 MS 结构
  ● VS 不一致性:有
▶ 边缘区域(图 13.70b 和图 13.71a)

由于癌和非癌黏膜之间 VS 结构差异,我们可以在整个病变周围勾勒出一条清楚的分界线。在箭头所指区域,癌(IMVP)以破坏性方式侵犯非癌黏膜,这就是 IEMI(表浅侵犯)。

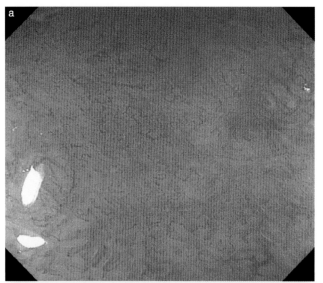

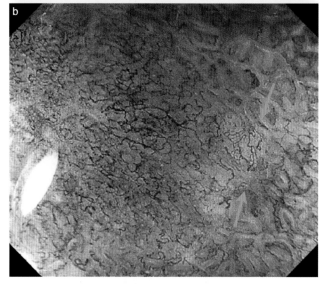

图 13.70　(a,b)边缘区域。如 b 图所示应用 NBI 我们可以清楚辨认出 IEMI(表浅侵犯)

▶ 病变(图 13.70~图 13.73)

V:在图 13.70~图 13.73 所示癌变区域,我们可以看到不同大小、形态不一、非对称分布、不规则排列的微血管增生,这些微血管组成一片由开放袢和闭合袢构成的致密混合体。没有任何两根血管的形态和大小相同。特别是如图 13.73a,b 所示,闭合袢之间在上皮下反复交织,形成网络样结构,尽管它们之间表现出明显的大小直径不等和形态的不一致。虽然构成网络结构,以这种方式呈现出的不规则性也是癌的微血管构造特征。根据上述血管异质性,评估这种微血管构造为 IMVP。

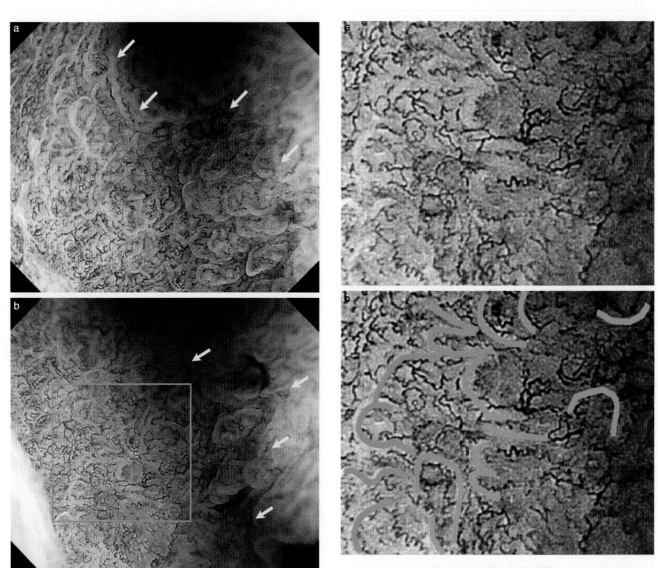

图 13. 71　(a,b)边缘区域(箭头所指为分界线)

图 13. 72　(a)b 图中矩形区放大图像。(b)a 图中的 MCE 被勾勒出来

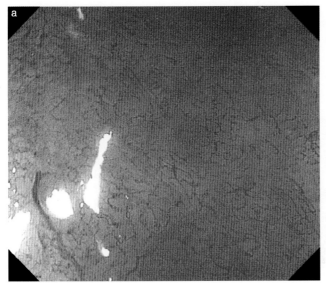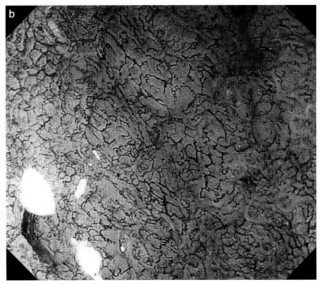

图 13.73　(a,b)病变

S:图 13.71a,b 所示病变中部分区域可见 MCE。MCE 各部分显示出弯曲的形态,但缺乏连续性或者说持续的方向性;IPs 也不规则,大小不等;可见 MCE 破坏和中断。即使在相同的病变区,不同区域 MCE 可见或不可见。在存在 MCE 的区域,其形态不一致,分布不对称,排列不规则。

VS 不一致:MCE(图 13.72a,b)和血管的分布分离,存在 VS 不一致,这个结果不符合良性病变。

13.3.1.3　组织学和放大内镜表现比较

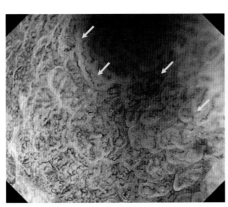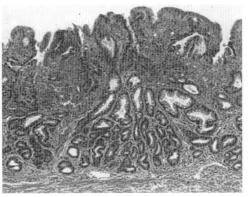

图 13.74　图 13.71a 所示癌对应的组织学表现。病变边缘 MCE 显示清楚,组织学表现为高分化的腺癌(管状腺癌)。它由以不规则方式增生的不典型腺体组成,形成由相同宽度的 MCE 覆盖的更大腺体样结构,该结构与上皮表面相垂直,这些组织学结构在 ME 下显示为不规则的 MCE。我们也可以推测,不规则 IP 下增生的肿瘤血管显示为不规则 MV 构造。我想强调的是,本例 MCE 能够清楚显现的原因是癌变区的 MCE 按垂直黏膜表面方向排列,从而使入射光在该处的后向散射得以有实质性的累积

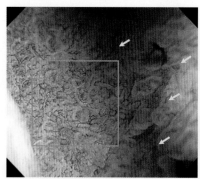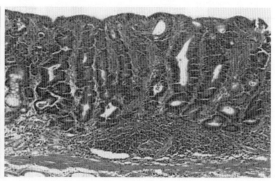

图 13.75　图 13.71b 所示 MCE 不清楚区域的组织学表现。该病变是与图 13.71a 所示相同的分化型腺癌(管状腺癌),尽管组织学表现隐窝开口并不显著,且组成隐窝的 MCE 排列方向与表面也不垂直。M-NBI 观察这个区域的 MCE 不明显,可见破坏和中断,这些表现的原因正源于此。此外,这样的组织学结构呈现 VS 不一致的特征,MCE 和微血管的走向出现分离

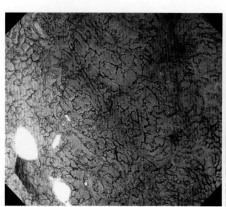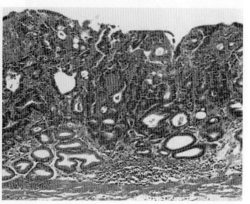

图 13.76　图 13.73a,b 所示区域对应的组织学表现,该区域在 ME 下显示为 MS 结构消失和不规则的 MV 构造。从组织学看,表浅层呈中分化腺癌伴重度上皮细胞和小椭圆形腺体结构异型性。组织学显示癌变区域腺隐窝排列方向与表面上皮不垂直,这是 M-NBI 观察时 MCE 消失的原因。观察不到 MCE,且高度异型的腺体间质中可以看到不规则肿瘤性血管增生,这些构成了明确的不规则 MV 构造

13.3.2　病例13：典型Ⅱa型，IEMI(图13.77~图13.81)

胃底小弯侧后壁，0Ⅱa型，直径25mm，分化型(中到高分化腺癌)，侵犯深度M，非放大内镜呈典型0Ⅱa型，放大内镜呈典型EGC表现

13.3.2.1　非放大内镜表现

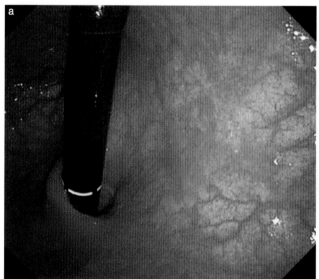

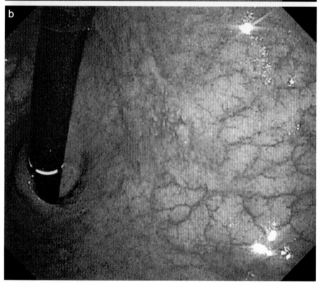

图13.77　(a,b)在胃底小弯侧后壁，我们可以看到一处红色表浅隆起病变

13.3.2.2　放大内镜表现(最大放大倍数)

▶ 背景黏膜
- VS分类：规则的MV构造+规则的MS结构
- VS不一致性：无

▶ 边缘区域

- DL：存在
- IEMI：存在(上皮下侵犯)

▶ 病变
- VS分类：不规则的MV构造+不规则的MS结构
- VS不一致性：有

▶ 背景黏膜(图13.78a,b)

V：如图13.78a,b所示，上皮下毛细血管主要呈多边形闭合祥样形态。它们互相交织，形成分布对称、排列规则的蜂窝样SECN。在一处小区域内，我们可以看到一条CV(蓝色箭头)。

S：如图13.78b，在多边形毛细血管环内，我们可以看到白色椭圆形的MCE，其中心可以看到棕色椭圆形CO。

VS不一致性：这是典型的胃底腺黏膜ME图像，无腺体萎缩特征，无血管和表面结构的分离。

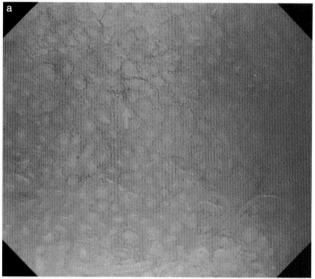

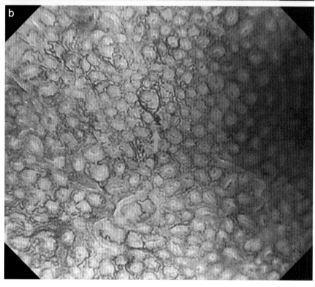

图13.78　(a,b)背景黏膜

▶ 边缘区域(图 13.79 和图 13.80)

由于癌和非癌黏膜之间 VS 结构差异,我们在癌黏膜边缘区域可以看到一条清楚的分界线。此外,如图 13.79bME 图像和图 13.80 蓝色箭头所指区域所示,癌相关的 IMVP 可见于非癌 IP 表面上皮下方,这就是 IEMI(上皮下侵犯)。

▶ 病变(图 13.79a ~ d)

V:如图 13.79a ~ d 所示癌变区域,我们可以看到微血管增生形成明显的闭合袢样,并在上皮下相互交织构成网络。袢与袢之间显示显著的形状不一和大小不等,它们分布尚且对称,但排列不规则。没有任何血管袢表现出相同的形态。根据上述血管异质性,这种情况评估为 IMVP。

S:图 13.79d 所示病变的部分区域可见 MCE。MCE 各部分显示出弯曲的或多边形形态,它们缺乏连续性或者说持续的方向性。IPs 也不规则,大小不等。在病变中央区域,IP 变得更小和更加不规则。

VS 不一致性:虽然这里没有显示,已经观察到 VS 不一致性。

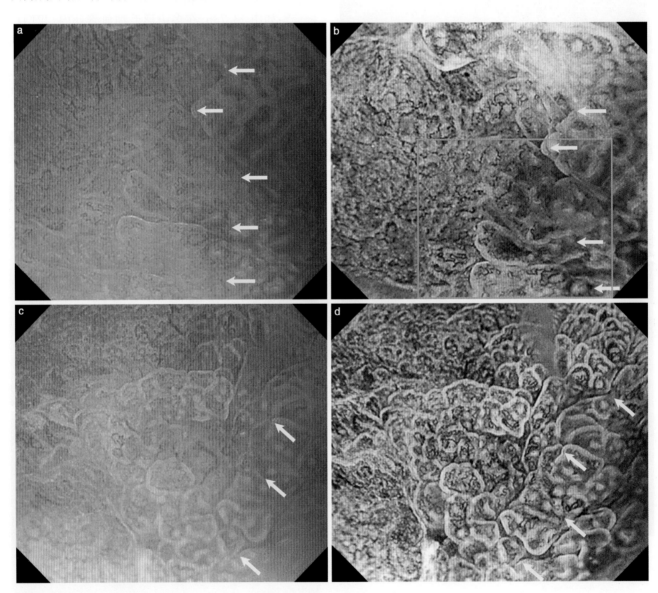

图 13.79　(a ~ d)边缘区域

13. 3. 2. 3　组织学和放大内镜表现比较

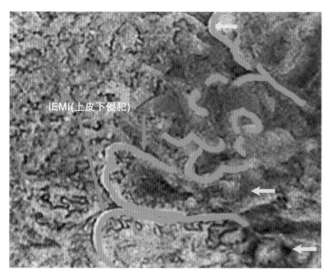

图 13. 80　图 13.79b 中边缘区域的放大图像(蓝色箭头:IEMI)

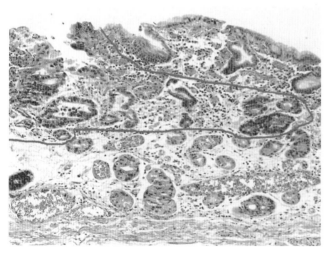

图 13. 81　图 13. 80 所示边缘区域对应的组织学表现。癌侵犯到非癌上皮的下方

13. 3. 3　病例14:典型Ⅱa型,不规则WOS(图 13. 82 ~ 图 13. 85)

胃角对侧大弯,0Ⅱa型,直径22mm,分化型(高分化腺癌),侵犯深度 M,非放大内镜呈典型 0Ⅱa 型,放大内镜呈典型 EGC 表现。

13. 3. 3. 1　非放大内镜表现

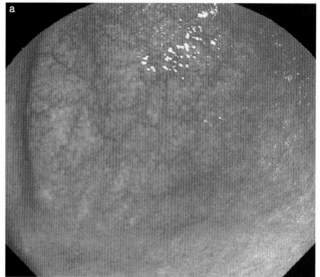

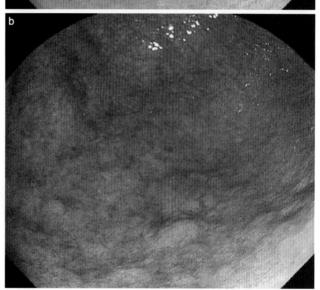

图 13. 82　(a,b)在胃角对侧大弯,我们可以看到一处红色表浅隆起型病变,边界不清。染色剂喷洒后能清楚的勾勒出边界

13. 3. 3. 2　放大内镜表现(最大放大倍数)

▶ 背景黏膜
- VS 分类:规则的 MV+规则的表面 MS 结构
- VS 不一致性:无

▶ 边缘区域
- DL:存在
- IEMI:存在(上皮下侵犯)

▶ 病变
- VS 分类:不规则的 MV 构造+不规则的 MS 结构 (WOS+)

● VS 不一致性:有
▶ 背景黏膜(图 13.83a,b)

　　V:图 13.83a 显示边缘区域口侧。此区域非癌背景黏膜血管为形成小的闭合多边形袢样的毛细血管,它们互相交织形成规则的蜂窝样 SECN 形态,没有 CVs,它们分布对称,排列规则。另外一方面,在图 13.83b 所示边缘区域肛侧的非癌黏膜,我们看到线圈样或开放袢样的毛细血管在 IP 内互相吻合,它们大小一致。病变位于不同类型背景黏膜的交界区域,但不同背景黏膜均显示规则的 MV 构造。

　　S:在图 13.83a 所示背景黏膜,我们可以见到环形 MCE 环绕下的椭圆形 COs,而在图 13.83b 的背景黏膜中,我们可以见到由弯曲或多边形 MCE 围绕的 IP,两者均显示出规则的 MS 结构。

　　VS 不一致性:未见到 V 和 S 结构的分离,因此我们将之归类到 VS 一致,每一个 IP 内有一到两个毛细血管袢。

▶ 边缘区域(图 13.83a~c)

　　由于癌黏膜与非癌黏膜之间 V 和 S 结构差异,图 13.83a 中我们在口侧可见一条清楚的 DL(黄色线)。在图 13.83b,c 中我们可以看到非癌上皮下的 IMVP,这些都属于 IEMI(上皮下侵犯)表现。

▶ 病变(图 13.83a,b)

　　即使在这单一的病变区域,口侧(图 13.83a)、中央区(图 13.84a,b)和肛侧(图 13.83b)的黏膜微血管构造和表面微结构形态也不尽相同,表现出相当大的异质性。

– 病变口侧(图 13.83a)

　　V:各根血管主要呈现为不规则的分支或弯曲的闭合袢样微血管,这些血管相互交织。初看上去,这与萎缩性胃炎很难区分,但与萎缩性胃炎不同的是集合小静脉在三维方向发出分支,造成这个病变区内的微血管分支不规则。

　　S:所见 MCE 主要呈弧形结构,但缺乏持续的方向性,MCE 各部分之间缺乏连贯性。

　　VS 不一致性:血管和上皮的分布缺乏规律性,所以评估为存在 VS 不一致性。

– 病变肛侧(图 13.83b)

　　V:各根血管形成不规则多边形闭合袢样,密集地互相反复交织,它们形态不一,大小明显不等。

　　S:在此区域内看不到 MCE,称之为形态缺失。

　　VS 不一致性:由于 S 结构不能辨认,VS 不一致性无法判断,因此称之为不能确定(ND)。

– 病变中央区(图 13.84a,b)

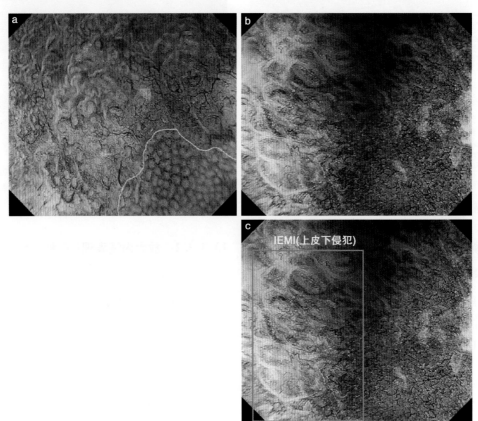

图 13.83　(a,b)边缘区域。(a)口侧。(b)肛侧。(c)病变中央区域(不规则 WOS)

V 和 S:通过白光成像观察,我们可以看到微血管构造不一致,分布不对称,排列不规则。图像右侧 2/3 由于 WOS 的存在,微血管构造无法判断。NBI 下我们可以清楚辨认出 WOS 形态,我在图 13.84c 中用绿色渲染出 WOS,WOS 呈细斑点状,分布明显不规则。基于不规则 WOS 存在,这种情况被评估为不规则的 MS 结构。

VS 不一致性:WOS 的存在掩盖了微血管,所以无法评估 VS 不一致性。

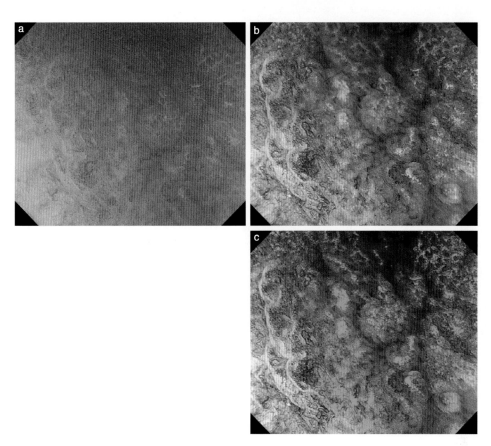

图 13.84　(a,b)病变中央区域(不规则 WOS)。(c)渲染出 WOS

13.3.3.3　病理组织学表现

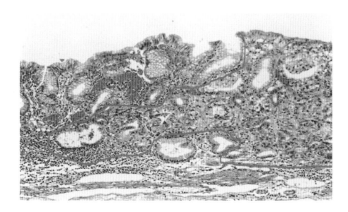

图 13.85　图 13.83c(蓝色矩形范围内)所示边缘区域对应的组织学表现。此区域内的非癌上皮下可见 IM-VP,组织学表现为癌侵犯到非癌上皮下方,换言之,这是 IEMI(上皮下侵犯)的表现

13.3.4　病例 15:典型Ⅱa 型,不规则 WOS(图 13.86~图 13.91)

胃窦后壁,0Ⅱa 型,直径 20mm,分化型(高分化腺癌),侵犯深度 SM1,非放大内镜呈典型 0Ⅱa 型,放大内镜呈典型 EGC 表现。

13.3.4.1　非放大内镜表现

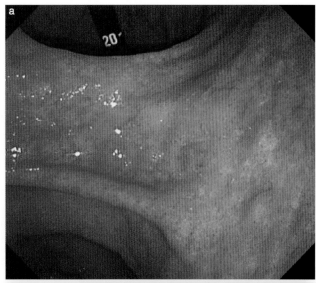

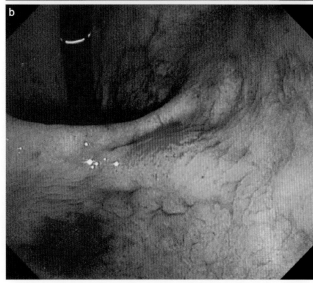

图13.86　(a,b)在胃窦后壁可见颜色略浅的轻微隆起病变,边界不清。喷洒染色剂后显示其为表浅隆起型病变,边界清楚

13.3.4.2　放大内镜表现(最大放大倍数)

▶ 背景黏膜
  ● VS分类:规则的MV构造+规则的MS结构
  ● VS不一致性:无
▶ 边缘区域
  ● DL:存在
  ● IEMI:无
▶ 病变
  ● VS分类:表面MV构造缺失+不规则的MS结构(WOS+)

● VS不一致性:有
▶ 背景黏膜(图13.87a,b)

V:图13.87a,b所示,上皮下毛细血管主要呈开放袢样或线圈样,它们形态统一,大小一致,分布对称,排列规则。

S:图13.87a,b所示,各个毛细血管袢被弧形的MCE包围。

VS不一致性:毛细血管分布于IP上皮下方,因此没有VS不一致性。

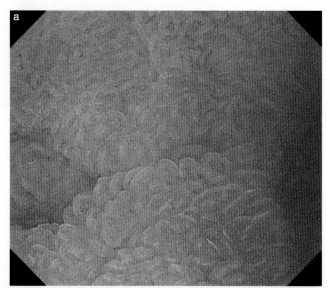

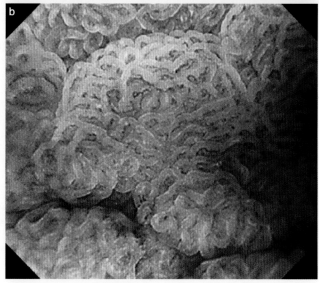

图13.87(a,b)　背景黏膜

▶ 边缘区域(图13.88和图13.90)

由于癌黏膜与非癌黏膜之间VS结构差异,我们可以在癌黏膜边缘区域看到一条清楚的DL(图13.88中黄色箭头),未见到IEMI。

▶ 病变(图13.88～图13.90)

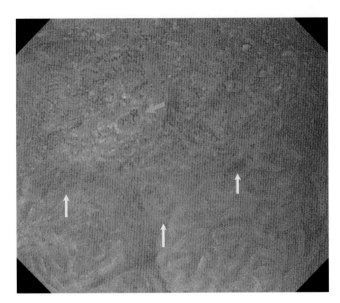

图 13.88　边缘区域

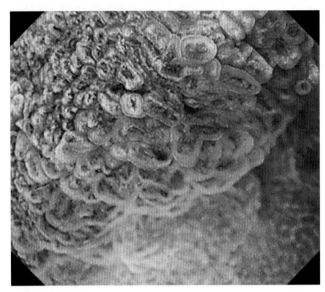

图 13.90　边缘区域

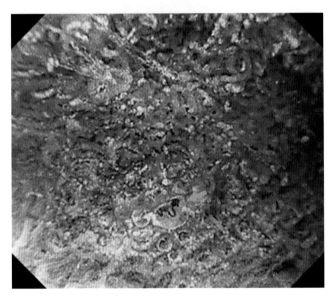

图 13.89　病变

V:图 13.88 所示白光成像图像中,我们看到癌黏膜部位微血管增生,主要呈现形态各异的开放袢样,它们大小不等,分布不对称,排列不规则。没有任何血管袢显示出相同的形态。根据上述血管异质性,评估它为 IMVP。

图 13.89 是图 13.88 所示相同区域的 NBI 图像(两张图中蓝色箭头指示的是同一根血管)。在这张图中,我们可以清楚辨识出 WOS 的形态,而在白光下 WOS 并不清晰,但是,我们无法评估微血管构造。这种情况下,更倾向于用 WOS 的形态替代微血管构造来评估 NBI 表现。在图 13.90 的病变区域中,我们几乎无法辨认出血管。因此,尽管白光下表现为不规则的

MV 模式,M-NBI 表现被评估为 MV 构造缺失。

S:此病变的表面微结构形态的特征是模糊的 MCE 条带状结构和突出的 WOS,因此我们利用 WOS 形态来评估表面微结构形态。在图 13.89 中,WOS 呈斑点状为主,分布不均,所以这是不规则(斑点型)WOS。在图 13.90 中,尽管 WOS 的形状和分布都不规则,病变部分 WOS 分布于 IP 上,以斑点样为主。这个表现仍是不规则(斑点型)WOS。应用 WOS 作为黏膜表面微结构形态(S)的标志物,这个病变被评估为不规则的 MS 结构。

VS 不一致性:MCE 不可见,因此 VS 不一致性无法评估。

13.3.4.3　病理组织学表现

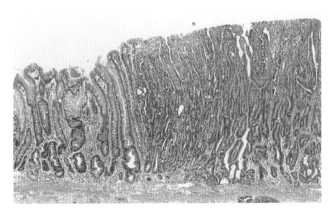

图 13.91　图 13.89 边缘区域对应的组织学表现。这是一例腺体高密度的高分化腺癌

13.3.5　病例16:腺瘤(1),RMVP合并RMSP (图13.92~图13.96)

胃体小弯侧,腺瘤,直径20mm,管状腺瘤伴轻到中度上皮异型增生,非放大内镜呈典型腺瘤,放大内镜呈典型腺瘤表现。

13.3.5.1　非放大内镜表现

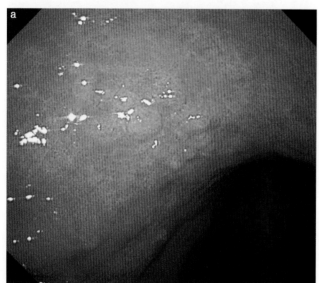

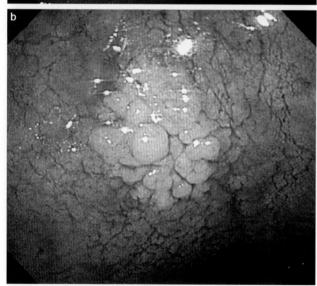

图13.92　(a,b)在胃体小弯侧,我们可以看到颜色略浅"颗粒聚集"样的隆起型病变。染色剂喷洒后(b)显示出清楚的边界,病变呈簇状颗粒样突起聚集,相较于周围胃黏膜显得肿大

13.3.5.2　放大内镜表现(最大放大倍数)

▶ 背景黏膜
- VS分类:规则的MV构造+规则的MS结构(LBC+)
- VS不一致性:无

▶ 边缘区域
- DL:存在
- IEMI:无

▶ 病变
- VS分类:规则的MV构造+规则的MS结构(LBC+)
- VS不一致性:无

▶ 背景黏膜(图13.93)

V:上皮下毛细血管主要呈开放袢样或螺旋状。它们形态一致,大小相同,分布对称,排列规则。

S:MCE各部分形成弧形和闭合的环形,在某些区域边缘可见LBC。

VS不一致性:毛细血管位于IP上皮下方,被MCE包围,所以不存在VS不一致性。

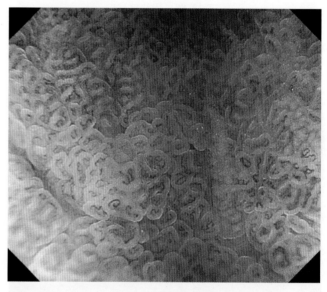

图13.93　背景黏膜

▶ 边缘区域(图13.94)

由于病变和背景黏膜之间的VS结构差异,在肿瘤边缘区域,我们可以看到一条清楚的DL(蓝色箭头),未见IEMI。

▶ 病变(图13.94和图13.95)

V:单根血管比图13.93中所见的上皮下毛细血管要粗,主要形成多边形闭合袢样,并形成网络。各血管袢之间大小相等,形态一致,分布对称,排列规则。根据上述,病变缺乏异质性表现,评估结果为规则的微血管构造。

S:图13.94中所示邻近边缘区域的病变黏膜,MCE呈闭合的椭圆形形态。在病变中央区,黏膜表面微结构形态由环绕LBCs的MCE组成。各部分MCE从弧形到直线型,表现出连贯性,并在某些区域形成规则的迷宫样形态。近距离观察闭合袢样的血管中央（蓝色箭头）可见小的 MCE。MCE 的分布对称，排列规则有序。因此这是规则的 MS 结构。

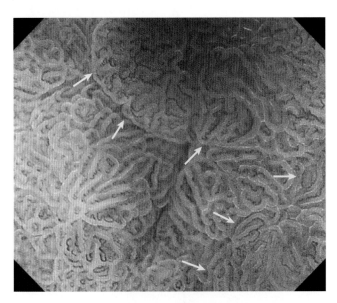

图 13.94　边缘区域

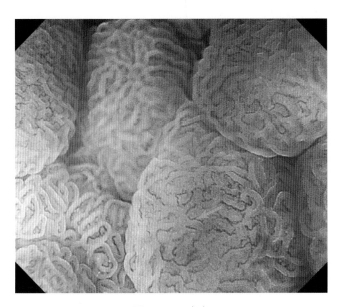

图 13.95　病变

13.3.5.3　组织学表现（活检标本）

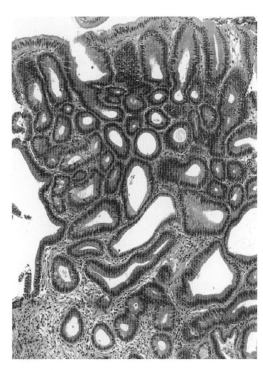

图 13.96　管状腺瘤（轻到中度异型增生）。这个管状腺瘤由肿瘤性腺体和轻度异型增生的间质组成，形成规则的腺管样结构。由此构成规则的 MCE 和规则的上皮下 MVs

13.3.6　病例 17：腺瘤（2），RMVP 合并 RMSP（图 13.97～图 13.100）

胃贲门小弯侧，腺瘤，直径 10mm，管状腺瘤伴轻到中度上皮异型增生，非放大内镜呈典型腺瘤，放大内镜呈典型腺瘤表现。

13.3.6.1　非放大内镜表现

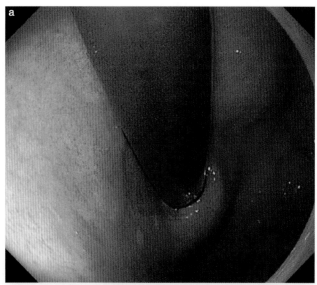

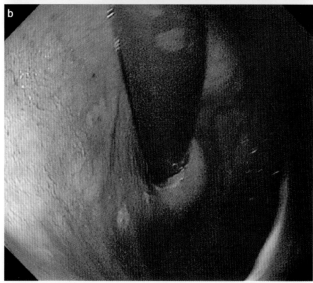

图 13.97　(**a,b**)在胃贲门小弯侧,我们可以看到颜色发白的表浅隆起型病变(中央发红是之前的内镜医师做活检所致)。染色剂喷洒后(图 13.92b)显示出清楚的边界,证实这是一个表浅隆起型病变

13.3.6.2　放大内镜表现(最大放大倍数)

▶ 背景黏膜
  • VS 分类:规则的 MV 构造+规则的 MS 结构(LBC+)
  • VS 不一致性:无
▶ 边缘区域
  • DL:存在
  • IEMI:无
▶ 病变
  • VS 分类:规则的 MV 构造+规则的 MS 结构(LBC+)

  • VS 不一致性:无
▶ 背景黏膜(图 13.98a,b 中黄色箭头外侧)

　　V:背景黏膜中的上皮下毛细血管主要呈开放袢样或线圈样,它们形态一致,大小相同,分布对称,排列规则。

　　S:MCE 各部分形成弧形和闭合的环形,边缘见 LBC。

　　VS 不一致性:毛细血管位于 IP 上皮下方,被 MCE 包围,所以不存在 VS 不一致性。

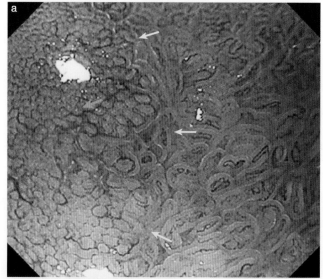

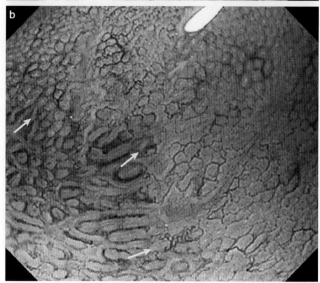

图 13.98　(**a,b**)边缘区域

▶ 边缘区域(图 13.98 和图 13.99)

　　由于病变和背景黏膜之间 VS 结构差异,在肿瘤边缘区域,我们可以看到一条清楚的 DL(图 13.98a 和图 13.99b 中黄色箭头),未见 IEMI。

▶ 病变(图 13.98 和图 13.99)

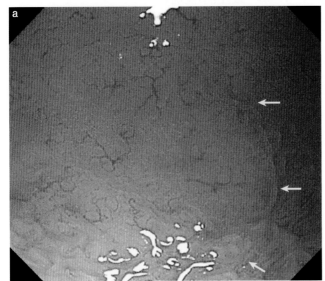

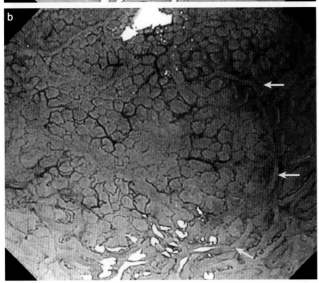

图 13. 99　(a,b)病变

V:单根血管形成多边形闭合袢样,交联形成蜂窝样 SECN,并汇入 CV 样的微血管中。这种现象与正常胃体黏膜所见的蜂窝样 SECN 和 CV 模形态一模一样。各个血管袢大小相等,形状一致,分布对称,排列规则,甚至可能比背景黏膜的微血管构造还要规则。根据上述表现,由于缺乏异质性,评估结果为规则的 MV 构造。

S:在最大放大倍数时(GIF-Q240Z 型胃镜的最大分辨率是 7.9μm),我们刚好可以辨认出小椭圆形 MCE(图 13.98a,b 中蓝色箭头),这是唯一能看到的黏膜表面微结构形态的特征。我们看不到褐色的 CO 形态。这两点区别于正常的胃体黏膜表面微结构形态。各部分小 MCE 的分布对称,排列规则有序,因此这是规则的 MS 结构。

13. 3. 6. 3　组织学表现(活检标本)

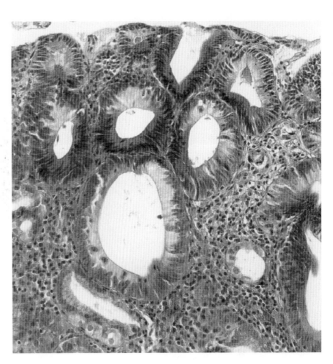

图 13. 100　管状腺瘤(轻到中度异型增生)。该表现符合由肿瘤性腺体和轻度异型增生的间质组成的规则排列的管状腺瘤形态,因而形成规则的 MCE 和规则的上皮下 MV 表现

13. 3. 7　病例 18:腺瘤(3),规则 WOS(图 13. 101 ~ 图 13. 104)

胃窦后壁,腺瘤,直径 10mm,管状腺瘤伴轻到中度上皮异型增生,非放大内镜呈典型腺瘤,放大内镜呈典型腺瘤表现。

13.3.7.1 非放大内镜表现

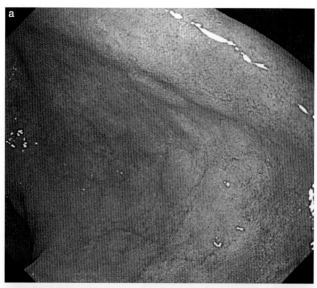

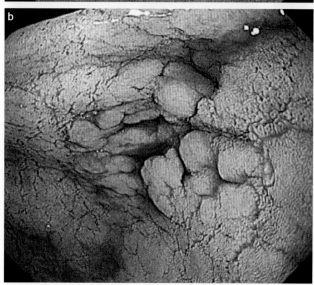

图 13.101 (a,b)在胃窦后壁我们可以看到一处颜色发白表面平坦的隆起病变聚集成簇。染色剂喷洒后显示出清楚的边界,使我们对病变表面结构看得更清楚,病变表现为形状和高度相对一致的表面平坦的隆起聚集

13.3.7.2 放大内镜表现(最大放大倍数)

▶ 背景黏膜
  - VS 分类:规则的 MV 构造+规则的 MS 结构(LBC+)
  - VS 不一致性:无
▶ 边缘区域
  - DL:存在
  - IEMI:无
▶ 病变
  - VS 分类:MV 构造缺失+规则的 MS 结构(WOS+)

  - VS 不一致性:不能确定
▶ 背景黏膜(图 13.102a 箭头外侧)

V:背景黏膜中的上皮下毛细血管主要表现为开放袢样或者线圈样,它们形状一致,大小相等,分布对称,排列规则。

S:MCE 各部分主要形成封闭弧形,包围着 IP。

VS 不一致性:图 13.102a 显示典型的胃窦黏膜放大内镜相,表现为上皮下毛细血管位于椭圆形 IP 上皮下方,主要被 MCE 包围,所以评估结果是 VS 一致。

▶ 边缘区域(图 13.102a,b)

由于肿瘤和非肿瘤黏膜之间 VS 结构差异,在肿瘤边缘区域,我们可以看到一条清楚的 DL(箭头所指),未见 IEMI。

▶ 病变(图 13.102a,b)

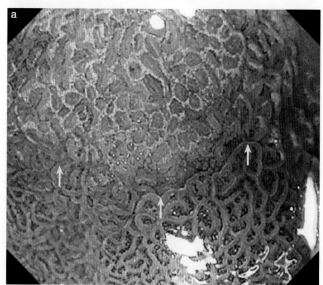

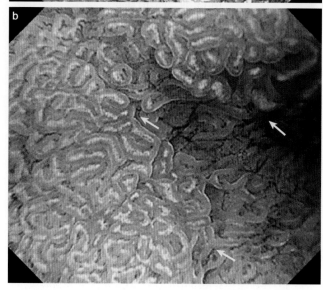

图 13.102 (a,b)边缘区域(a:口侧;b:肛侧)。规则的 WOS

V:由于WOS的存在,各条血管仅能辨认出,但是不可能对其形态进行分析,评估为微血管构造缺失。

S:在病变口侧的NBI图像中(图13.102a),看不清楚MCE的形态。WOS呈规则的网格状形态,因此采用WOS作为黏膜表面微结构形态(S)的标志,这部分病变评估为规则的MS结构。在病变肛侧的NBI图像中(图13.102b),MCE呈条带状,形成连贯的迷宫样形态,走行没有中断或不规则,斑点样或条带状WOS的位置与IP对应,分布对称,排列规则。采用规则的MCE和WOS形态作为黏膜表面微结构形态(S)的标志,这部分病变评估为规则的MS结构。

VS不一致性:因为微血管构造不可见,评估结果为不能确定(ND)。

13.3.7.3 组织学表现

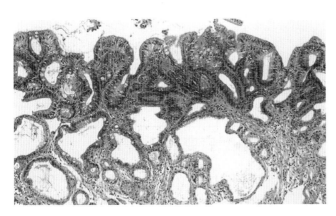

图13.103 图13.102a中网格状WOS区域取的活检标本组织学表现。这是一个管状腺瘤伴轻到中度异型增生。IP变窄(目前,我们从组织学表现还无法解释WOS的来源)(图13.104的表现亦相似)

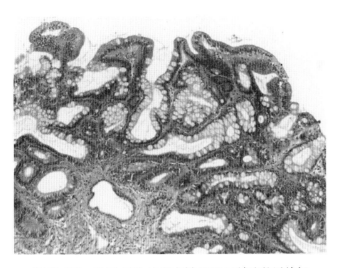

图13.104 图13.102b中斑点样WOS区域取的活检标本组织学表现。虽然跟图13.103所示是同一个管状腺瘤伴轻到中度异型增生,本图中的间质对应于更窄的IP

13.3.8 病例19:腺瘤(4),规则WOS(图13.105~图13.107)

胃窦前壁,腺瘤,直径10mm,管状腺瘤伴中度上皮异型增生,非放大内镜呈典型腺瘤,放大内镜呈典型腺瘤表现。

13.3.8.1 非放大内镜表现

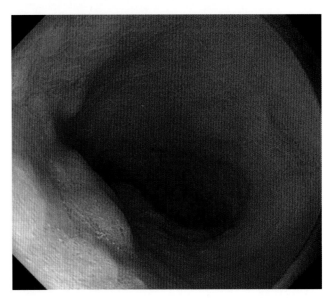

图13.105 在胃窦前壁,我们可以看到一处颜色发白的表浅隆起型病变

13.3.8.2 放大内镜表现(最大放大倍数)

▶ 背景黏膜
  ● 本例我省略了背景黏膜的表现。
▶ 边缘区域
  ● DL:存在
  ● IEMI:无
▶ 病变
  ● VS分类:MV构造缺失+规则的MS结构(WOS+)
  ● VS不一致性:不能确定
▶ 边缘区域(图13.106a,b)

由于肿瘤和非肿瘤黏膜之间VS结构差异,在肿瘤边缘区域,我们可以看到一条清楚的DL(箭头所指),未见IEMI。

▶ 病变(图13.106a,b)

V:由于WOS的存在,我们根本无法看到上皮下微血管构造,评估结果为MV构造缺失。

S:尽管我们无法用白光放大内镜评估MCE形态(图13.106a),利用M-NBI,虽然很难我们还是能辨认

13.3.8.3 组织学表现

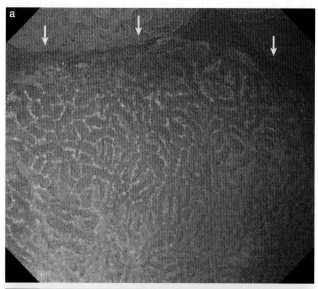

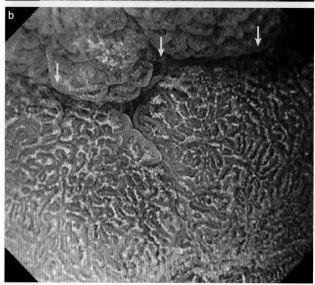

图 13.106 (a,b)边缘区域

出条带状 MCE 形态(图 13.106b)。但是,我们第一眼就能看到规则的迷宫样 WOS 形态,所以基于 WOS 形态评估为规则的 MS 是恰当的。

VS 不一致性:由于看不到微血管构造,所以评估结果不能确定(ND)。

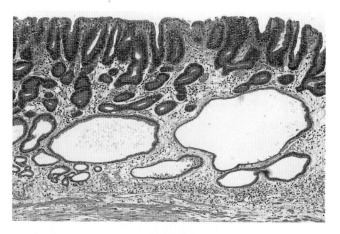

图 13.107 管状腺瘤(中度异型增生)。我们可以看到不典型管状腺体增生,伴肿瘤间质。管状腺体结构形态一致,几乎没有结构异型性。其下方是扩张的非肿瘤性腺体,共同构成腺瘤典型的所谓双层结构。异型增生的腺体很少表现出细胞异型性,可以看到细长的细胞核致密地排列在基底膜侧。杯状细胞分化罕见。这些都是伴中度异型增生腺瘤的典型表现

13.4 息肉型病变(0Ⅰ)

13.4.1 病例20:典型Ⅰ型,IMVP合并RMSP (图13.108a~图13.110)

胃底大弯侧,0Ⅰ型,直径11mm,分化型(高分化至超高分化的腺癌),侵犯深度 M,非放大内镜呈典型0Ⅰ型,放大内镜呈典型早期胃癌表现。

13.4.1.1　非放大内镜表现

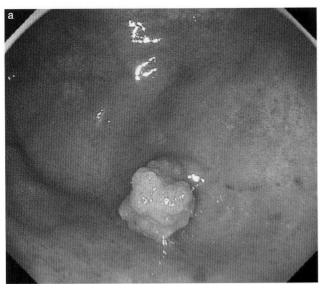

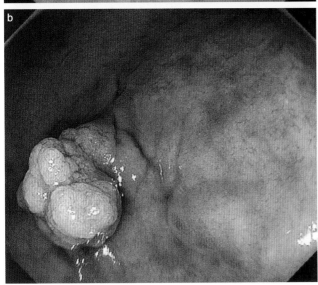

图 13.108　(a,b)在胃底大弯侧,我们可以看到轻微发红的亚蒂息肉样病变。染色剂喷洒后勾勒出表面结构,显示为由不同大小的颗粒和小结节构成的息肉

13.4.1.2　放大内镜表现

► 背景黏膜和边缘区域
 ● 本例我省略背景黏膜和边缘区域表现。
► 病变
 ● VS 分类:不规则的 MV 构造+规则的 MS 结构
 ● VS 不一致性:无
► 病变(图 13.109a,b)

在低倍放大的图 13.109a 中,我们在某种程度上已经可以辨认出黏膜表面微结构形态,但是无法分析微血管构造的细节。如果我们不用最大倍数放大,如

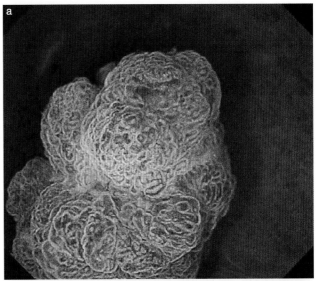

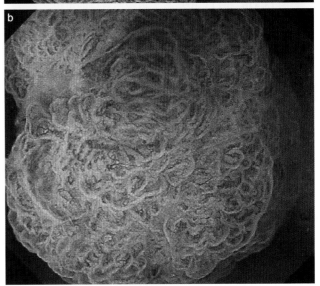

图 13.109　(a,b)病变:(a)低倍放大;(b)接近最大倍数放大

图 b 中所示的,我们不能够做出详细的观察。

V:血管个体间显示出形态差异,有开放袢样的和闭合袢样的,线圈样的,也有分支样的,没有两根血管的形态是相同的。换言之,它们没有一致的形状,大小不等,分布不对称,排列不规则。微血管之间在 IP 范围内互相交织,但没有统一的规律性。根据上述表现,评估结果为不规则的微血管构造。

S:MCE 各部分宽度一致,呈弧形或椭圆形。某些区域可见中断或模糊,但总体上各部分 MCE 相互连续。被 MCE 包围的 IP 大小相等,总的来讲这是规则的表面微结构形态。

VS 不一致性:微血管的位置基本上与由 MCE 包围的 IP 相对应,因此评估结果为 VS 相一致。

13.4.1.3　组织学表现

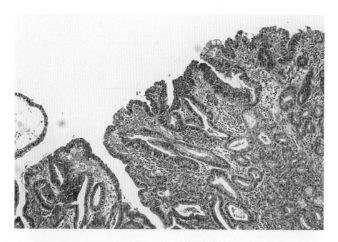

图13.110　图13.109b放大内镜图对应的组织学表现。肿瘤表面由大腺体组成,这些腺体被宽度一致的MCE分开,上述表现符合有清晰腺体结构的高分化腺癌特点。腺体之间的距离稍不均等,IP下方的间质内可见不规则微血管增生,这些特点可以解释放大内镜所见

13.5　放大内镜下有特殊表现的病变

13.5.1　病例21:典型Ⅱa型,上皮环内血管(VEC)形态(图13.111~图13.127)

胃窦大弯侧后壁,0Ⅱa型,直径40mm,分化型(中等分化至超高分化的腺癌),侵犯深度SM3,非放大内镜呈典型0Ⅱa型,放大内镜呈特殊表现(VEC形态)

13.5.1.1　非放大内镜表现

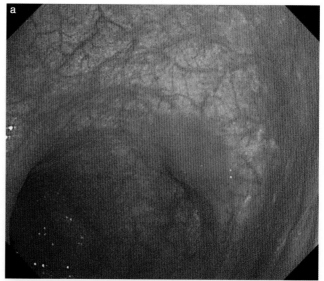

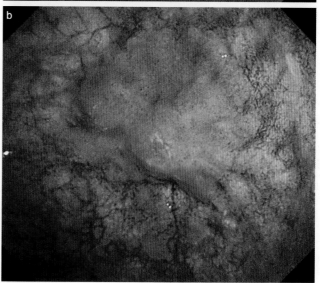

图13.111　(a,b)在胃窦大弯侧后壁,我们可以看到一处红色的轻微隆起病变(a)。染色剂喷洒后显示没有溃疡,但病变表面从中央向大弯侧方向有隆起,提示该区域癌已侵犯至黏膜下层

13.5.1.2　放大内镜表现(最大放大倍数,水浸没法)

▶ 背景黏膜
  ● VS分类:规则的MV构造+规则的MS结构(LBC+)
  ● VS不一致性:无
▶ 边缘区域
  ● DL:存在
  ● IEMI:无
▶ 病变
  ● VS分类:不规则的MV构造+规则的MS结构

● VS 不一致性:无

▶ 背景黏膜(图 13.113a;图 13.112 中①所在区域)

V:各血管显示开放袢样,大小、形态没有变异,分布对称,排列规则,因此这是规则的 MV 构造。

S:MCE 显示为椭圆形,边缘见 LBC。LBC 环绕的小椭圆形 IP 排列有序,因此评估为规则的 MS 结构。

VS 不一致性:黏膜上皮下的小的袢样状血管位于 IP 上皮下方,因此评估结果为 VS 相一致。每个窄的 IP 下方仅可见一个血管环。

边缘区域(图 13.113b;图 13.112 中标记②所在区域)

由于 V 和 S 结构差异,我们可以看到一条清楚的 DL(箭头所指),未见 IEMI。

病变部分 1(图 13.113b;图 13.112 中标记②所在区域,VEC 模式)

V:各条血管主要显示为开放袢样,但它们与非癌黏膜的毛细血管相比,直径更大,且排列致密而扭曲。它们分布对称,但大小和形状有变异,血管之间形态各异,因此这是不规则的 MV 构造。

S:MCE 呈排列有序的圆形或椭圆形,构成比背景黏膜中更大的 IP。不管是上皮形态还是走行,都没有看到不规则,所以评估这种结构为规则的 MS 结构。这种环形上皮结构使我们怀疑此病变可能是乳头状腺癌,我们把环形 MCE 包饶形成的环形 IP 上皮范围内血管这种特殊表现称之为"VEC 形态"。

VS 不一致性:根据上述表现,血管恰好都位于 IP 下方,因此评估结果为 VS 相一致。

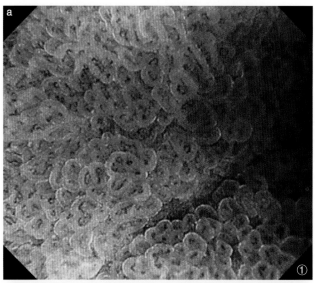

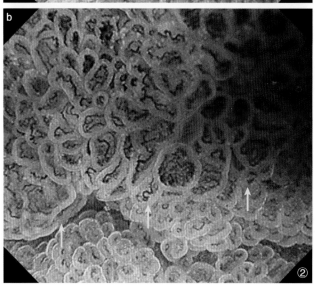

图 13.113 (a,b)放大内镜图像。(a)背景黏膜(图 13.112 中标记①所在区域)。(b)边缘区域(图 13.112 中标记②所在区域)

▶ 病变部分 2(图 13.114a;图 13.112 中标记③包含区域,VEC 模式)

V:此区域内的血管相对较小,评估它们形态有难度。

S:黏膜下层侵犯区对应的表面上皮没有糜烂,结构仍得以保留。被整齐的圆形 MCE 包围的小圆形 IP 排列有序。

VS 不一致性:根据上述表现,血管恰好都位于 IP 下方,因此评估结构为 VS 相一致。微血管在白色环形 MCE 范围内,这些是 VEC 形态的特征表现。

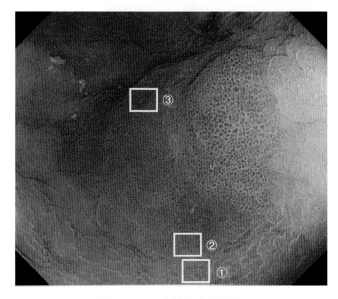

图 13.112 非放大内镜图像

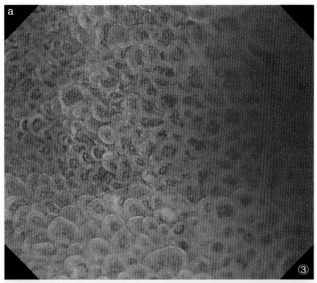

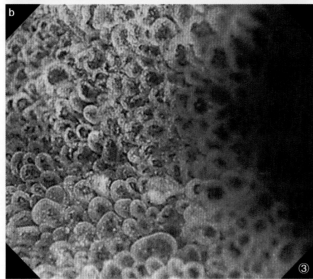

图 13. 114　(a,b)黏膜下侵犯的位置(图 13.112 中标记③所在区域)

13. 5. 1. 3　切除标本大体表现

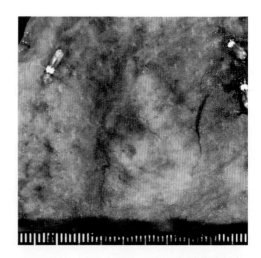

图 13. 115　手术切除后福尔马林固定的标本

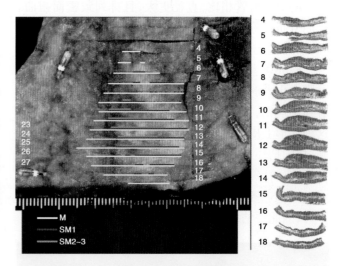

图 13. 116　标本重建后的低倍镜图像。蓝色标记部分见到黏膜下层深层侵犯,结果与术前诊断一致

13.5.1.4 病理组织学表现(10号切片)(图13.117~图13.122)

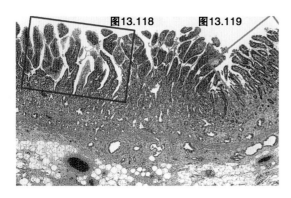

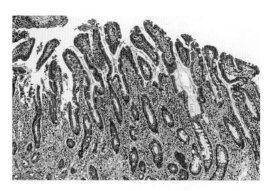

图 13.119　图 13.117 中边缘区域口侧非癌黏膜表面的高倍放大图像。背景黏膜显示广泛的肠化生

图 13.117　病变口侧边缘区域低倍放大图像

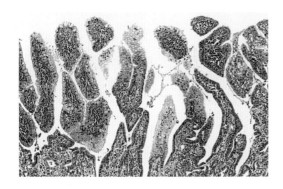

图 13.118　图 13.117 中病变黏膜表面的高倍放大图像。表面由乳头状结构伴轻度细胞与结构异型性的肿瘤组织构成,与含浅色细胞的小凹上皮相似。这种表面结构表现符合超高分化腺癌

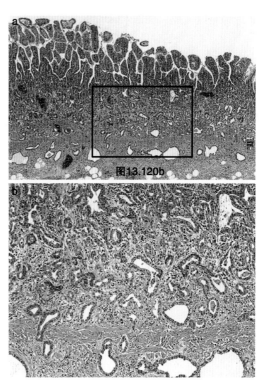

图 13.120　(a,b)病变黏膜的深层图像。结构和细胞异型性更加明显,分化程度降低。这部分中等分化腺癌已经侵犯到黏膜下层,黏膜肌层未被破坏

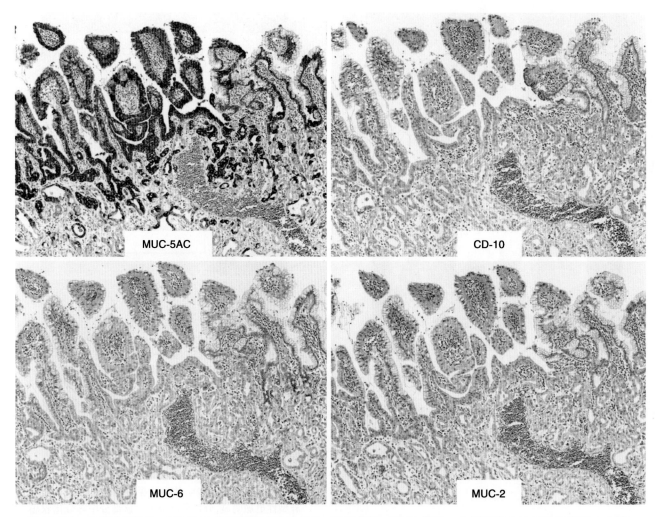

图13.121 免疫组化染色。MUC5AC 呈强阳性,MUC6 阴性,CD10 阴性,MUC2 阴性。本例腺癌表达符合胃黏蛋白表型。未发现淋巴转移

13.5.1.5 病理组织学表现(10 号切片)和放大内镜表现(图 13.113a,b)比较

本例我们可以比较背景黏膜和病变部分 1 的放大内镜表现和组织学表现。下面我将详细描述。

▶ 背景黏膜(图 13.122 和图 13.123)

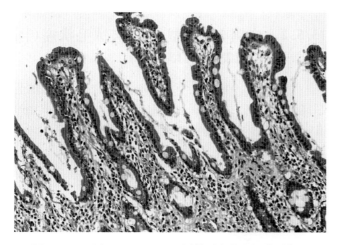

图 13.122 图 13.113a M-NBI 图像对应的组织学图像

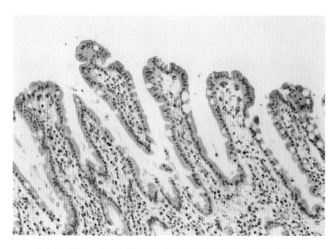

图 13.123 与图 13.122 相邻的病理切片 CD34 染色

乳头状肠化生上皮下方狭窄的间质中,毛细血管内皮细胞 CD34 染色仅为弱阳性,而且血管也较为少见(图 13.124)。

▶ 病变部分 1(图 13.125 和图 13.126)

乳头样肿瘤黏膜上皮呈轻度异型增生,上皮下间质中增生的微血管内皮细胞 CD34 染色较强,血管形态不一,大小不等。

本例病变的特征总结如下:

1. 背景黏膜的 M-NBI 图像显示在伴 LBC 的环形 MCE 包围的每个 IP 下方,基本上都有一条呈开放袢样的毛细血管,这点被认为是肠化生上皮在放大内镜下的特征表现,相应组织学上呈乳头样结构伴狭窄间质。

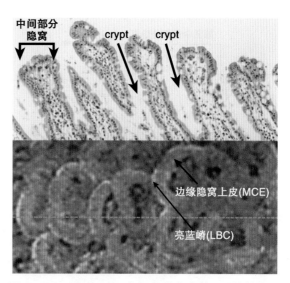

图 13.124 图 13.113a 中部分放大内镜 MS 结构和图 13.123 中组织学表现的比对(我们假设上半部分组织学图像对应于下方放大内镜图像中的从蓝色虚线处垂直向下的黏膜纵切面)。内镜图像中由 MCE 包围的 IP 组织学上对应乳头样 IP,在隐窝间可见狭窄的间质。我们可以看到,放大内镜观察到的每根上皮下毛细血管皆位于狭窄的间质所对应的区域

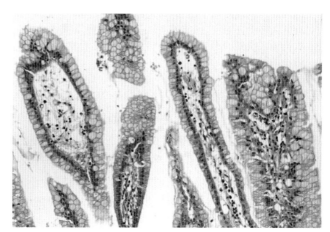

图 13.125 图 13.113b 中 M-NBI 图像(黏膜内癌)对应的组织学图像

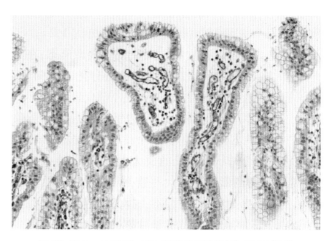

图 13.126 与图 13.125 相邻的病理切片 CD34 染色

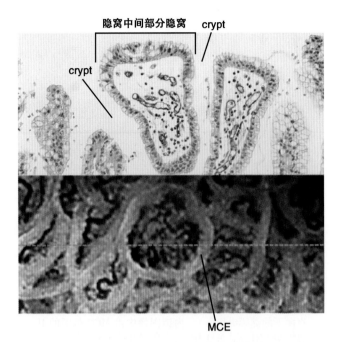

图13.127　图13.113b中部分放大内镜表现和图13.126中组织学表现的比对。我们假设上半部分组织学图像对应于放大内镜图像中的蓝色虚线处向下黏膜纵切面。内镜图像中由MCE包围的IP在组织学上对应乳头样上皮结构,间质相对较宽。我们可以看到,放大内镜观察到的不规则增生血管对应上皮下肿瘤间质内小的肿瘤血管

2. 在肿瘤表面,我们观察到圆形MCE包围的IPs上皮下存在不规则微血管,换言之,即使一个肿瘤由于组织学仅表现为轻度结构异型性而呈现为规则的肿瘤黏膜表面微结构形态,但是,如果我们在足够的分辨率下观察肿瘤微血管,仍然能够根据存在癌特异性不规则MV构造来诊断恶性肿瘤,认识到这一点非常重要。

3. 如同本例所见,分化极好的乳头状腺癌表面表现为由圆形MCE包围IP下方存在不规则血管,随着分化程度下降,深部可能演变为中分化或低分化肿瘤,这一点需要通过病例数量的积累来证实。Takizawa也曾报道,对胃癌而言,乳头状腺癌较管状腺癌恶性程度更高[1,2]。

因此,当观察到如本例这样的黏膜表面形态,在治疗决策时应考虑到深层黏膜可能为低分化的倾向,我建议把这种上皮和血管形态定义为"VEC形态"。

这种VEC形态在白光放大内镜的表现可以形象称为"鲑鱼卵外观"。但是,这个称呼已经被Arima等用于称呼食管鳞状细胞癌的放大内镜表现,他们称之为"像鲑鱼卵的形态"[3]。尽管胃和食管病变的内镜表现相似,临床意义却是大不一样,食管鳞癌中"像鲑鱼卵的形态"的组织学意义是肿瘤向上生长同时很少倾向于向深处侵犯。临床意义不同时,如果我们在不

同的器官使用相同的术语,可能会引起认识上混淆。所以,我们决定在描述胃病变时避免使用"鲑鱼卵"这样的术语,根据VS分类的解剖学术语,采用VEC形态来代表这种现象。(感谢Saitama县立癌症中心的Miwako Arima医生提出的宝贵建议,在他的建议下,我决定在描述胃的病变时不用"鲑鱼卵外观"这个术语,我借此机会向他表示谢意。)

13.5.2　病例22:典型Ⅱc型,绒毛状癌(图13.128~图13.131)

胃体后壁,0Ⅱc型,直径18mm,分化型(高分化至超高分化腺癌),侵犯深度SM1,非放大内镜呈典型0Ⅱc型,放大内镜呈特殊表现(绒毛状MCE)。

13.5.2.1　非放大内镜表现

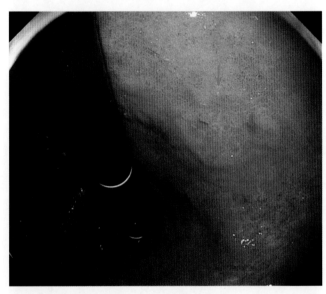

图13.128　在胃体后壁,我们可以看到一处轻微凹陷性病变,颜色与周围背景黏膜相同

13.5.2.2　放大内镜表现

▶ 背景黏膜
- VS分类:规则的MV构造+规则的MS结构
- VS不一致性:无

▶ 边缘区域
- DL:存在
- IEMI:无

▶ 病变
- VS分类:不规则的MV构造+不规则的MS结构(绒毛状癌)
- VS不一致性:无

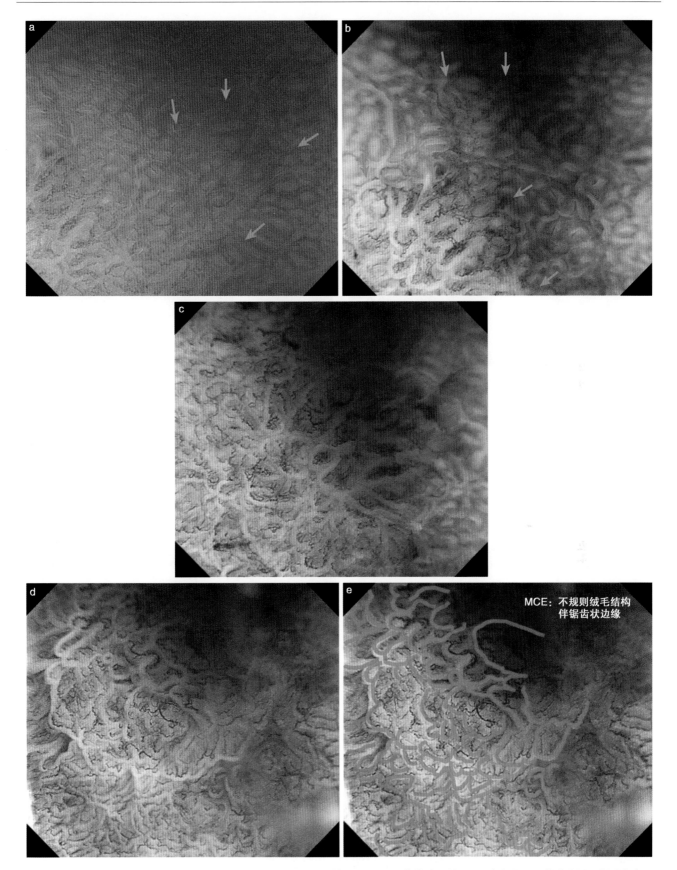

图 13. 129　（a ~ e）病变口侧边缘区域白光放大内镜检查图像（图 13. 128 中箭头所指）（a）清晰的 DL（箭头所示）范围内存在不规则的 MV 构造。当我们切换至 NBI 观察时（b），清晰的 DL 范围内的不规则 MV 构造勾勒得更为清楚,这时我们可以看到锯齿状的 MCE。进一步观察病变中央（c,d）,白光时见不到的锯齿状 MCE 结构形成了类似于十二指肠绒毛样的表面微结构。此病变用水浸没法观察,因此我们还可以看到绒毛样上皮结构在水中摆动。微血管构造不一致,血管分支复杂,形成扭曲的开放袢样,分布于呈绒毛样上皮结构的 IP 下方,微血管呈示出相当的异质性和不规则构造

13.5.2.3　ESD 标本的大体表现

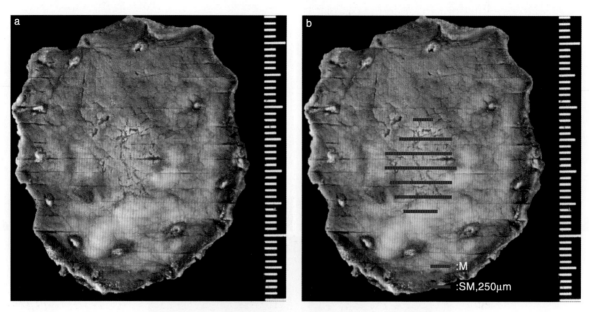

图 13.130　(a,b)甲醛溶液固定的 ESD 标本及病变重建。这是一个棕色轻度凹陷病变,内部显示出微小颗粒样外观。箭头对应图 13.128 中的箭头

13.5.2.4　组织学表现

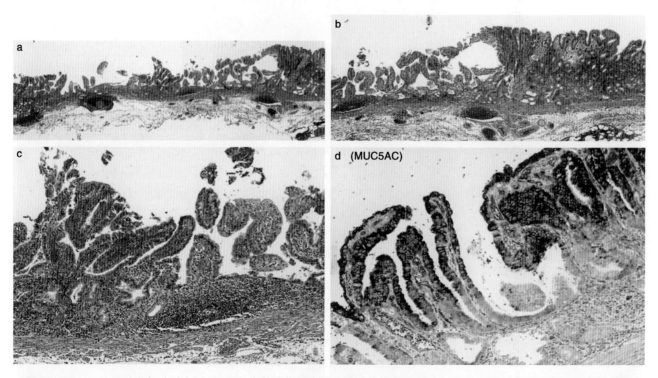

图 13.131　(a~d)这些切片对应图 13.130a 中箭头指示区域。凹陷的表面主要呈现伴狭窄间质的乳头状或绒毛样组织学结构(a)。与典型的乳头状腺癌不同,IP 宽度不等,长而薄的 IP 呈现为乳头状结构,并且有缩紧,形成以钝角分叶的结构(b,c)。这些上皮微结构在 M-NBI 用水浸没法观察时表现为可以漂动的不规则绒毛样结构。免疫组化染色 MUC5AC 阳性,MUC6 阳性,MUC2 阴性,CD10 阴性。提示这例超高分化的腺癌呈胃黏蛋白表型。病变另一部分的侵犯深度达到 SM250μm

▶ 本例病变的特点

利用 NBI 仔细检查 MCE 形态显示为绒毛样结构伴锯齿状边缘,具有异型性和不规则的微血管位于 IP 上皮下方,这个病变的上皮微结构与放大内镜观察到的十二指肠绒毛形态类似。

尽管绒毛样腺癌尚未成为胃肿瘤的一种独立组织学分类[4],这种病变的放大内镜特点（三维结构）与典型的乳头状腺癌仍有显著差异,所以我希望独立看待这类有绒毛样微结构的病变,并将收集更多病例来阐明其临床意义,这个病变呈现的绒毛样微结构在 NBI 技术问世之前是无法识别的。

（费贵军　蒋青伟 译）

参考文献

1. Takizawa T. Chapter 4 II.1. Papillary adenocarcinoma. In: Pathomorphology of the stomach. Tokyo: Igaku Shoin; 2003. p. 114–5 [in Japanese].
2. Takizawa T. Chapter 4 III. Comparison of papillary and tubular adenocarcinomas. In: Pathomorphology of the stomach. Tokyo: Igaku Shoin; 2003. p. 123–5 [in Japanese].
3. Arima M, Tada M, Arima H. Evaluation of microvascular patterns of superficial esophageal cancers by magnifying endoscopy. Esophagus. 2005;2:191–7.
4. Takizawa T. Chapter 4. Gastric cancer. In: Pathomorphology of the stomach. Tokyo: Igaku Shoin; 2003. p. 108–79 [in Japanese].

第14章 放大内镜结合窄带成像（M-NBI）在早期胃癌诊断中新的用途和优势：临床价值、局限性和不同难度病例术前确定肿瘤边界的临床策略

关键词

临床应用　边界确定　早期胃癌　放大内镜　窄带成像

14.1 概述

14.1.1 M-NBI 的临床价值

在放大白光成像（M-WLI）章节中已经概述了放大内镜（ME）的临床价值，包括：

1. 红色平坦或凹陷型病变的鉴别诊断：胃炎还是胃癌？
2. 早期胃癌的术前诊断

除此之外，最新的临床应用还包括[1,2]：

3. 发现微小的附加病灶
4. 发现隐匿癌
5. 发现微小癌（"一点癌"）

14.1.2 发现Ⅱb型肿瘤和微小癌

本章所讲述的不是独立的临床应用方法，而是发现Ⅱb型肿瘤和微小癌的诊断策略。和之前的章节一样，我将省略对图片的讲解和放大内镜发现的注释。通过介绍一些典型病例，展示如何应用VS分级鉴别癌和非癌病变，重点在于 M-NBI 的临床应用。

14.1.3 针对不同难度病例的临床应用、局限性和策略（表14.1）

本章中，根据常规内镜诊断的难易程度不同，我将临床病例进行了分类。针对常规内镜（色素喷洒内镜）和放大内镜（ME）在发现病灶、鉴别癌和非癌病变及确定肿瘤边界方面的作用，分为三类评价：可以

（○）、有局限（△）或不能（×）。我将讨论每种检查方法的优点和不足，着重于术前诊断和 ESD 标记边界这两方面的应用。最后，我将概述自己的心得体会，总结我对普通内镜和放大内镜临床应用的经验，这些内容将在对各种难度病例的介绍中一一呈现。

表14.1　放大内镜确定肿瘤边界的难度分级

放大内镜和常规内镜效果相同的病例	
分类1	常规内镜即可确定全部肿瘤边界
放大内镜优于常规内镜	
分类2	常规内镜肿瘤边界部分辨识欠清，放大内镜可以确定全部肿瘤边界
分类3	常规内镜完全无法辨识肿瘤边界（0Ⅱb）
常规内镜无法确定是否存在肿瘤，但放大内镜可发现病变，并能确定其边界的病例	
分类4.1	常规内镜看似可清晰地确定肿瘤边界，但应用放大内镜却发现了毗邻部位的Ⅱb病灶
分类4.2	在主要病灶的邻近区域发现附加病灶
分类4.3	常规内镜无法确定是否存在肿瘤
放大内镜的局限性	
分类5.1	常规内镜无法确定是否存在肿瘤，而放大内镜可发现病变，明确诊断，但无法确定病灶边界
分类5.2	常规内镜能够发现肿瘤，但常规内镜和放大内镜都无法确定病变性质和肿瘤边界（未分化型癌）

14.1.4 临床策略

本章所阐述的术前放大内镜应用策略可总结为一句话：所有分化型的早期胃癌，尤其是应用常规内镜无

法确定边界的分化型胃癌,或应用常规内镜无法发现的隐匿癌,都是放大内镜很好的适应证。

另一方面,放大内镜不推荐用于诊断未分化型腺癌。需要强调的是,此类病灶需要在周边至少四个象限取黏膜活检,才能确定边界。

14.2 应用难度分级系统在术前确定肿瘤边界

14.2.1 术前确定肿瘤边界的基本原则

放大白光成像(M-WLI)和靛胭脂喷洒染色是术前确定肿瘤边界的标准方法。

内镜诊断的过程大体上可分为三个部分:发现病变、鉴别诊断和术前诊断(组织学类型、浸润深度、边界、有无溃疡和病变大小)。我们医院采用常规内镜联合靛胭脂染色,对胃癌进行术前初始评估。在明确了浸润深度、病变范围和取得活检病理的基础上,对病变的组织学分化程度进行精确诊断,进而决定采用内镜手术或外科手术进行治疗。对分化型胃癌,通常采用内镜下手术治疗,如果肿瘤边界部分或全部显示不清,我们会采用白光放大内镜和(或)NBI放大内镜进行精细检查以确定肿瘤边界。

对于部分或全部边界只能通过 ME 确定的肿瘤,我们将在内镜治疗前采用 ME 进行标记。

对于放大内镜后仍无法明确全部边界的病变,我们可能会通过多点活检明确边界,如果仅有一小段边界无法确定,我们将在距离病灶稍远,MV 和 MS 均规则的黏膜上进行标记。

除此之外,值得注意的是边界不清、大体表现不典型的早期胃癌逐渐增多,而治疗技术的发展要求术前必须精确描记病变的完整边界。

14.2.2 放大内镜相比常规内镜具备的优势和局限性

简而言之,放大内镜相比常规内镜的优势在于其可确定Ⅱb和Ⅱb样病变的边界,发现Ⅱb型附加癌和微小癌灶,这是常规内镜无法做到的。但是,任何一种新诊断技术必然有其局限性。对我们而言,重要的是总结 ME 应用受限的病例特点,并归纳相应的处理策略。

因此,本章我将探讨放大内镜在不同临床情况下的优势和局限性,首先讨论术前肿瘤边界的确定,以及对于放大内镜难以确定边界的病例,应选择何种临床

策略。

我院的研究显示[4],350 例接受 ESD 治疗的患者中,有 67 例(19%)常规内镜无法清楚显示边界,我们可以预期放大内镜对这部分病例可能会有帮助。

67 例中的 58 例接受了放大内镜检查,其中 45 例(78%)确定了完整的边界(属 ME 价值肯定的病变),10 例(17%)仅有一小段边界无法确定(ME 价值有限病变),3 例(5%)即使采用放大内镜也无法明确边界(ME 无价值病变)。换言之,常规内镜边界显示欠清的病变若应用 ME,约 95%(价值肯定+价值有限)的病例可望确诊。

放大内镜确定边界作用有限的 10 个病例中,大体多表现为分布广泛且有Ⅱb样病变边界,或有Ⅱb型附加病灶。ME 显示边界欠清部分的组织学表现为:①7 例为分化非常好的腺癌(癌伴低度异型性),有表层替代生长模式(surface replacing growth pattern);②2 例为部分未分化型癌;③1 例为中度分化型腺癌。3 例放大内镜不能确定边界的病例中,2 例为未分化型癌,1 例为直径 2mm 的分化非常好的腺癌。

由此可见,即便应用最新的放大内镜结合 NBI 技术,确定未分化癌的边界仍有困难。对于可疑未分化型癌,我们应在术前进行多点活检,如四象限活检法,进行组织学检查肯定所有活检标本均没有癌组织,从而确定肿瘤边界。即便是计划进行开腹切除手术的病例,也必须在计划切除边界的口侧多点活检,以确保手术切缘阴性。

14.3 放大内镜和常规内镜检查获得相同结果的病例

14.3.1 第1类病例

单用常规内镜即可确定全部肿瘤边界的病例(表14.2、图 14.1 和图 14.2)。

表 14.2　边界确定:常规内镜能够确定,放大内镜能够确定(第 1 类)

	发现病变	明确诊断	确定边界
常规内镜/色素内镜	○	○	○
放大内镜	○	○	○

○:可以

临床策略:标记边界可采用常规内镜联合或不联合色素喷洒内镜

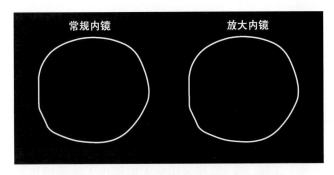

图 14.1　仅用常规内镜即可确定肿瘤全部边界

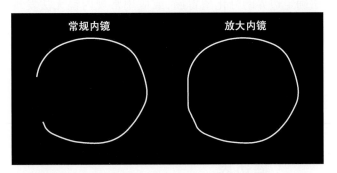

图 14.3　单用常规内镜肿瘤部分边界难以辨认,但放大内镜可确定肿瘤全部边界的病例

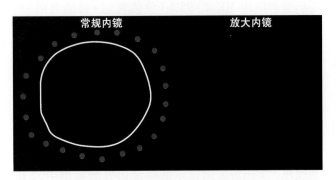

图 14.2　临床策略:用常规内镜标记边界

此类病例涉及现有的常规内镜技术,这里就不赘述了。

14.4　放大内镜更具优势的病例

14.4.1　第 2 类病例

单用常规内镜肿瘤边界部分辨识欠清,放大内镜可以确定全部肿瘤边界的病例(表 14.3、图 14.3~图 14.11)

表 14.3　边界确定:常规内镜作用有限,放大内镜可确定(第 2 类)

	发现病变	明确诊断	确定边界
常规内镜/色素内镜	○	○	△
放大内镜	○	○	○

○:可以;△:有局限
临床策略:采用常规内镜联合放大内镜标记边界

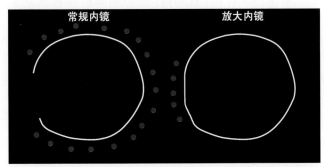

图 14.4　临床策略:仅在常规内镜无法确认的边界部分采用放大内镜进行标记

第 2 类病例:部分边界类似Ⅱb 型病变(图 14.5a~图 14.11c)

胃窦前壁至小弯侧见 0Ⅱa 型、55mm×48mm 大小、分化好至非常好的腺癌,浸润深度为 M 层(图 14.5a、图 14.6、图 14.10、图 14.11a 和这个病例的部分内容经 *Stomach Intestine* 杂志允许,转载并改编自文献[1];图 14.5a~图 14.11c)。

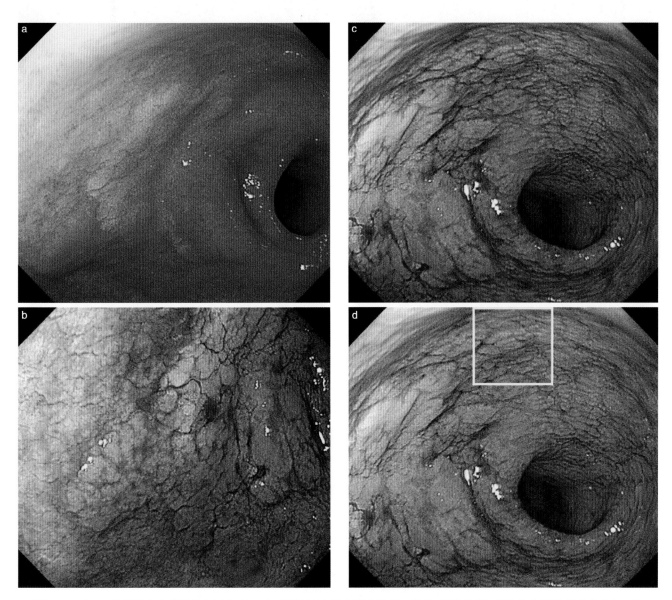

图 14.5　(**a～d**)非放大内镜图像(GF-240)。(**a**)侧视镜在胃窦前壁显示一处红-苍白的Ⅱa型簇状表浅隆起型病变(大面积Ⅱa型簇状表浅隆起型病变需要特别关注,因为其中常包含类似Ⅱb型的病变区域,或有附加Ⅱb型病灶)。(**b**)色素喷洒显示表面结构呈大小不等颗粒样,口侧和大弯侧边界表现与隆起性区域一致。(**c,d**)在小弯侧和肛侧的边缘,颗粒样隆起逐渐变得不明显,病变与背景黏膜之间颜色和高度的差别变得不够清晰(Ⅱb型区域)。此处,我们无法按照ESD的要求,精确地确定边界

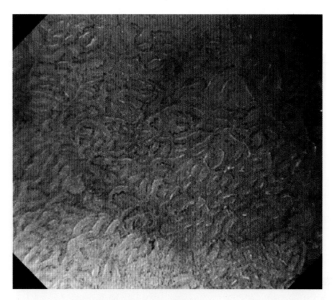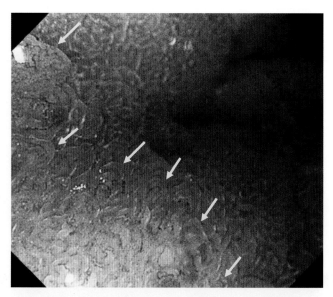

图 14.6　用 M-NBI 再次检查图 14.5d 中矩形区域内的小弯侧和肛侧边缘。在非癌背景黏膜中,我们清楚地看到典型的规则 MV 和 MS 结构(LBC+)。因此,该部位性质上应为伴有肠上皮化生的非癌黏膜

图 14.7　以上述背景黏膜的 ME 图像为参照,将放大内镜从周围背景黏膜向病变区域移动,可以看到一条清晰的分界线(DL),规则的 MV 和 MS 结构在此消失。病灶内有不规则的 MV 和 MS 结构,由此我们确定了典型的癌的边界

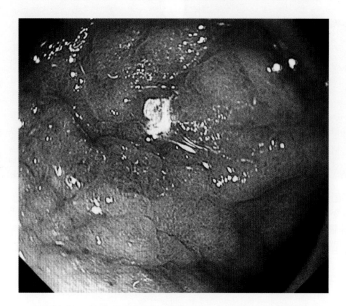

图 14.8　在放大内镜下,我们在这个区域的分界线外进行了标记

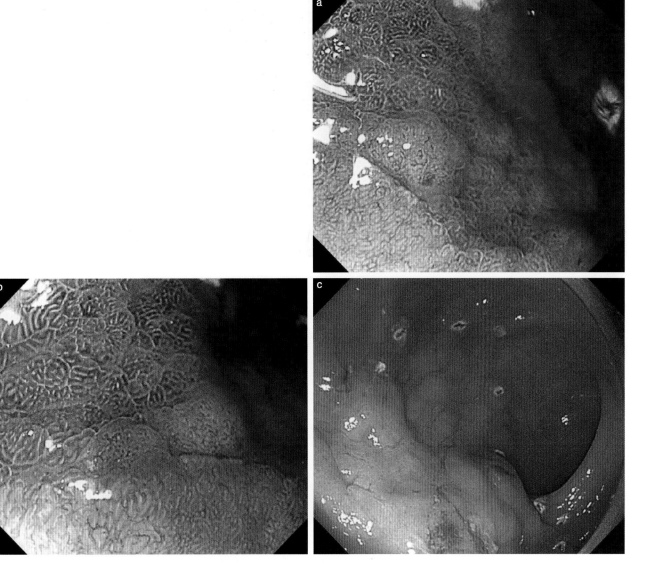

图 14.9　(**a~c**)应用 M-NBI(低倍放大),我们可以很容易地确定小弯侧其他部分的边界,病变其余部分边界的确定仍可应用常规内镜。最后,在病变周围确定整个完整边界,将标记点设于分界线外数毫米。ESD 治疗时,包括标记点在内的全部病灶被整块切除

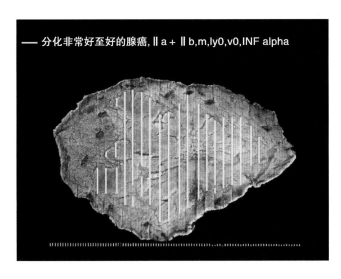

图 14.10　内镜下切除标本用甲醛溶液固定后,大体观察及病灶重建图。切除标本大小为 97mm×64mm,癌组织大小为 57mm×48mm。术前标记点清晰可见,由此我们可以肯定标记位置准确

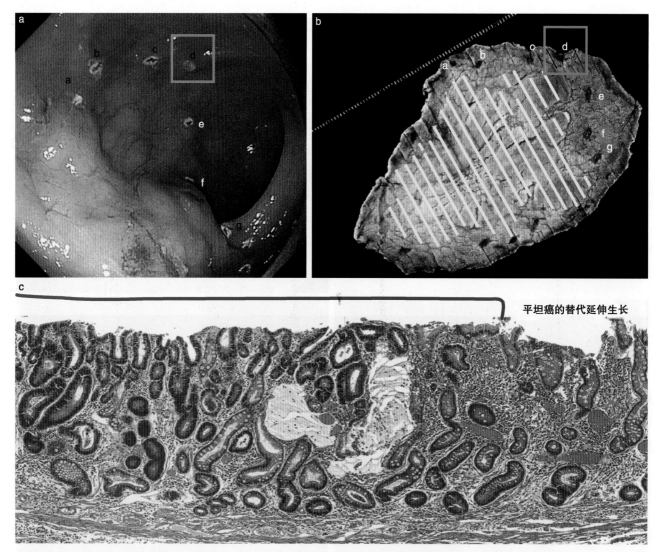

图14.11　(a~c)内镜图像、切除标本和组织学图像对比。b重建后的切除标本,为便于与a比较,将标本上的标记点旋转至与a一致的位置。c显示字母d所标记病灶边缘区域的组织病理结果,癌和非癌区域在高度上显示无差异。非癌背景黏膜表现为完全型肠化,胃固有腺体消失,即为萎缩性胃炎伴肠上皮化生。癌变区黏膜表现为异型腺体替代了非癌腺体的表面薄层

讨论

　　萎缩性胃炎伴肠上皮化生使非癌背景黏膜的血管密度降低,肿瘤发生并沿表层扩散仅替代了萎缩黏膜的表层,因此肿瘤自身的血管密度较低,不规则程度较轻,这些组织结构改变是上述内镜发现的基础,故仅用常规内镜无法辨别癌和非癌黏膜。然而,采用M-NBI,在LBC存在的帮助下,我们可以在背景黏膜中观察到清晰的规则MV和MS结构图像,癌和非癌黏膜之间微血管构造的差异显示得很清楚。除此之外,LBC只

显著存在于非癌的背景黏膜中,而不会出现在癌黏膜中,这也是辨别肿瘤边界很有用的参照。

14.4.2　第3类病例

　　单用常规内镜全部肿瘤边界都难以确定的病例(Ⅱb)。

14.4.2.1　第3.1类

　　应用放大内镜可确定肿瘤的全部边界(表14.4,图14.12和图14.13)。

表 14.4　边界确定:常规内镜不能确定,放大内镜可以确定(第 3.1 类)

	发现病变	明确诊断	确定边界
常规内镜/色素内镜	○	○	×
放大内镜	○	○	○

○:可以;×:不能
临床策略:应用放大内镜进行标记

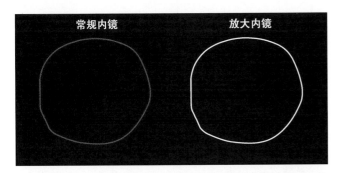

图 14.12　单用常规内镜全部肿瘤边界都不能确定,但应用放大内镜可确认全部的肿瘤边界的病例

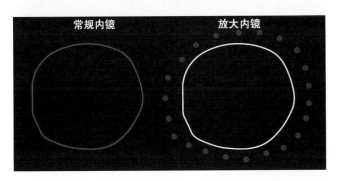

图 14.13　临床策略:应用放大内镜标记全部边界

这类病例请参见第 6 章"6.7 应用放大内镜确定边界的实例"中病例 1 和 3

14.4.2.2　第 3.2 类

应用放大内镜可确定肿瘤的绝大部分边界,但有一小部分边界无法确认的病例(表 14.5,图 14.14 ~ 图 14.29)。

表 14.5　边界确定:常规内镜不能确定,放大内镜作用有限(第 3.2 类)

	发现病变	明确诊断	确定边界
常规内镜/色素内镜	○	○	×
放大内镜	○	○	△

○:可以;×:不能;△:有局限
临床策略:常规内镜/色素内镜+放大内镜/活检进行标记

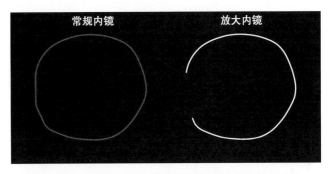

图 14.14　单用常规内镜时全部的肿瘤边界均辨识不清,应用放大内镜可确定肿瘤的绝大部分边界,但仍有小部分边界无法确认的病例

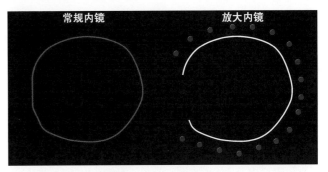

图 14.15　临床策略:应用放大内镜标记全部可辨认的边界,然后…

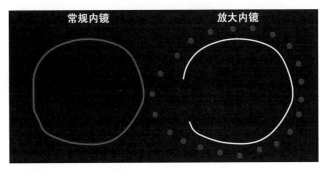

图 14.16　临床策略(1):在边界不清的部分,在有规则微血管构造(RMVP)和规则表面微结构形态(RMSP)的背景黏膜上进行扩大标记

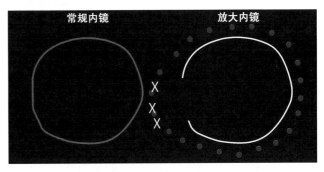

图 14.17　临床策略(2):针对边界不清的部分,联合应用多点活检(X)+RMVP 和 RMSP 的背景黏膜扩大标记法

第 3.2 类病例:边缘类似Ⅱb型病变的病例(图 14.18-14.29)

胃体小弯侧,0Ⅱc+Ⅱb型、大小 62mm×35mm、分

化好至非常好的腺癌,浸润深度为 M(图 14.18a,14.19a,b,14.20b 和 14.27a 经 *Stomach Intestine* 杂志允许,转载并改编自文献[5])

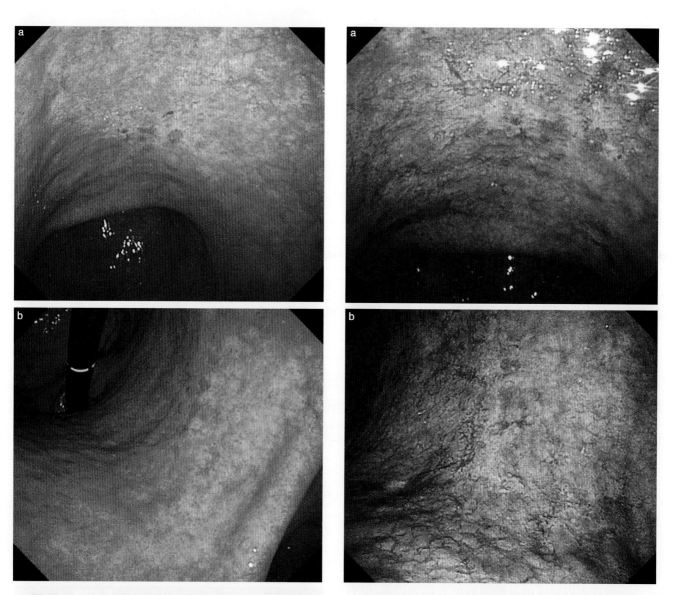

图 14.18   (a,b)非放大内镜图像。在胃体小弯侧的前壁和后壁,我们看到边界不规则、高度变化不明显的黏膜病变,色泽苍白或与周边黏膜相同,病变范围内散在红色颗粒样隆起

图 14.19   (a,b)色素内镜图像。病灶的口侧可以见到凹陷的边界,边界内有不规则隆起和一处凹陷的细颗粒样黏膜。在病灶的肛侧,边缘呈侵袭样,病变高度及黏膜表面结构变化都不明显。与色素喷洒前非放大内镜相比,边界确定更为困难

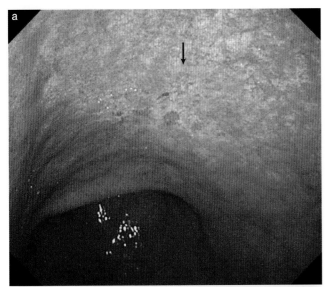

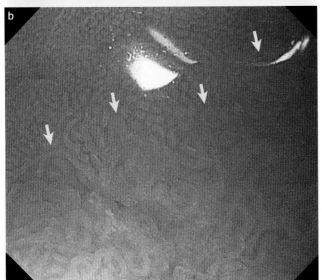

图 14.20　**b** 为 **a** 图中箭头所指部位的放大内镜图像。应用低倍放大白光成像模式从口侧接近病灶,可见清晰的分界线(DL,箭头),局部规则的 MV 和 MS 结构消失

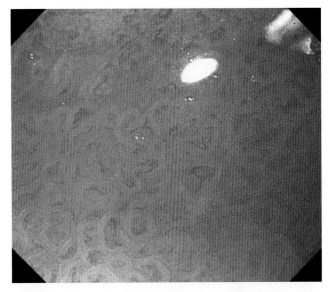

图 14.21　最大放大倍数观察图 **b** 中分界线(DL)以内的微血管构造,显示为不规则的 MV 结构,表现为形态不规则、分布不对称、排列不规则。因而确认图 14.20b 中箭头所示的线为癌的口侧边界

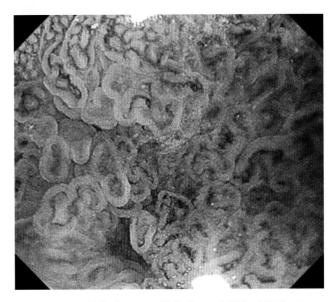

图 14.22　转换为 M-NBI 模式后,DL 内部除不规则 MV 结构外,我们还能看到不规则的 MS 结构,有弯曲-卵圆形的隐窝边缘上皮(MCE,marginal crypt epitheium),提示为分化非常好的管状或乳头状腺癌

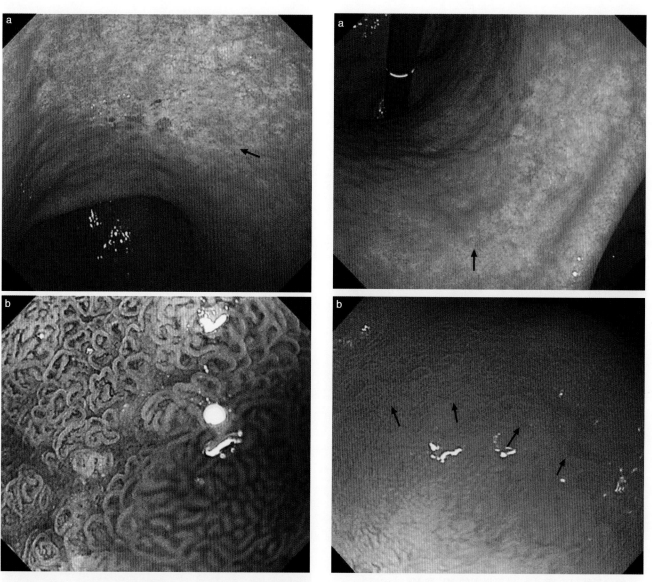

图 14.23 图 b 为图 a 中箭头所指示区域的 M-NBI 图像。在分界线处规则的 MV 结构和 MS 结构消失,其内 MV 结构和 MS 结构均不规则,MCE 显示为弯曲-卵圆形,可见增生的不规则血管及相应中间区域变细变窄。这些是典型的管状-乳头状腺癌表现

图 14.24 (a,b)此病灶在放大内镜下全部边界几乎能确定,因而在最大放大倍数下根据 DL 对边界进行标记。但是,图 a 病变前壁侧,DL 显示欠清,在图 b 箭头所示区域,只看到表面结构与周边区域有微小差别。在这个区域,我们在其周围有规则的 MV 和 MS 结构的黏膜处进行扩大标记

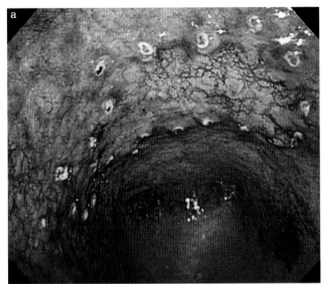

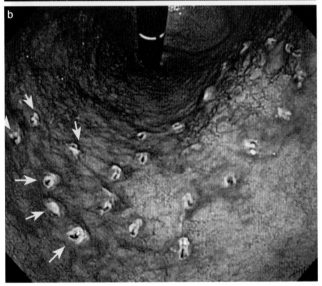

图 14.25　(a,b)标记后的色素喷洒图像。病灶位于胃体中部小弯侧,自前壁延伸至后壁。在图 b 中箭头所示区域,即使采用放大内镜观察,边界仍不清晰,故在此区域进行扩大标记。采用 ESD 整块切除病灶,切除包括所有标记在内的部分

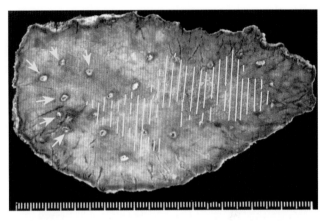

图 14.26　福尔马林固定的 ESD 标本及病变重建图像。所有的标记点都清晰可见,确认除前壁侧一部分之外,其余部分肿瘤边界标记定位精确。箭头与图 14.25b 中的箭头一致。肿瘤局限在标记点内

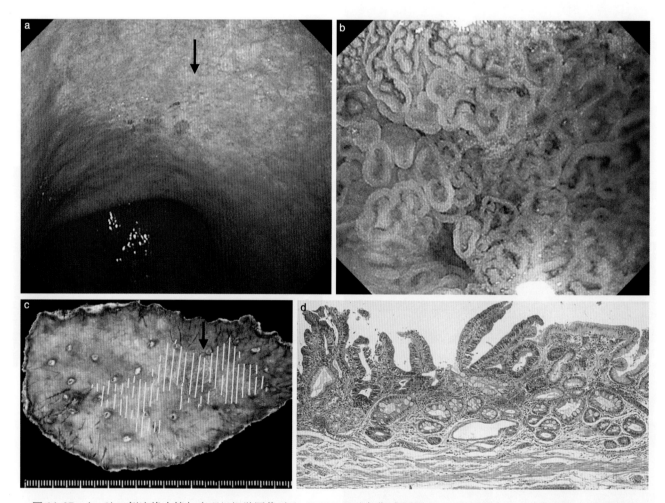

图 14.27　(**a-d**) 口侧边缘内镜与病理组织学图像对比,M-NBI 显示弯曲-卵圆形 MCE,组织学表现为分化型乳头状-管状腺癌。(**a**) 非放大内镜图像,口侧边界(箭头所示)。(**b**) M-NBI 图像。(**c**) 切除标本(箭头与图 a 中箭头一致)。(**d**) 相应的组织学图像

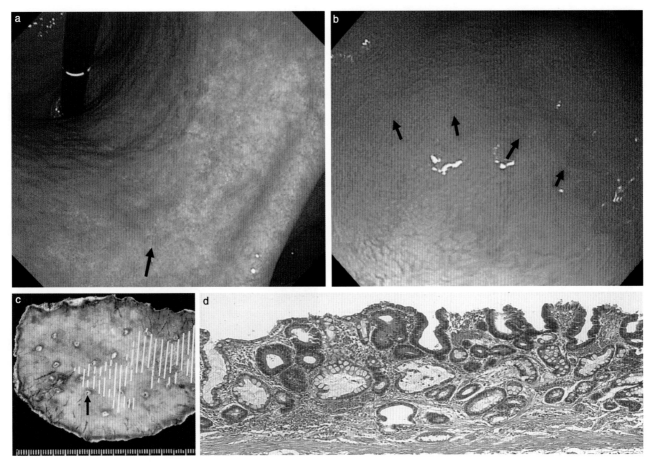

图14.28 (**a-d**)前壁放大内镜无法确定边界区域的内镜与病理组织学图像对比。(**a**)非放大内镜表现,前壁边界(箭头所示)。(**b**)M-WLI图像,前壁边界(箭头)。(**c**)切除标本(箭头与图a中箭头一致)。(**d**)相应的组织学图像

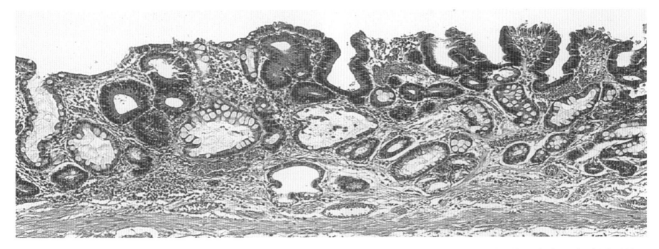

图14.29 图14.28d病理组织学结果的高倍放大图像。肿瘤与周围黏膜在高度上表现无差异。在上皮表面,轻度异型的肿瘤腺体替代了最表层,并与非肿瘤腺体相混杂。也就是说,这种分化非常好的腺癌(癌伴低度异型增生)生长并替代黏膜表层,组织学上表现为癌与非癌腺体相混杂

讨论

我认为这类病变的组织学结构特点包括以下三方面:①属于轻度异型性、分化非常好的腺癌(癌伴低度异型增生);②生长并替代黏膜表层;③在黏膜表面癌与非癌腺体混杂,因而限制了用微血管构造和表面微结构形态判断病变性质的 M-NBI 的应用。

14.4.3　第4类病例

常规内镜下肿瘤不明确,但放大内镜能够发现病变,清楚勾画边界(表14.6)。

表 14.6　常规内镜无法发现并确定边界,放大内镜可以辨识的病变(邻近的Ⅱb型病变,隐匿癌,微小附加病变)(第4类)

	发现病变	明确诊断	确定边界
常规内镜/染色内镜	×	×	×
放大内镜	○	○	○

○:可能;×:不可能
临床策略:发现病变(低倍放大),确诊病变(最大倍数放大),同时用放大内镜确定病变边界

14.4.3.1　第4.1类

常规内镜看似可以清晰描绘病变边界,但放大内镜证实邻近还有Ⅱb型病变(图14.30,图14.31)。

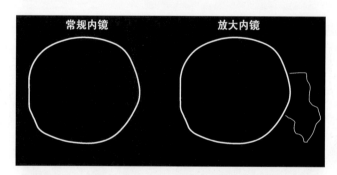

图 14.30　常规内镜似乎可清楚地显示肿瘤边界,但是放大内镜发现邻近有Ⅱb型病变的病例

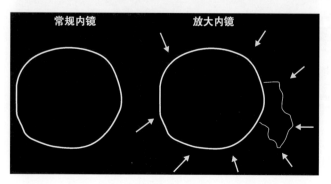

图 14.31　临床策略:仅用常规内镜无法发现邻近的Ⅱb型病变,注意一定要用放大内镜的低倍放大功能仔细观察已发现病变周围的黏膜

第4.1类病例:毗邻的Ⅱb型病变(图14.32~图14.50)

胃窦后壁 0Ⅱa+Ⅱc+Ⅱb 型病变,UL+,43mm×33mm,高分化腺癌,侵及 SM1(250μm)

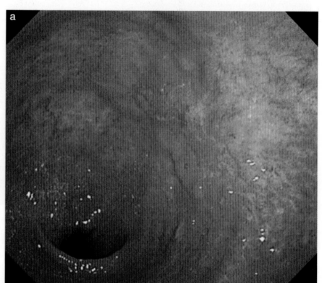

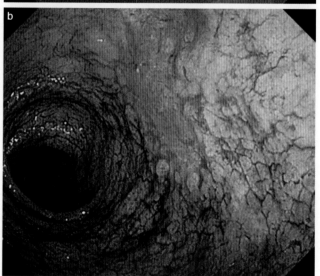

图 14.32　(a,b)非放大侧视镜(GF-240, Olympus Co. Japan)观察。我们可以看到胃窦后壁有一处浅红色Ⅱa+Ⅱc型早期胃癌(分化型癌),约3cm大小。染色内镜观察边界清晰,尽管周围黏膜有纠集,但伸展性良好,因而判断为黏膜内癌。尽管已存在溃疡,但考虑病变为3cm的高分化黏膜内癌,仍决定行 ESD 治疗

确定胃大弯口侧边界(图 14.33 ~ 图 14.35)。

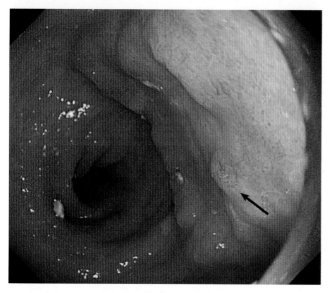

图 14.33 非放大内镜下表现,我们用 ME 观察箭头所示区域

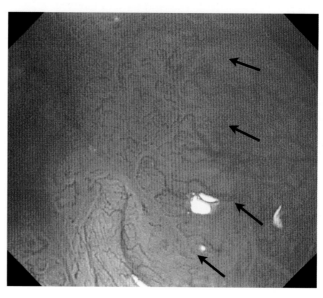

图 14.35 最大放大倍数(有 DL 及不规则 MV 构造)。DL 内可见不规则的 MV 构造,故考虑此处为肿瘤边界

确定胃大弯侧边界(图 14.36,图 14.37)

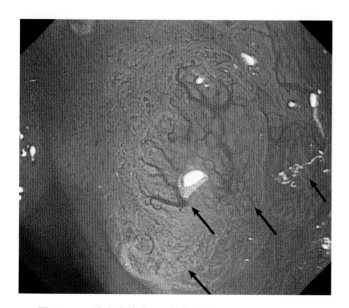

图 14.34 放大内镜表现(低倍放大),DL 清晰可见(箭头所示)

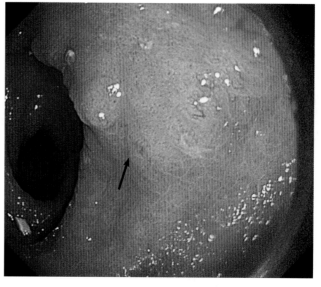

图 14.36 非放大内镜表现。我们用 ME 观察箭头所指示的区域

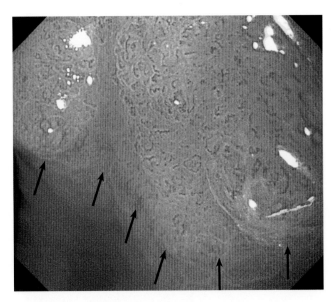

图 14.37　低倍放大内镜下观察(有 DL 及不规则 MV 构造),这些区域相当于非放大内镜下肉眼所见的边界

确定胃后壁口侧边界(图 14.38 ~ 图 14.45)

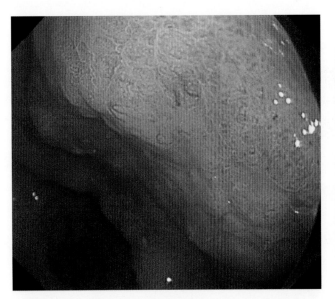

图 14.38　低倍放大内镜下观察胃后壁口侧边界,该区域未观察到 DL

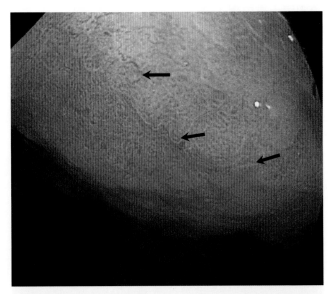

图 14.39　遵循确定边界的基本原则,我们将内镜退至胃体下部,在低倍放大模式下自后壁无癌黏膜处向肛侧移动观察,小心将先端帽一部分靠近黏膜,进一步前推镜头,就能看到 DL(箭头所示)

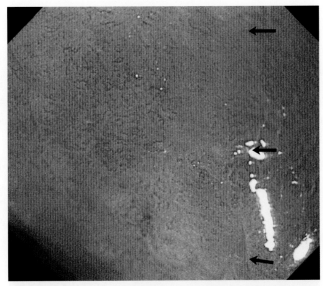

图 14.40　进一步放大观察,可以发现病变内不规则的 MV 区域,此处就是肿瘤边界

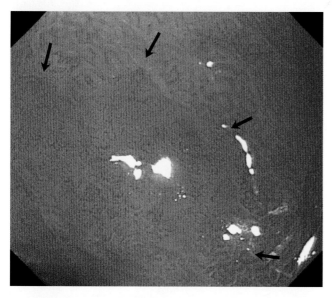

图 14.41　同样放大模式下,跟随 DL 走行,可以发现肿瘤边界从后壁向小弯侧延伸

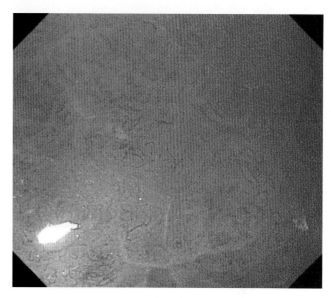

图 14.43　高倍放大观察该区域,可以清楚显示不规则的 MV 结构,同时有清晰的 DL,这是癌的典型特征

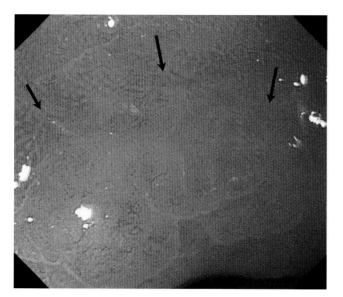

图 14.42　继续放大观察,跟随 DL 走行,可以看见肿瘤边界在胃小弯侧沿水平方向延伸

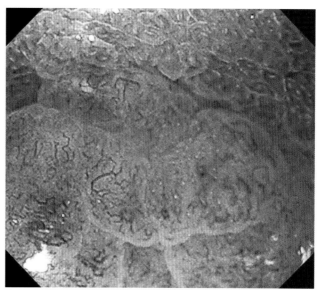

图 14.44　图 14.43 的 M-NBI 图像。M-NBI 检查同样显示非癌区背景黏膜规则的 MV 构造及 MS 结构在 DL 处消失,病变区域表现为不规则的 MV 构造和 MS 结构,证实平坦的癌变黏膜已经延伸到此处

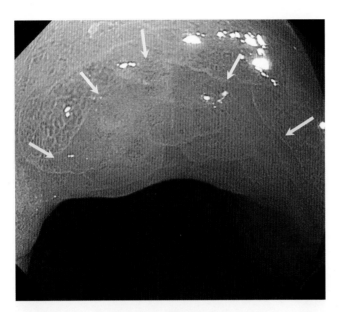

图14.45　降低放大倍数,再次在低倍放大模式下观察该区域,令人惊讶地发现病变一直蔓延至胃体下部小弯侧前壁

临床过程

　　就像魔法中的所谓幻境,无论我放大观察胃体下部小弯侧多少次,结论都是癌。于是我得出最终诊断:胃窦后壁Ⅱa+Ⅱc病变伴与之相连续的Ⅱb型病变。根据以上发现,我们认为这个病变为分化型癌,UL(+),最大直径超过3cm,已不符合ESD扩大切除适应证,应进行手术治疗。在ME下,胃体下部边界显示清晰,在口侧非癌黏膜处放置钛夹标记,并经活检证实该区域无癌变。患者最终接受了标准的远端胃切除术及D2式淋巴结清扫术(图14.46~图14.51)。

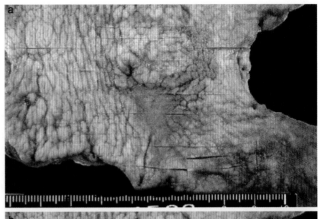

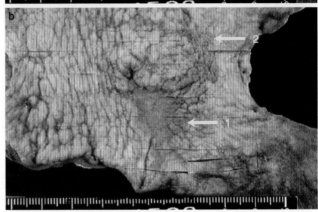

图14.46　**(a,b)** 远端胃切除术后标本。大体观察经甲醛溶液固定、沿大弯侧剪开的切除后标本,仅可看到胃窦后壁一处30mm×25mm的Ⅱc+Ⅱa型病变。因为术前曾发现邻近的Ⅱb型病变,因此我建议在该部位进一步连续切片

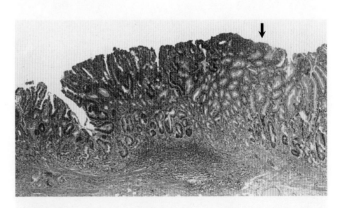

图14.47　Ⅱc+Ⅱa病变(图14.46b中箭头1所示)口侧部分的组织学表现(低倍镜)。为高分化腺癌(癌伴高级别异型增生),广泛播散,可以看到清晰的组织学边界(箭头)

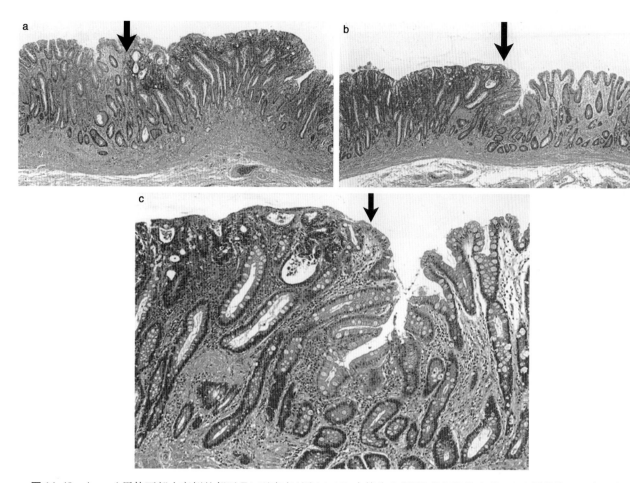

图14.48 (a~c)胃体下部小弯侧的邻近Ⅱb型病变(图14.46b中箭头2所示)的组织学表现。(a)低倍镜下观察肛侧的肿瘤边界(箭头)。(b)低倍镜下观察口侧的肿瘤边界(箭头)。(c)高倍镜下观察口侧的肿瘤边界。低倍镜下可以看到肿瘤腺体伴高级别异型增生,在高度上与周围黏膜无差异。高倍镜下,在非癌区黏膜中可见重度萎缩黏膜的弥漫性肠上皮化生,高分化腺癌(癌伴高级别异型增生)侵犯并替代了最表层结构。尽管与周围的黏膜间无高度差异,但已形成了清晰的组织学边界(箭头)

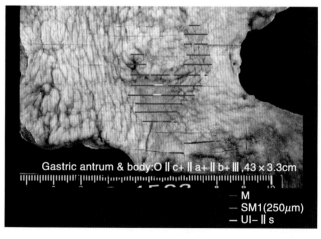

图14.49 在切除标本上标注肿瘤范围。这是一处0Ⅱc+Ⅱa+Ⅱb型、UL(+)的早期胃癌,43mm×33mm大小,由胃窦Ⅱc+Ⅱa型癌与延伸到胃体下部的大体表现为平坦Ⅱb型病变组成。最终确诊为高分化腺癌(癌伴高级别异型增生),浸润深度SM1(250μm),无淋巴结转移

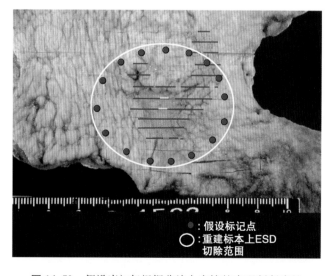

图14.50 假设当初仅根据非放大内镜的表现判断病灶符合扩大ESD的适应证,并做了ESD切除;我在重建标本上标注了可能的标记点及ESD切除范围,我们可以清楚地看到术后标本切缘将会阳性。在临床上,该病例最重要的警示是,若未行ME检查,不仅ESD标本切缘会是阳性,而且术前都不会怀疑进行内镜切除是否适当

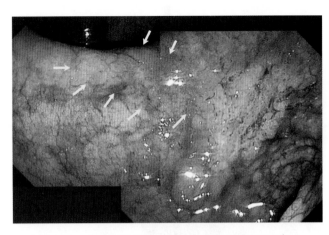

图 14.51　在重建切除标本的基础上,我回顾了非放大内镜及染色内镜图像,将 II b 型病变部分用箭头标出。即便如此,辨识该区域的癌变仍然十分困难

讨论

严格来说,本例也符合"分类 2 单独应用常规内镜时部分肿瘤边界难以辨认,但是放大内镜可以确定全部的肿瘤边界"。将其放入本章"常规内镜无法发现的病变",是因为使用非放大内镜观察时,病变边界看似很清楚了,但若不用放大内镜观察,其毗邻的 II b 型病变在术前就可能漏诊。与处理本例毗邻主病变的 II b 型病变一样,发现病变、描述病变,并确定出病变的真实边界,是放大内镜临床应用的亮点。

14.4.3.2　第 4.2 类

邻近主要病变的附加病变(图 14.52 ~ 图 14.59)

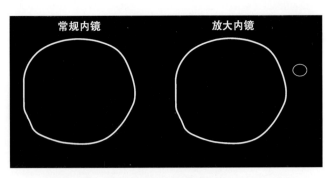

图 14.52　邻近主要病变存在附加病变的病例

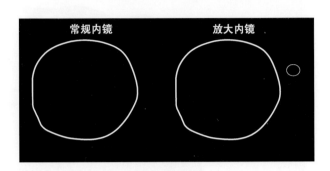

图 14.53　临床策略:必须意识到这种类型病变存在的可能,需要在低倍放大内镜下仔细观察主要病变周围邻近区域

第 4.2 类病例:邻近主要病变的微小附加病灶(图 14.54 ~ 图 14.59)

主要病变:从胃底小弯侧延伸至食管下端的 0 II c 型病变,20mm×15mm 大小,中至高分化腺癌,深达 M 层。

附加病变:微小的 0 II b 型病变,3.2mm×3.2mm,高分化腺癌,深达 M 层。(图 14.54 ~ 图 14.58,该病例经 Stomach Intestine 杂志允许,转载和改编自文献[1])

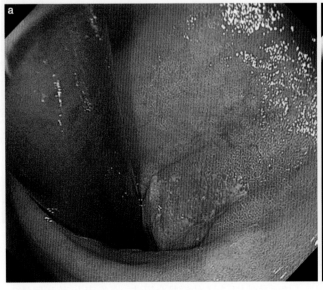

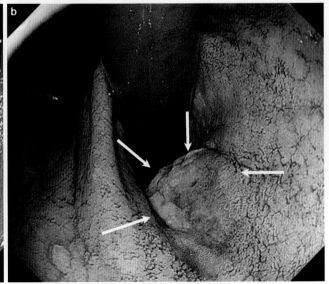

图 14.54　(a,b)前视镜(GIF-H260Z,Olympus Co. Japan)非放大模式图像。主要病变为自食管下端延伸至胃底小弯侧的形状不规则的凹陷病变,延展性良好,考虑为黏膜内癌

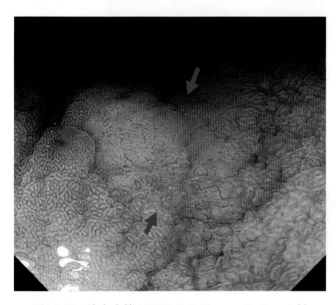

图 14.55　放大内镜(GIFH260Z, Olympus Co. Japan)低倍放大图像。由于肛侧边缘显示不清,采用低倍放大仔细观察病变肛侧及其周围背景黏膜,病变与非病变间显现出清晰的 DL(箭头所示)

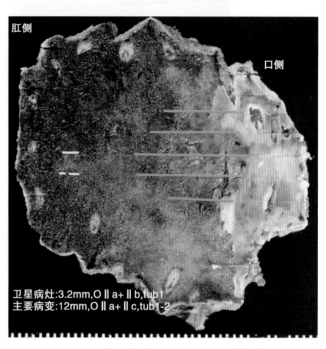

图 14.57　福尔马林固定的内镜下切除大体标本,大小 38mm×28mm,包括部分食管下端。病理重建显示出 20mm×15mm 大小的 OⅡc 型病变(中至高分化腺癌,局限于 M 层),距其肛侧远端 8mm 可见另一处 OⅡb 型病变,大小 3.2mm×3.2mm(高分化腺癌,局限于 M 层)。手术切缘阴性,证实了癌灶在标记范围内

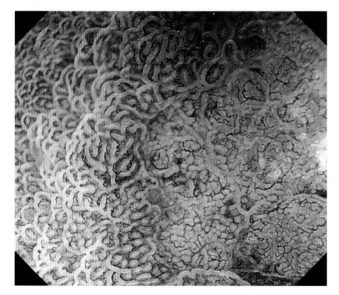

图 14.56　M-NBI 图像(最大放大倍数)。高倍放大观察边缘区域,发现一处病变有清晰的 DL,中间正常的 MV 和 MS 结构已全部消失,可见癌特异的不规则 MV 及 MS 结构。我认为此病灶为自食管延伸至贲门的主要病变附近的独立微小癌灶(微小附加病变),决定进行之后 ESD 将两者一起整块切除

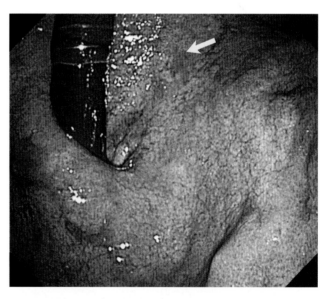

图 14.58　回顾非放大内镜下图像。重新审视之前用侧视镜仔细检查的图片,我们可以找到附加病变,但无法确定其良恶性

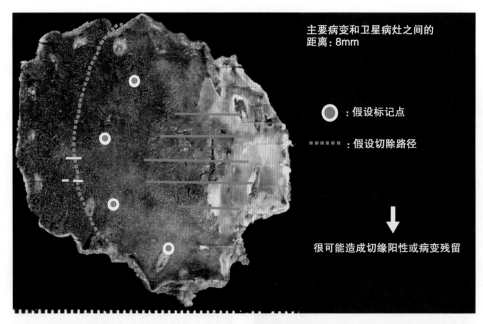

图 14.59　重建的 ESD 标本。附加病变位于主要病变肛侧缘 8mm,用非放大内镜很难发现。如果按照主要病变的边界进行假设标记和切除,附加病变正好在假设内镜切除路径上,很可能造成切缘阳性或肿瘤残留

讨论

　　就像我们之前报道过的[6],附加病灶有时就在早癌附近。Oyama 等[7]也分析过手术阳性切缘的原因:①技术原因未能全切病变;②误判边界;③遗漏了附加病变。放大内镜及 M-NBI 可以有效预防后面两种失误。

　　本例价值在于提醒大家要警惕附加病灶的存在,即使染色内镜显示主要病变边界清晰,仍需观察切除线周边的背景黏膜,确定有无附加病灶存在。

14.4.3.3　第4.3类

　　常规内镜无法肯定有无肿瘤,更无法确定其边界(隐匿癌)(图 14.60 ~ 图 14.84)。

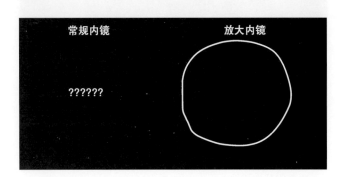

图 14.60　常规内镜无法确定为肿瘤,更无法确定其边界(隐匿癌)的病例

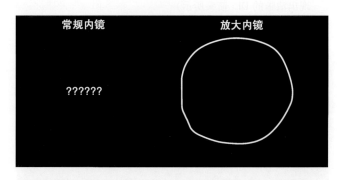

图 14.61　临床策略:用放大内镜对每个病变进行探查、确诊并界定其边界

第4.3 类病例:隐匿癌(图 14.62 ~ 图 14.84)

　　胃体下部大弯侧,0Ⅱc+Ⅱb 型,18mm×10mm 大小,高分化腺癌,深达 M 层(图 14.62 ~ 图 14.83 经 *Stomach Intestine* 杂志允许,转载和改编自文献[5])。

　　现病史:转诊医师在患者胃体下部大弯侧溃疡瘢痕处活检 4 块,病理提示为高分化腺癌,转诊我科行 ESD 术(图 14.62 和图 14.63)。

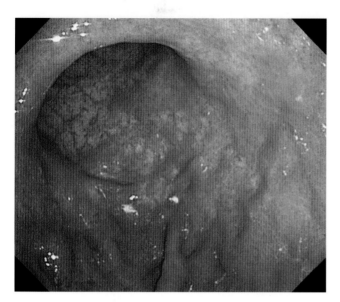

图14.62　侧视镜(GF-240,Olympus Co. Japan)非放大内镜检查图像。在门诊行侧视镜检查,发现胃体下部大弯侧有多发溃疡瘢痕

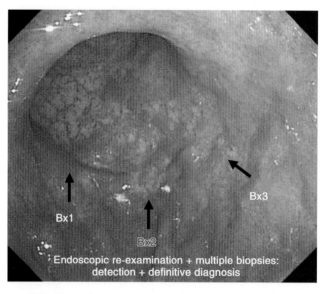

图14.64　第一次内镜检查+多点活检(Bx)。以前,我们会选择多个可疑病变区域,分别进行多点活检。根据活检结果判断病变是否存在并明确病变性质

步骤2:确定边界

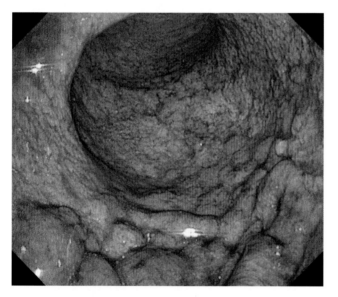

图14.63　非放大的染色内镜检查。即便应用染色内镜,在包括活检瘢痕处在内的区域内也很难发现肿瘤

1. 以前的临床处理流程

在放大内镜用于发现和诊断早期胃癌之前,我们临床上会如何处理这种病变呢?在我们能进行后述的病变标记前,至少要完成3次独立的内镜检查及多点活检。

步骤1:发现并确诊病变

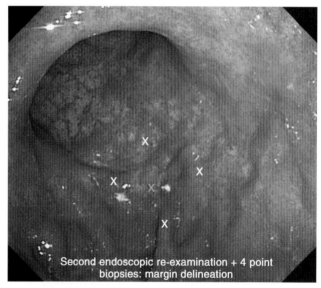

图14.65　第二次内镜检查+多点活检(Bx)。假定第二块活检标本(Bx2)病理诊断为癌,我们将要进行第二次内镜检查,在上次活检部位周围各象限取4点活检。所有活检阴性证实该处为肿瘤边界,确定切除范围

步骤3:标记范围

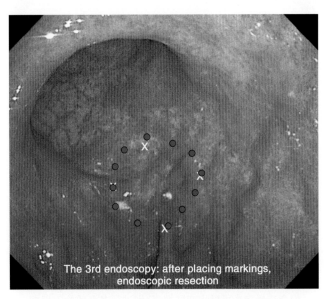

The 3rd endoscopy: after placing markings, endoscopic resection

图14.66 第三次内镜检查。以第二次内镜检查的4个活检位点为参照,在病变周边进行标记,进一步进行内镜下切除

2. 放大内镜应用于临床以后处理这类病变的策略

放大内镜应用于临床以后,对于这类病变(隐匿癌),我们可以用之前无法做到的方式进行处理。换言之,我们可以在一次内镜检查过程中完成上述所有步骤:步骤1,发现并确诊病变;步骤2,确定边界;步骤3,标记范围。

步骤1:发现并确诊病变(图14.67~图14.72)

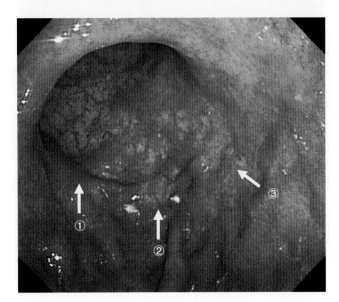

图14.67 根据之前的内镜结果,病变初步定位在胃体下部大弯侧,我们用放大内镜依次对非放大内镜发现的可疑部位①、②及③处进行观察

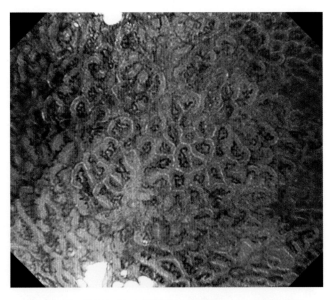

图14.68 图14.67中区域①(轻微发红的溃疡瘢痕)的M-NBI图像。规则的MV及MS结构。V:单个微血管呈开环或闭环状。尽管其形态不太一致,但分布对称、排列规则,大小无异形性,因此为规则的MV结构。S:MCE显示为闭合的椭圆或多边形,边缘有LBC。IP大小无异形性,位于MCE之间,判断为规则的MS结构。红色区域与周围非红色区域间无明确DL。综上所述,该处为非癌性病变黏膜

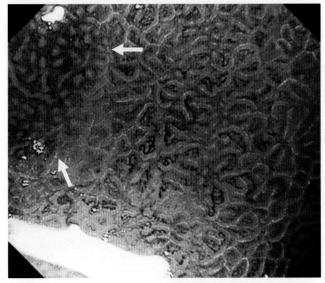

图14.69 图14.67中区域②(白色背景下的红色溃疡瘢痕)的M-NBI图像。规则的MV及MS结构。V:单个血管主要呈小环状,形态相对一致,分布对称,排列规则。在红色区域内(箭头所示),血管密度增加,但形态一致,分布对称,排列规则。因而属于规则的MV构造。S:MCE呈弯曲状,形态一致,边缘有LBC。IP形态规整。因而是规则的MS结构。在红色区域内(箭头),由于VS结构不同,严格来说,存在DL。然而,根据VS分类标准红色区域内表现为规则的MV构造和MS结构,因此仍然判定为非癌黏膜

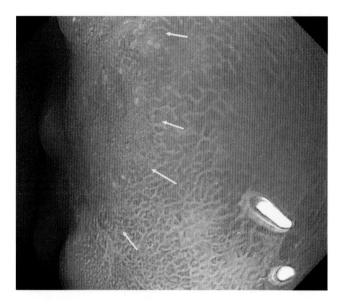

图14.70　图14.67中区域③(平坦黏膜病变区)M-WLI检查图像(低倍放大模式)。存在分界线,低倍放大下观察发现DL,该处周围正常MV构造及MS结构已经破坏

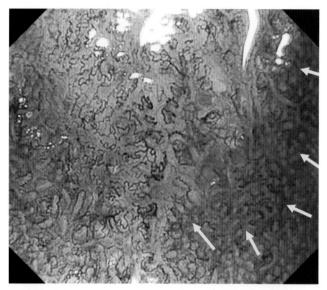

图14.72　图14.71中同一区域M-NBI检查图像(最大倍数放大)。将WLI转换为NBI模式后,微血管构造被更明显地勾勒出来,DL(箭头所示)也显示得更为清晰。病变区域内,MCE和其他MS结构均无法辨认,即MS结构消失。与WLI一样,通过NBI检查我们也能发现该病变并明确诊断

步骤2:确定边界(图14.73~图14.79)

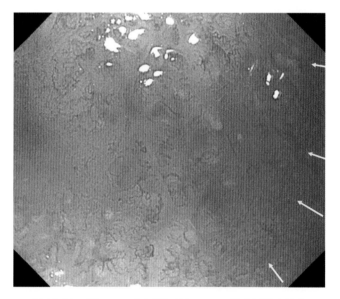

图14.71　图14.70中问题区域M-WLI检查图像(最大倍数放大)。最大放大倍率下显示周围规则MV构造在DL(箭头所示)处消失,内部可以看到不规则的MV,形态不一致的增生微血管,分布不对称,排列不规则。根据以上观察结果,判断为癌。换言之,放大内镜使我们可以在发现病变的同时明确病变性质

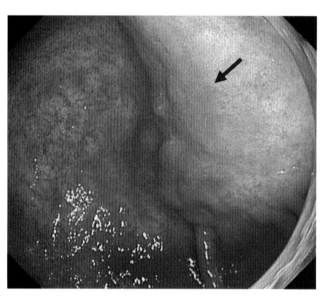

图14.73　非放大内镜图像。我们进一步确定病变边界如箭头所示(小弯侧)

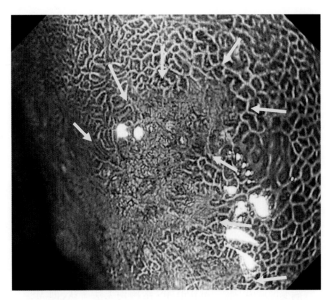

图 14.74 M-NBI 图像(低倍放大)。不规则 MV 结构伴 MS 结构消失,存在分界线(DL)。已经在高倍放大下发现并确诊病变,即便低倍放大模式也能在背景黏膜中看到规则的 MS 结构及 LBC。在规则的 MS 结构消失处,很容易就能识别出 DL(箭头所示)

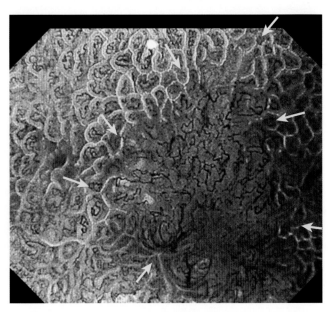

图 14.76 图 14.75 中箭头标志处的 M-NBI 图像。DL内可见不规则 MV 构造伴 MS 缺失,放大内镜可清晰显示肛侧边界。LBC 在背景黏膜处十分醒目

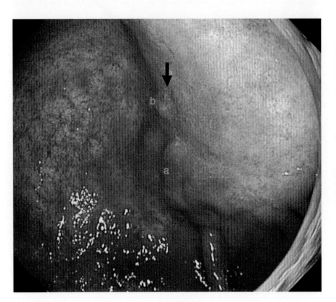

图 14.75 非放大内镜检查图像。确定肛侧边界(箭头),两个小突起(a 和 b)构成很好的标志

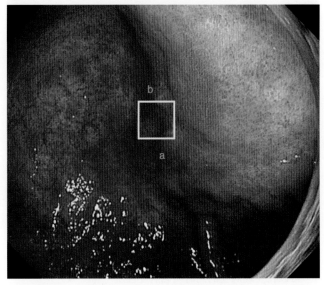

图 14.77 后续图片将展示两个突起(a 和 b)之间区域的放大内镜观察结果

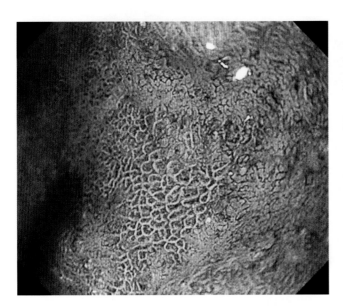

图 14.78　M-NBI 图像(低倍放大)。不规则 MV 构造伴 MS 结构缺失的异常黏膜已经扩展到紧邻小突起(a 和b)的两个区域。在两个区域之间还存在着有规则 MV 构造及 MS 结构的非癌黏膜区

步骤3:标记范围(图 14.80～图 14.84)

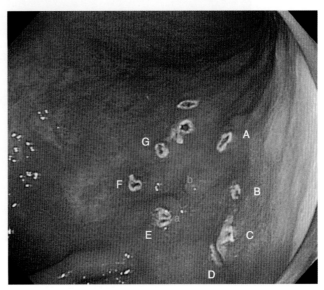

图 14.80　我在癌边界周围的非癌黏膜上设定了7处标记点,另外在肛侧加做 2 个定向标记点,以便术后与病理进行比对。ESD 整块切除了病变,切除标本包含了所有标记点

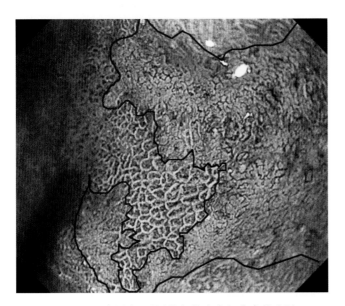

图 14.79　本图中,用黑线勾勒出癌与非癌的边界

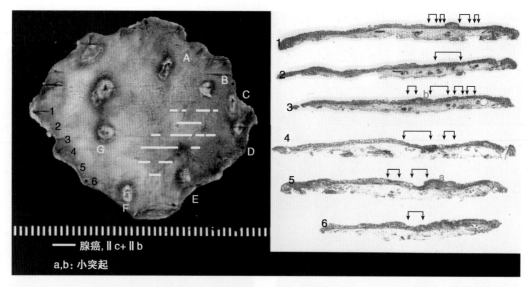

图14.81　切除标本的重建及低倍镜下观察图像。A~G为术前标记点,a和b是那两个小突起。这是一个高分化腺癌,0Ⅱc+Ⅱb型,深达M层,ly0,v0。我们可以确定术前标记点准确地位于癌边界之外

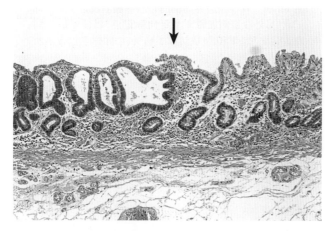

图14.82　图14.81中切片2边缘区域的病理组织学图像(HE染色,高倍放大)。这是高分化腺癌,癌与非癌黏膜间无明显高度差异

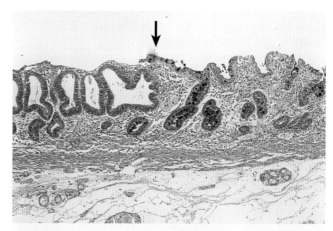

图14.83　图14.82的奥辛蓝-过碘酸雪夫(AB-PAS)染色图像。非癌黏膜表示为萎缩性胃炎伴显著肠上皮化生,有AB染色阳性的杯状细胞。这些结果与背景黏膜LBC阳性表现一致

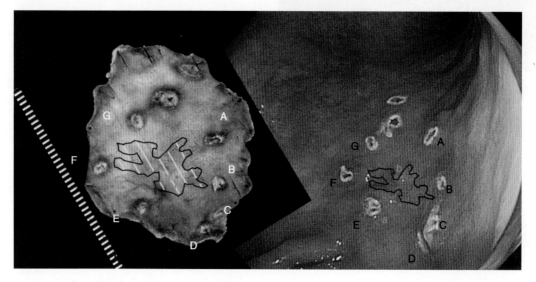

图14.84　切除标本重建与非放大内镜观察结果对照。以标记点与小突起为标志,我将病变所在部位绘制在内镜图像上。如图14.79所示,我们可以看到癌灶的分布范围,在两个突起间扩展为不规则复合形状

讨论

这是一个无论在色泽还是表面结构上都没有变化的癌,用传统检查方法很难发现。这种在非放大内镜下缺乏诊断标志(色泽改变或表面结构改变),只能凭借活检病理确诊的肿瘤,我称之为"隐匿癌"[1,8]。

转诊医师在溃疡附近取了多处活检,因此我们对病变所在部位已经有了大致的概念,它的病理类型是高分化腺癌。我们可以采用放大内镜在确定病变存在的同时,明确诊断并确定病变的边界。

如前所述,采用传统方法,完成发现病变、确诊病变并确定病变边界三个步骤,至少需要做 2 次非放大内镜和多点活检,如果要标记病变范围,则需要 3 次内镜检查。而采用放大内镜,我们通过 1 次内镜检查就可以完成所有三个步骤:发现并确诊病变,确定病变边界,进行标记,而不需再行活检。

常规内镜无法诊断的隐匿癌,是放大内镜绝佳的适应证。

14.5　放大内镜的局限性

14.5.1　第 5.1 类病例

常规内镜无法确定是否存在肿瘤,应用放大内镜可以发现病变,明确诊断,但病变边界无法确定。

表 14.7　常规内镜无法发现病变,放大内镜确定边界困难(分化非常好的腺癌)(第 5.1 类)

	发现病变	明确诊断	确定边界
常规内镜/染色内镜	×	×	×
放大内镜	○	○	△

○:可能;×:不可能;△:作用有限
临床策略:用放大内镜进行大范围标记。

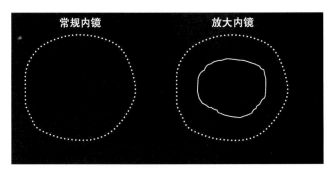

图 14.85　常规内镜无法确定是否存在肿瘤,放大内镜可以发现病变,明确诊断,但病变边界无法确定的病例

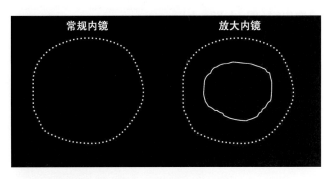

图 14.86　临床策略:对之前的活检标本进行仔细的组织学检查,目的是"了解你的敌人"

14.5.1.1　第 5.1 类病例:分化非常好的腺癌(图 14.87 ~ 图 14.101)

胃角小弯侧前壁,0 Ⅱ c+ Ⅱ b 型,22mm×12mm 大小,分化良好至非常好的腺癌,深达 M 层(图 14.87a 及 14.88a,b,经 *Stomach Intestine Tokyo* 杂志允许,转载和改编自文献[2])。

病例简介:胃角小弯侧前壁溃疡活检病理确诊为高分化腺癌,于是转诊我院。首次非放大内镜未发现胃早癌的征象,第二次内镜的活检也没能确诊。因而考虑为"一点癌",共随访了 5 年。

在首次内镜检查的 30 个月后,我用放大内镜发现并确诊一处癌灶。患者拒绝进一步治疗,所以该处病变随访了共 5 年时间。

与首次内镜相比,5 年后病变范围有进展,因而我向患者阐明了内镜下切除病变的必要性,并获得患者的知情同意。之后我用放大内镜确定了病变边界、标记范围,并完成了内镜下切除。然而,术后仔细观察切除的标本,发现一个分化非常好的腺癌(癌伴低度异型增生)在放大内镜标记的边界附近向外延伸。最终证实,放大内镜不能确定该病变的边界。

首次内镜(图14.87a,b)

30个月后(图14.88a,b)

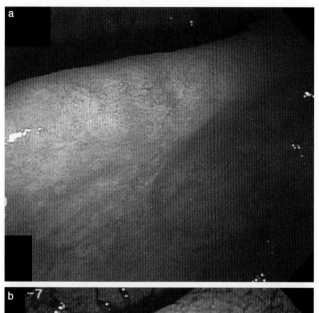

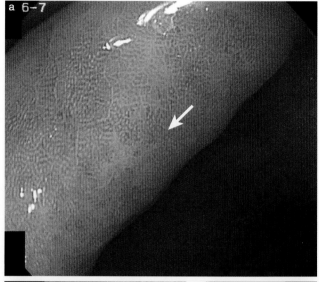

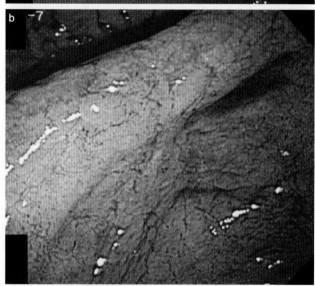

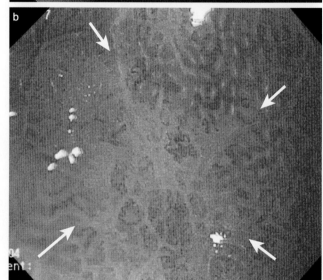

图14.87　(a,b)首次常规内镜检查(a)及染色内镜(b)图像。胃角小弯侧前壁可见溃疡瘢痕,但缺乏癌的典型表现,如皱襞纠集等。该处多块活检提示有一些不典型腺体,但没有癌的特异性表现,无法确诊为癌。每6个月进行一次内镜随诊,每次得到的结果均类似

图14.88　(a,b)首次内镜检查30个月后的内镜检查图像。(a)非放大内镜检查图像;在病变部位发现一个直径约2mm的小的苍白黏膜区(箭头所示)。(b)M-WLI图像:白色区域的边界即为DL(箭头所示),周边规则的MV构造在此处消失,DL内可见不规则的MV构造。因此,应用放大内镜我们能够发现病变并明确诊断。在最大倍数下,内镜的水平视野宽度为3.2mm,因而病变的最大直径约为2mm

60 个月后(图 14.89 ~ 图 14.92)

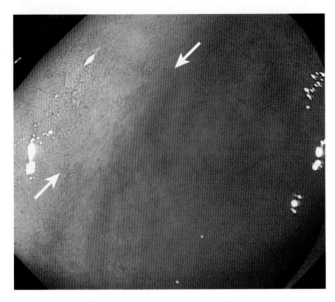

图 14.89　非放大内镜发现一个直径约 8mm 的略微苍白黏膜区,边界不清楚

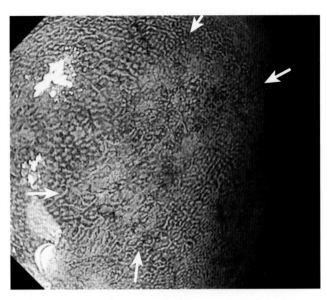

图 14.91　M-NBI 图像(低倍放大)。在清晰的 DL(箭头所示)内部,MV 构造仅显示为规则的细网格状。在这种低倍放大观察下,很难根据 MV 结构确诊病变为癌,只能描述为胃炎

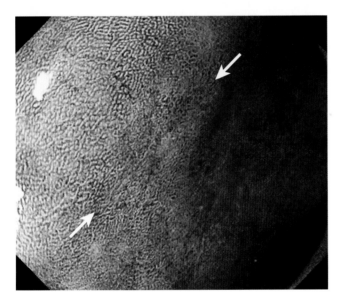

图 14.90　非放大内镜 NBI 图像。切换到 NBI 模式,可见有着浅淡 LBC 的背景黏膜在此区域消失

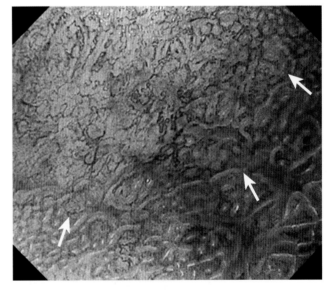

图 14.92　M-NBI 图像(最大倍数放大)。最大倍数放大下观察边界(箭头所示)内区域,可见异型性增生的微血管,其形状不一致,分布不对称,排列不规则。表现为存在 DL 的不规则 MV 构造伴 MS 结构消失,因而能够发现并确诊为癌。病变范围明显比之前图 14.88b 所示有所扩大

标记过程中的内镜图像(图 14. 93 ~ 图 14. 101c)

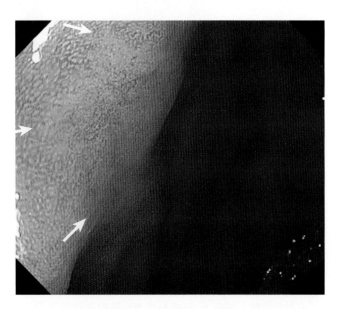

图 14. 93   M-WLI 图像(低倍放大)。首先,我用白光内镜在低倍放大下从病变的前壁侧确定靠小弯侧的边界(箭头所示)

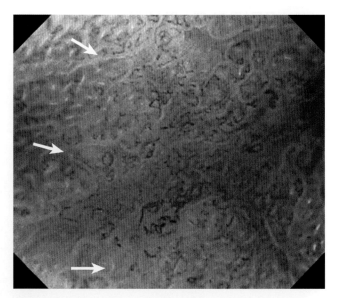

图 14. 95   M-NBI 图像(最大倍数放大)。接着用最大倍数放大观察,我再次确认 DL(箭头所示)内部为不规则 MV 结构,于是很自信地在 DL 外表现为规则 MV 构造及 MS 结构的黏膜上做了标记

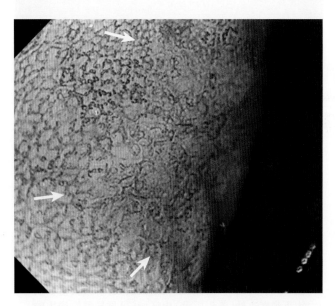

图 14. 94   M-NBI 图像(低倍放大)。NBI 模式下 DL(箭头所示)显示得更为清晰

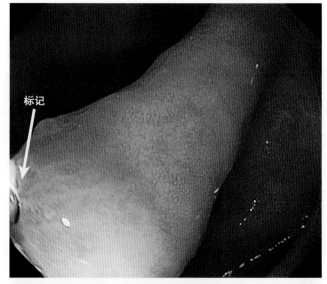

图 14. 96   非放大内镜图像。常规内镜下,我确认标记点都准确地标记在白色黏膜区周围

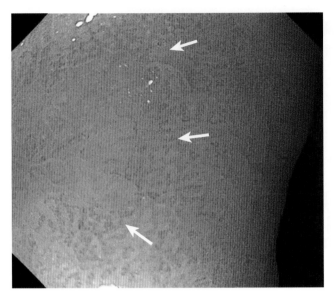

图 14.97　M-WLI 图像(低倍放大)。然后,我用 M-WLI 确定病变小弯处肛侧的边界(箭头所示)

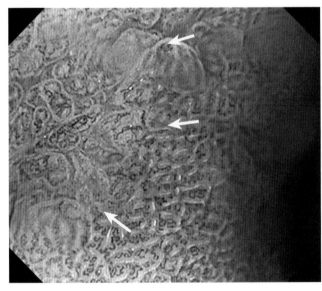

图 14.98　M-NBI 图像(最大倍数放大)。最大倍数观察,确认 DL(箭头所示)内存在不规则 MV 构造,于是我在 DL 外进行了标记

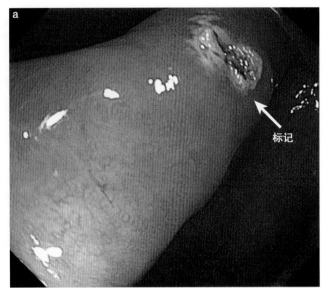

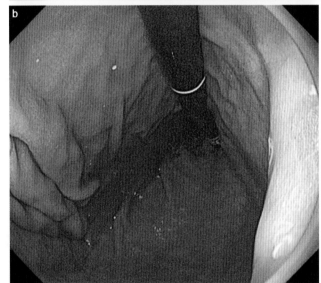

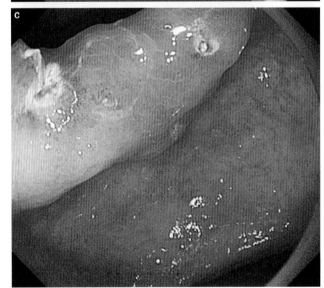

图 14.99　(a~c)我确定所有标记点都准确标记在整个白色黏膜区域周界之外,于是整块切除了病变

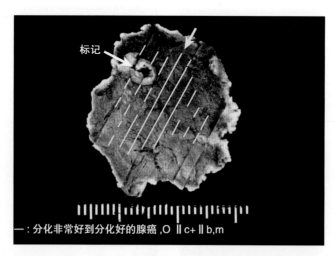

图 14.100　甲醛溶液固定的内镜切除标本图像(病变重建后)。尽管标记时非常自信,但重建标本显示癌变部分向侧向延伸并超出了标记点

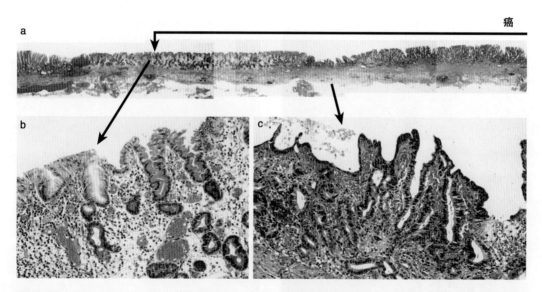

图 14.101　(a~c)图 14.100 中黄色箭头所示区域的组织学检查结果。**b.** 黏膜内可见不典型增生腺体,靠近在低倍放大图像 **a** 中的凹陷区域,与正常黏膜无明显的高度差异,箭头所示的是边界区域,此处不典型腺体的细胞及结构异型性都很不明显,因而很难与周围正常腺体区分。病理证实为分化非常好的腺癌(癌伴低级别异型增生)与中央凹陷区(**图 c**)相连续。另外,针对 **a** 图中的凹陷区域高倍观察(**图 c**),可见典型的高分化腺癌(癌伴高级别异型增生)表现

讨论

　　该病例的临床意义在于,首先,放大内镜在随访"一点癌"中有很大助益。30 个月后(2 年半时间),尽管非放大内镜未能发现癌灶,但利用放大内镜我能够发现一处直径 2mm 的高分化腺癌。经过 5 年的随访,尽管病变已长到 8mm,但依然局限在黏膜层[3]。

　　另一方面,该病例也清楚显示了放大内镜的局限性,即在放大内镜所见典型的癌变黏膜区域之外,仍存在极低级别异型增生的肿瘤区域。这部分肿瘤的上皮及间质形态与周围背景黏膜十分类似,因而在放大内镜下不可能识别出肿瘤。如本例所示,分化非常好的腺癌伴极低级别异型增生,即便使用放大内镜也很难发现。

　　临床上,如果病变活检组织学检查都不能确诊为癌,我认为除了随访观察就别无选择了。如果想从本例得到临床经验的话,可以回到第一次活检,当组织学提示低级别异型增生时,我们要意识到放大内镜和活

检对评估此类病变的局限性。进一步可选择用放大内镜进行随访或者直接内镜下切除进行诊断性治疗。换言之,我们应该了解我们的敌人及我们自身的局限性,通过诊断性治疗迎接这类挑战。这是一个很有教育意义的病例,它告诉我们胃癌可以有多种多样的形态和组织学表现。

如果进一步从检查方法的技术层面考虑,图 14.91 所示低倍放大 NBI 图像可能是本例的诊断陷阱。换言之,以这种分辨率,我们显然无法识别肿瘤特异的 MV 结构。这告诉我们任何以微血管构造为标志的诊断系统,都要求放大内镜图像分辨率不低于 7.9μm。

14.5.2　第 5.2 类病例

常规内镜可以发现肿瘤,但无论常规内镜还是放大内镜都无法确诊且无法确定边界(未分化腺癌)的病例(表 14.8,图 14.102 ~ 图 14.115)

表 14.8　发现病变:常规内镜有局限性;边界确定:放大内镜有局限性(未分化腺癌)(第 5.2 类)

	发现病变	明确诊断	确定边界
常规内镜/染色内镜	○	×	△
放大内镜	○	×	△

○:可能;×:不可能;△:有局限性
临床策略:先进行活检(4 象限活检),根据活检结果进行标记

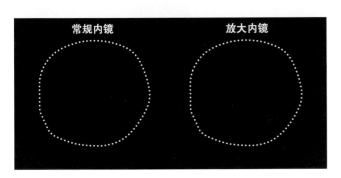

图 14.102　常规内镜可以发现肿瘤,但无论常规内镜还是放大内镜都无法确诊且无法确定边界(未分化腺癌)的病例

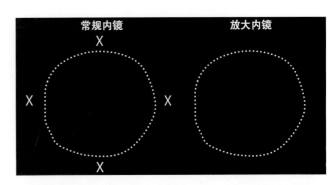

图 14.103　临床策略:常规内镜下在非癌变黏膜处进行 4 象限活检

14.5.2.1　分类 5.2 病例:未分化腺癌(图 14.104 ~ 图 14.115)

胃体中部大弯侧后壁,0Ⅱc 型,低分化腺癌,部分印戒细胞癌,深达 SM 层(540μm)。

病例简介:转诊医师于胃体中部大弯侧后壁苍白黏膜处活检,病理提示低分化腺癌。直径大于 2cm 的低分化腺癌是 ESD 的禁忌证。但是,因为边界不清楚,术前无法确定病变大小,而术前判断浸润深度为黏膜内癌,患者为高龄。在患者的强烈要求下,经充分知情同意后,我对该患者进行了诊断性 ESD 治疗。

非放大内镜图像(图 14.104 ~ 图 14.106)

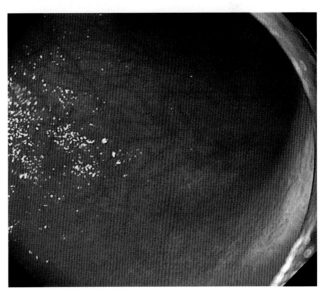

图 14.104　这个位于胃体中部大弯侧后壁边界不清的苍白黏膜区域,尽管转诊医师发现并诊断为低分化腺癌,但缺乏能确诊为癌的内镜客观表现,因而既无法确诊,也无法确定肯定的边界

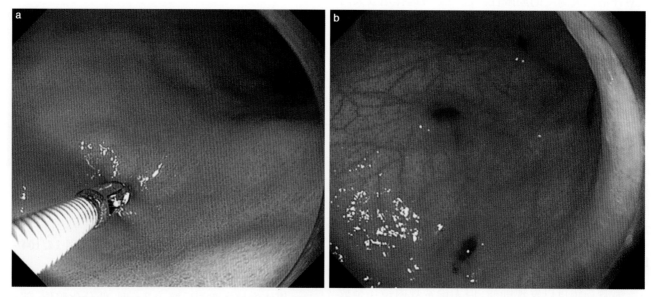

图14.105　(**a,b**)组织学检查证实,这是一个明确的未分化型病变,为了确定日后切除的边界,我在非放大内镜下,于白色区域周围黏膜进行了4象限活检,以确认这些活检部位没有癌细胞浸润

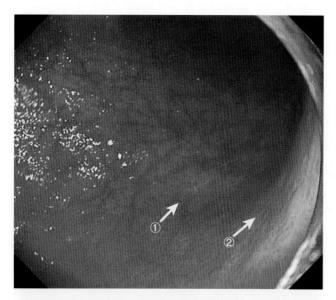

图14.106　箭头①、②所示区域的放大内镜图像见图14.107~图14.110。箭头①:癌变黏膜(低分化腺癌)。箭头②:非癌变黏膜(慢性胃炎)

M-NBI 图像 (图14.107~图14.110)

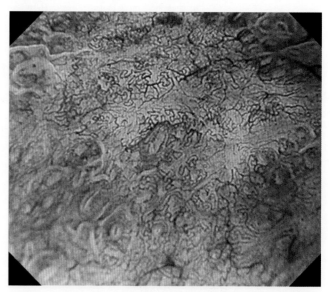

图14.107　M-NBI 图像。放大内镜沿图14.106 中箭头①方向向白色区域逐步移动观察,发现规则的 MV 构造密度有轻度变化,规则的 MS 结构由正常逐渐变得模糊,最终消失

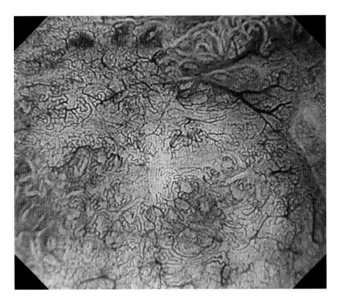

图 14. 108　癌变区域黏膜(低分化腺癌)的 M-NBI 图像。观察白色区域的中心,发现 MS 结构消失

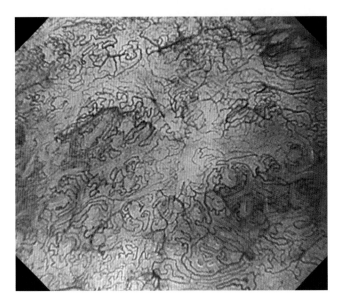

图 14. 109　癌变区域黏膜(低分化腺癌)的 M-NBI 图像(最大倍数放大)。在 MS 结构消失区域,我们看到伸展开的上皮下毛细血管及集合小静脉,这些上皮下毛细血管网分布均匀,呈规整的迷宫样表现。也就是说,该病灶的 VS 分类表现为规则的 MV 构造和 MS 结构消失,没有 DL。仅凭内镜表现无法确诊为癌

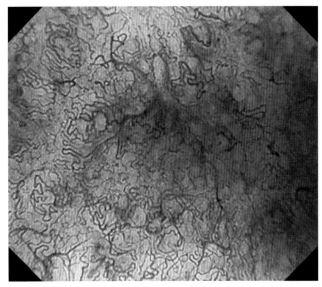

图 14. 110　非癌变黏膜(慢性胃炎)的 M-NBI 图像(最大倍数放大)。尽管图 14. 106 中箭头②所示区域是与病变分开的非癌变黏膜,但它也呈现出规则的迷宫样结构,有伸展的上皮下毛细血管及集合小静脉,与图14. 109 很类似。换言之,其 VS 分类为规则的 MV 构造和 MS 结构消失。根据目前发现,癌与非癌无法鉴别

标记过程,切除标本与 M-NBI 图像比较(图 14. 111 ~图 14. 115)

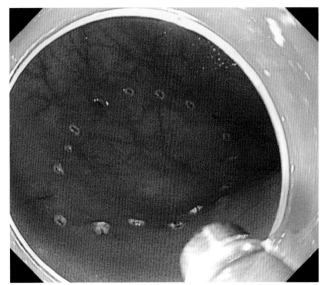

图 14. 111　标记过程。以 4 象限活检的瘢痕为参照,我进行了标记并与之前的标志(活检瘢痕)相连续,最终将病灶连同标记在内整块切除

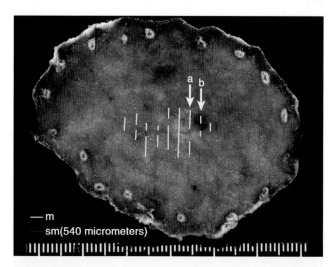

图 14.112　福尔马林固定后的内镜切除标本(病变重建)。图片右侧为口侧。重建病变大小为 24mm × 12mm,深达 SM 层(540μm)

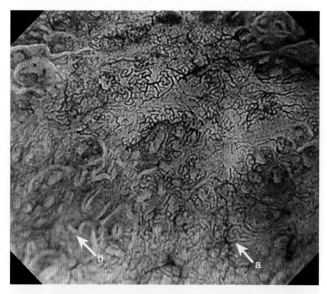

图 14.113　M-NBI 图像。图中箭头 a 和 b 的位置与图 14.112 中箭头 a 和 b 相对应。箭头 a 所示迷宫样血管处对应组织学表现见图 14.114a,b;箭头 b 所示 V 和 S 结构几乎无改变的区域,其对应的组织学表现见图 14.115a,b

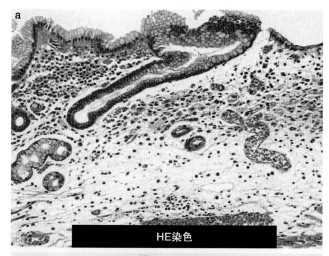

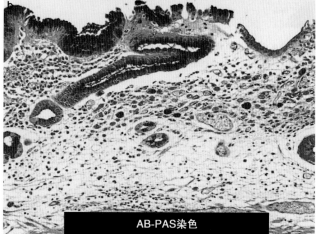

图 14.114　(a,b)低分化腺癌,内含印戒细胞,侵犯黏膜固有层上 1/2,癌细胞浸润区域的表层上皮变平

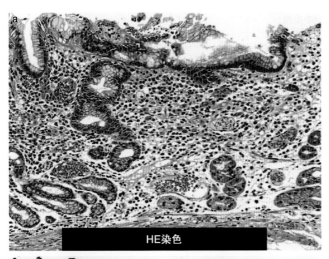

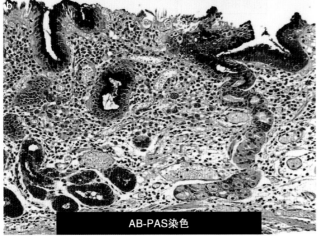

图14.115 (a,b)低分化腺癌,部分侵犯黏膜固有层中层,表面上皮几乎没有改变

讨论

这个病变尽管可以在常规内镜和放大内镜下发现,但两种方法都不能明确诊断及确定边界。当低分化腺癌在黏膜层内浸润性生长时,不会伴有间质增生,包括血管增生。相应地,当少量癌细胞在黏膜中层播散时,不会改变已有慢性胃炎黏膜的微血管或上皮[9]。当癌细胞数量增多,侵及黏膜全层时,边缘隐窝上皮(MCE)被破坏,表覆上皮变薄[9]。结果是,M-NBI发现MS结构消失,上皮下毛细血管和集合小静脉的伸展形成迷宫样表现的规则MV构造。

在最大倍数放大条件下观察病变周围的非癌变黏膜,显示出与低分化腺癌类似的M-NBI表现,如图14.110所示。用这种方法鉴别非常早期的低分化腺癌和慢性胃炎非常困难,M-NBI在确诊或确定这类病变边界方面作用都很有限。在这里,我强调,此类病变必须用活检组织学检查确诊和确定边界。

14.6 放大内镜在早期胃癌边界确定中的作用及临床策略

在图14.116中,根据本章内容,我总结了放大内镜的应用流程,及其在早期胃癌边界确定方面的临床应用策略。

内镜下边界的确定因病变组织学分化类型不同而不同。临床上,对于分化型癌,当非放大内镜和染色内镜可清晰显示边界时,如第4.1类及4.2类病变,我们需要警惕存在相邻的Ⅱb型病变或附加病变的可能性,需在低倍放大模式下仔细观察拟切除范围周围的黏膜。对于非放大内镜下显示边界不清的分化型癌,如第2、3类病变,我们需用放大内镜来确定边界。

对于第5.2类中论及的未分化癌,首先应在非放大内镜下在非癌变黏膜部位取多处活检。活检标本病理检查确证没有癌存在的情况下,我们再来确定合理的内镜下切除或手术切除的边界。我将再次强调"不应该仅凭非放大内镜或放大内镜观察结果来确定未分化癌的边界"[10](图14.116)。

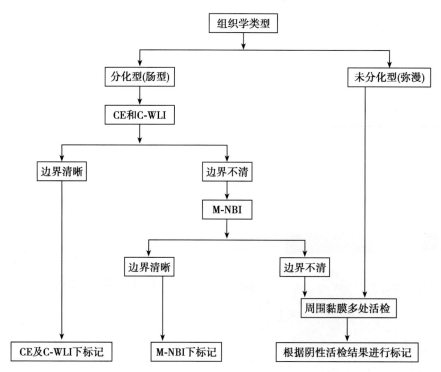

图 14.116　应用放大内镜确定早期胃癌边界的临床策略

（舒慧君　严雪敏　译）

参考文献

1. Yao T, Nakamura M, Nagahama T, et al. How to determine the horizontal margin of early gastric cancer by using a novel magnification endoscopic technique. Stomach Intestine (Tokyo). 2007;42:735–45 [in Japanese with English abstract].

2. Nagahama T, Matsui T, Maki S, et al. Depth of invasion and time course of early gastric cancer based on cases followed up endoscopically: with special reference to slow factors involved in the speed of growth and progression from m cancers to sm cancers. Stomach Intestine (Tokyo). 2008;43:1735–51 [in Japanese with English abstract].

3. Hosokawa O, Kaizaki Y, Watanabe K, et al. Increase of gastric cancers in which borders were difficult to recognize. Stomach Intestine (Tokyo). 2001;36:1229–37 [in Japanese with English abstract].

4. Takeichi M, Nagahama T, Yao K. Delineation of the margins of gastric cancers prior to endoscopic treatment. Gastroenterol Endosc. 2008;50 Suppl 2:2220 [in Japanese].

5. Nakamura M, Nagahama T, Yao K, et al. A case of extremely well differentiated 0 IIc + IIb type adenocarcinoma with a gastric phenotype in which margin delineation was difficult. Stomach Intestine (Tokyo). 2007;42:1182–5 [in Japanese].

6. Yao K, Sou S, Kikuchi Y, et al. Current problems and the future prospects for endoscopic diagnosis of early gastric cancer-how have magnified endoscopy and endoscopic submucosal dissection techniques changed the status of endoscopic diagnosis of early gastric cancer? Stomach Intestine (Tokyo). 2005;40:49–64 [in Japanese with English abstract].

7. Oyama T, Yuri A, Hotta K, et al. Endoscopic diagnosis of early gastric cancer-magnifying endoscopy and acetic acid. Stomach Intestine (Tokyo). 2005;40:761–8 [in Japanese with English abstract].

8. Yao K, Nagahama T, Hirai F, et al. Clinical application of magnification endoscopy with NBI in the stomach and the duodenum. In: Cohen J, editor. Comprehensive atlas of high-resolution endoscopy and narrow band imaging. Oxford: Blackwell; 2007. p. 83–103.

9. Yao T, Fujiwara T, Watanabe H, et al. Endoscopic diagnosis of the extent of infiltration in gastric cancer. Stomach Intestine (Tokyo). 1972;7:725–38 [in Japanese with English abstract].

10. Nashimoto A, Yao K, Ohkura Y, et al. Symposium: the possibility of broadening the applications for ESD in cases of undifferentiated intramucosal gastric cancers. Stomach Intestine (Tokyo). 2009;44:101–17 [in Japanese].

作者说明

放大胃镜在 20 世纪未得到临床应用的原因及其在 21 世纪的突破

近年来放大肠镜已广泛应用于临床。尽管也有众多的报道着眼于放大内镜在胃黏膜的应用,得出了不同的结果,但是多数停留在研究水平,并没有被临床广泛采用。内镜医生不愿将放大胃镜引入临床有三个可能的原因[1]。

1. 在上消化道领域,放大内镜要达到和传统内镜同样的大小和操控性,在技术上存在一定的困难。

2. 要对胃黏膜进行放大检查很困难。换言之,胃蠕动、主动脉搏动及呼吸运动导致胃壁运动使得放大内镜检查时很难准确对焦,而胃黏膜大量分泌的黏液也会模糊内镜视野。

3. 与胃肠道其他部位相比,结直肠黏膜表面微结构及来源于结直肠黏膜的腺瘤和癌相对简单,用于解读放大肠镜下表现的诊断标记(腺管形态)也相对容易辨识和建立。但是,由于正常胃黏膜形态在不同的部位有所差异,而且慢性炎症状态如慢性胃炎存在会导致背景黏膜表现多种多样,为建立有效的胃黏膜诊断系统带来困难。尽管 Sakaki 等[2]提出的胃黏膜细微形态分型被广泛采用,但该分型在准确诊断微小胃癌方面存在局限性。

不过,2000 年后随着一系列技术的发展,上述问题已得到有效地解决,现在对胃黏膜进行放大检查已变得相对容易[1]。

针对第一个问题,2000 年第一款与传统胃镜同样大小且容易操作的放大胃镜(GIF-Q240Z)问世并应用于临床,其最高放大倍数具备了足够的分辨率和景深。

第二个问题随着黑色柔软先端帽的使用也得到了解决。在实际操作中,我们在放大内镜先端安置黑色软帽,在光学放大倍数调整到最大时将其紧贴所要观察的胃黏膜,在镜头和胃黏膜之间可以保持一个固定的距离,即便在胃壁间断剧烈运动时,也可以在最大放大倍数下相对容易地获得稳定的放大内镜图像。

通过辨识胃黏膜微血管构造替代我们称之为“腺凹形态”的胃黏膜微细形态,作为放大内镜检查时一个有效的诊断标志,第三个问题也迎刃而解。我本人提出的胃黏膜微血管构造分型系统,对胃分化型腺癌的检出有重要的价值,特别是针对非放大传统胃镜不能检出的微小胃癌和 IIb 型胃癌[3]。这个新的诊断标志在未来众多的临床应用中显得很有前景,也就是说微血管构造作为一种解读放大内镜下发现的新工具,已经被引入到临床应用之中。

当上述的三个问题都得到解决时,突破性的进展也就随之出现。

巧合性和必然性

我在 2000 年 5 月开始接触放大内镜,此后开始使用前端带有先端帽的 GIF-Q240Z。这条内镜具有在最大放大倍数时获得清晰对焦图像的能力,使我有了一系列令人激动的发现。同时,我觉得并不轻松。第一次在放大内镜下观察到正常胃体黏膜和胃窦黏膜存在完全不同的微血管构造和表面微结构时,那一瞬间,我感到非常兴奋(尽管现在认识到这一差异是必然的)。那段时间,我不断地询问自己“我所观察到的这些真的是人体血管系统的最小单位——毛细血管吗? 我的这些发现是否真的准确?”以至于那年 7 月当我在日本内镜论坛做有关放大内镜的重要演讲时,既充满自信又心存不安。

我想起了福冈大学筑紫病院(Fukuoka University Chikushi Hospital)病理科的 Akinori Iwashita 教授,他

收集了几乎所有已出版的病理教科书。于是在演讲前两天的晚上 11 点，我去了他的办公室，敲门进去后，教授看了我一眼，还没等我说话就说道："是要找寻某一本书吧？"顾不上询问教授是如何知道我来找他的目的，我取下了书架上放在一起的 5 本英文病理教科书。我仔细翻阅了每一本书，在《胃肠道和食管病理学》中[4]，找到了作者关于黏膜微血管构造和表面微结构的解剖学描述(图 4.2 和图 4.4)。这个发现如此深刻地触动了我，至今我依然能清晰地回想起当时的情形。不言而喻，这让我在两天后的演讲中充满了自信。但是，随之而来的另一个问题又开始困扰我：怎样才能客观地证实我们在放大内镜下观察到的就是毛细血管？

那时，作为日本内镜论坛组织者中的一员，我提议内镜工程师应该加入我们讨论组。我邀请了工程师 Hisao Yabe，就内镜放大倍数与分辨率的区别做一个容易被内镜医生理解、大约 10 张幻灯片的重要演讲，就像第三章中提到的，Hisao Yabe 是 GIF-Q240Z 研发组的领军人物，从他的幻灯中，我得到的信息是这条内镜的最大分辨率是 $8\mu m$。

接下来是一系列巧合：①我所观察到的确实是毛细血管；②这在解剖学上也得到了证实；③我所使用的放大内镜有足够的能力来分辨和识别毛细血管。这三点给了我不可动摇的信心和动力，激励我继续研究下去，最终，我完成了本书的写作。无论是巧合还是必然，现在都不再重要了，我必须完成这本书。

放大内镜下慢性胃炎的图像在英国的影响

在 2005 年 4 月至 2006 年 3 月期间，我访问了英国，亲自对患者进行放大内镜检查和临床处理，主要的目的是进一步完善我的内镜技术和图像解读系统。当我将 Yagi[5]医生和 Nakagawa[6]医生的研究工作介绍给英国同事时，他们表现出了超出我预想的兴趣。在上述研究的基础上，他们开展了自己的研究，用前端安置黑色柔软橡胶帽的放大内镜对没有局灶病变的胃黏膜进行了放大观察。检查过程中内镜操作间充满了热烈的点评和讨论，诸如"这是慢性胃炎"，"它不是这种(病变)，也不是那种(病变)"等。

正因为如此，尽管等待的患者很多，每一例内镜检查的时间却比原先延长了，以至于有一段时间，我本人和放大内镜检查成了护士们的"烦恼"，这的确让人不太舒服。但是，我的英国同事们却坚持进行了充分的研究，并按预期发表了优秀的论文[7]。

最初，我认为既然可以通过尿素酶呼气试验和检测血清学抗体水平来确定幽门螺杆菌感染，应该不需要通过内镜检查来判断感染与否。我的英国同事们或许不会对我的观点有兴趣。但是，出乎意料也使我惊喜的是，我们发现幽门螺杆菌感染相关性胃炎在一定程度上可以通过放大内镜做出客观诊断。最初，我们分别使用了 Yagi 分型标准和 Nakagawa 分型标准，然而，我的英国同事们被引入带黑帽放大内镜下 $7.9\mu m$ 的微观世界后，他们认识到由于 Nakagawa 医生的分型没有涉及毛细血管和腺管开口形态，Yagi 医生的分型没包括萎缩性胃炎的集合小静脉，解读内镜图像很困难。最终，我们建立了上述自己的分型系统，我希望你们对此不会介意。

诊断过程中病变边界的重要性

即便是对微小病变做鉴别诊断，我也总会放大观察病变的边界区域并留取图像。某些病变，仅观察病变区的血管就能很轻易地识别出不规则的微血管构造，但是，胃癌形态的多样性意味着多数病变的识别绝非易事。病理组织学检查时，活检标本病变部位与周围非病变部位之间存在一个明确的分界线，对于诊断上皮来源的肿瘤也非常重要，异型的程度取决于病变与周围正常组织在组织学上的差异有多大。

这个标准同样适用于放大内镜检查，集中观察病变的边缘区域，以病变周围黏膜为对照来评价病变内部形态特点。在内镜研讨会上，福冈大学筑紫医院病理科的 Akinori Iwashita 教授总是强调在病变的边缘区域活检的原则，以得到胃癌准确的组织学诊断。

放大内镜图像和组织学图像的比对

2000 年我开始了自己的研究，专注于活体内微血管构造特点，需要大量进行放大内镜与组织学图像之间的比对。与结直肠的上皮肿瘤不同，对于慢性胃炎背景基础上发生的没有明确边界的未分化型胃癌而言，要把其内镜下的检查部位和切下来的标本联系起来是一件既困难又耗时的事。实际上，我至今还有鲜明的印象，将放大内镜下观察到的病变部位和切下来标本进行比对，每一张图像都和切除标本的部位一一对应(如图所示)，每个病例都要耗费 5 个小时。当然，正是在 Tatsuhiro Oishi 医生通宵达旦的帮助下，放大内镜与组织图像比对这一令人乏味的工作才得以顺利完成。借此机会，我要向 Tatsuhiro Oishi 教授表示感谢。

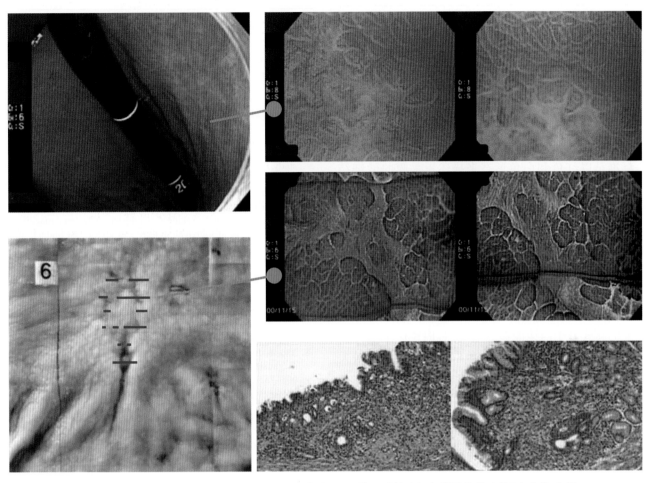

图为非放大内镜,放大内镜图像,切除标本的大体表现,立体显微镜和组织学图像的比较(未分化型癌)

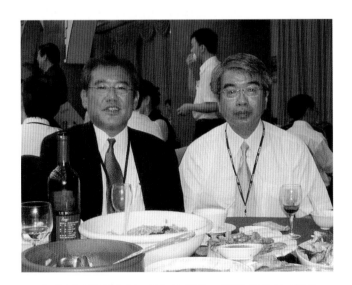

作者(左)和 Nobuhiro Sakaki 医生。2004 年 8 月,中国桂林

内镜下早期胃癌内镜大体表现的变化

之前有论文提及,早期胃癌的诊断不应该仅仅依赖于组织活检结果。的确,通过活检标本诊断早期胃癌确实存在某些缺陷。我要提出的是,我们应该将更多的注意力放在细致的影像检查和内镜检查上,并对所获得的图像进行详细分析[8]。然而,近年来,越来越少的病变存在早期胃癌特征性的形态学表现[9,10],就像之前我所说的,我们很多的患者被转诊的原因常常是"对只表现为红色平坦的黏膜进行活检,组织学却诊断为癌症,请给予恰当的治疗"。用传统内镜对这些病例进行仔细检查,常常都不能确定病变的存在,这种缺乏典型内镜大体表现的胃癌越来越多。

基于这种早期胃癌内镜大体表现变化的背景,在我们医院,放大内镜已成为日常临床工作中早期胃癌患者术前必做的检查。

长崎县 Shimabara 市是放大内镜医生的诞生地吗？

　　发表于 1980 年的 *Gastroenterological Endoscopy* 杂志，由 NobuhiroSakaki 医生提出的放大内镜胃黏膜微细形态分型被认为是放大胃镜的分型标准，一直被广泛应用[11]。最初，我也采用这一标准。但是，由于该标准是以红色和白色形态来描述胃黏膜的微细结构，不能用来解读现代高分辨率放大内镜辨识出的特征，最终我放弃了该标准。

　　后来，我收到了来自 Sakaki 医生的论文复印件，再次回顾了里面的内镜图像，我发现即使应用 30 年前的放大内镜，照出来的图像依然能清晰地显示出毛细血管，我也听说用带有放大功能的老式纤维内镜对病变进行对焦是极其困难的。另一方面，尽管带有放大功能的新式电子内镜能够轻松对焦，内镜医生中却很少有人能满怀热忱坚持不懈，争取用手中设备在最大分辨率条件下获得最精确的图像，对此心存担忧的是否仅有我一人呢？

　　在 2004 年 8 月第三届中日胃肠内镜论坛上，我很幸运地首次遇上同时参会的 Sakaki 医生并与之交谈，当发现我和 Sakaki 医生的家乡都是长崎县 Shimabara 市，我为这个巧合感到震惊。

　　Sakaki 医生激励我说："新的时代正在走来，我希望你能担起责任，用可靠的证据来陈述你的发现。"借此机会，我要感谢那次偶然的会面和 Sakaki 医生的鼓励。

（郭涛 译，李晓青 校）

参考文献

1. Yao K, Oishi T. Microgastroscopic findings of mucosal microvascular architecture as visualized by magnifying endoscopy. Dig Endosc. 2001;13 Suppl 1:S27–33.
2. Sakaki N, Iida Y, Saito M, et al. New magnifying endoscopic classification of the fine gastric mucosal pattern. Gastroenterol Endosc. 1980;22:377–83.
3. Yao K, Iwashita A, Tanabe H, et al. Novel zoom endoscopy technique for diagnosis of small flat gastric cancer, a prospective, blind study. Clin Gastroenterol Hepatol. 2007;5:869–78.
4. Gannon B. The vasculature and lymphatic drainage. In: Whitehead R, editor. Gastrointestinal and oesophageal pathology. Edinburgh: Churchill Livingstone; 1995. p. 129–99.
5. Yagi K, Nakamura A, Sekine A. Comparison between magnifying endoscopy and histological, culture and urease test findings from the gastric mucosa of the corpus. Endoscopy. 2002;34:376–81.
6. Nakagawa S, Kato M, Shimizu Y, et al. Relationship between histopathologic gastritis and mucosal microvascularity: observation with magnifying endoscopy. Gastrointest Endosc. 2003;58:71–5.
7. Anagnostopolous GK, Yao K, Kaye P, et al. High-resolution magnification endoscopy can reliably identify normal gastric mucosa, *Helicobacter pylori*-associated gastritis, and gastric atrophy. Endoscopy. 2007;39:202–7.
8. Yao T, Iwashita A, Yao K. The problems in histopathological diagnosis of gastrointestinal biopsies. Byori Rinshyo. 1992;10:668–75.
9. Hosokawa O, Kaizaki Y, Watanabe K, et al. Increase of gastric cancers in which borders were difficult to recognize. Stomach Intestine (Tokyo). 2001;36:1229–37 [in Japanese with English abstract].
10. Yao K, Sou S, Kikuchi Y, et al. Current problems and the future prospects for endoscopic diagnosis of early gastric cancer-how have magnified endoscopy and endoscopic submucosal dissection techniques changed the status of endoscopic diagnosis of early gastric cancer? Stomach Intestine (Tokyo). 2005;40:49–64 [in Japanese with English abstract].
11. Sakaki N et al. New magnifying endoscopic classification of the fine gastric mucosal pattern. Gastroenterol Endosc. 1980;22:377–83.